HANDBUCH
NAHRUNGSERGÄNZUNGEN

Beurteilung und Anwendung leistungssteigernder Substanzen für Bodybuilding & Kraftsport

KLAUS ARNDT (HG.)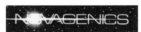

CIP-Titelaufnahme der deutschen Bibliothek:
Klaus Arndt (Hrsg.)
Handbuch Nahrungsergänzungen – Beurteilung und Anwendung
leistungssteigernder Substanzen für Bodybuilding und Kraftsport

3. Auflage Novagenics Verlag 2005

Copyright © 1999-2005 Novagenics Verlag, D-59755 Arnsberg

Internet: www.novagenics.com

Dieses Werk, einschließlich aller seiner Teile, ist urheberrechtlich geschützt. Jede Verwertung außerhalb der engen Grenzen des Urheberrechts ist ohne ausdrückliche, schriftliche Zustimmung des Verlages strafbar. Dies gilt insbesondere für Vervielfältigungen, Übersetzungen und Mikroverfilmungen sowie Einspeicherung und Bearbeitung in elektronischen Systemen.

Ein wichtiger Hinweis zu diesem Buch
Dieses Buch soll leistungssteigernde Substanzen und ihre potentielle Anwendung im Sport übersichtlich präsentieren. Es ist nicht gedacht als Anleitung zur »sicheren« Verwendung dieser Mittel.

Die hier dargelegten Informationen sind von Autoren und Verlag eingehend geprüft worden, trotzdem kann für die Einnahme der nachfolgend aufgeführten Substanzen keine Gewährleistung, geschweige denn eine Haftung übernommen werden. Wir weisen darauf hin, daß eine Behandlung mit Nahrungsergänzungen, apotheken- und rezeptpflichtigen Stoffen und Medikamenten ausschließlich unter der Aufsicht erfahrener Ärzte durchgeführt werden sollte, niemals aber im Rahmen einer Selbstmedikation von medizinischen Laien.

Für etwaige Schäden, die aus der Nachahmung der im vorliegenden Buch beschriebenen Anwendungen resultieren, kann weder vom Herausgeber, noch vom Verlag eine Haftung übernommen werden.

Maßeinheiten und Abkürzungen 6
Vorwort 7

I. VITAMINE 10

Fettlösliche Vitamine 11

Vitamin A (Retinol, Beta-Carotin) 12
Vitamin D (Colecalciferol, Ergocalciferol) 14
Vitamin E (Tocopherole) 16
Vitamin K (Menaquinon, Phylloquinon) 19

Wasserlösliche Vitamine 20

Vitamin B1 (Thiamin) 20
Vitamin B2 (Riboflavin) 22
Vitamin B3 (Niacin) 23
Vitamin B6 (Pyridoxin) 24
Vitamin B12 (Dibencozid, Cobalamin) 25
Vitamin B15 (Pangamsäure) 27
Vitamin C (Ascorbinsäure) 28
Vitamin B5 (Pantothensäure) 31
Vitamin H (Biotin) 32
Vitamin B9 (Folsäure) 32

Multivitaminpräparate 34

2. MINERALIEN UND SPURENELEMENTE ... 36

Natrium ... 36

Kalium ... 38

Calcium ... 40

Phosphor ... 42

Chlor ... 44

Magnesium ... 44

Eisen ... 47

Zink ... 49

Kupfer ... 51

Jod ... 52

Selen ... 53

Mangan ... 55

Chrom ... 56

Bor ... 59

3. ESSENTIELLE FETTSÄUREN ... 61

Charakteristika der Fettsäuren ... 61

Linol- und Linolensäure ... 62

Anwendung der Fettsäuren ... 63

4. ANTIOXIDANTIEN ... 67

Anwendung der Antioxidantien ... 69

Alpha-Liponsäure ... 71

Lycopin ... 74

5. STIMULANTIEN 76

Ephedrin 76

Coffein 82

Mate 85

6. SUBSTANZEN MIT EINFLUSS AUF DEN HORMONSTOFFWECHSEL 87

Tribulus terrestris 87

Chrysin 90

Guggulsterone 92

Ipriflavon 95

Clomiphen 97

Cyclofenil 100

Metformin 102

Phosphatidylserin 106

Gamma-Hydroxybutarat (GHB) 109

Gamma-Aminobuttersäure (GABA) 112

Ornithin Alpha-Ketoglutarat (OKG) 114

Drüsenextrakte 116

Smilax Officianalis 118

Beta Sitosterol 119

Gamma Oryzanol 120

Saw Palmetto 121

Yohimbe 124

7. HORMONE UND PROHORMONE 129

Melatonin 129

Dehydroepiandrosteron (DHEA) 132

Charakteristika der Prohormone 135

    4-Androstendion 136

    4-Androstendiol 139

    5-Androstendiol 141

    19-Norandrostendion/19-Norandrostendiol 144

Anwendung der Prohormone 144

Prohormone als Cyclodextrinkomplexe 146

Die Kontroverse um Prohormone 149

8. NOOTROPIKA 154

Piracetam 154

Hydergin 157

9. DIVERSE LEISTUNGSSTEIGERNDE VERBINDUNGEN 160

Glutamin 160

Beta-Hydroxy-Methylbutarat (HMB) 165

Clenbuterol 168

Konjugierte Linolensäure (CLA) 172

Glycerin 174

Aspirin 177

Inosin 179

Coenzym Q10 182

Johanniskraut 183

Ginseng 185

Eleutheroccocus senticosus 189

Creatin 190

Succinate 198

Fructose 199

Mittelkettige Triglyzeride (MCTs) 200

Ginkgo biloba 202

Cholin/Lecithin 204

Para-Aminobenzoesäure (PABA) 206

Vanadylsulfat 207

10. PROTEINKONZENTRATE & WEIGHT GAINER 210

Proteinkonzentrate 210

Lactalbumin 212

Casein 214

Sojaprotein 216

Eiprotein 218

Meal Replacement Powder 218

Weight Gainer 221

ANHANG – Import von Nahrungsergänzungen
und Medikamenten 226

Maßeinheiten
g = Gramm = Maßeinheit des Gewichts
mg = Milligramm = tausendstel Gramm = 1/1.000 g
mcg = Mikrogramm = millionstel Gramm = 1/1.000.000 g

I.E. = Internationale Einheit (entspricht bei Vitaminen zumeist 1mg; engl. I.U. = International Unit)

l = Liter = Maßeinheit für Flüssigkeiten
ml = Milliliter = tausendstel Liter = 1/1.000 l

Abkürzungen
DGE = Deutsche Gesellschaft für Ernährung
RDA = Recommended Dietary Allowance (empfohlene tägliche Einahme, US-Richtwert)
oral = lateinisch: Mund, »durch den Mund« – Aufnahme der Medikamente durch den Mund

Vorwort

Dieses Buch ist der Nachfolger der ebenfalls bei Novagenics erschienenen »Steroid Alternative«. Bereits die erste Ausgabe 1989 stieß auf reges Interesse bei Athleten und Sportärzten; bis 1994 wurden insgesamt fünf Auflagen gedruckt. Für das vorliegende Buch wurden alle Texte, die bereits in dessen Vorläufern veröffentlicht wurden, z.T. erheblich überarbeitet. Gleichzeitig sind viele neue Substanzen hinzu gekommen; dafür sind wir einem deutschen Sportarzt, dessen Name auf seinen ausdrücklichen Wunsch nicht genannt werden soll, zu Dank verpflichtet. Das »Handbuch Nahrungsergänzungen« bietet einen umfassenden Überblick über leistungssteigernde Mittel, die heute von Sportlern, besonders aber von den experimentierfreudigen Bodybuildern und Kraftsportlern eingesetzt werden. Wie bei allen Novagenics-Publikationen wurde großer Wert darauf gelegt, die Beurteilung und Anwendung aller Substanzen auf der Grundlage wissenschaftlicher Untersuchungen vorzunehmen. Gleichzeitig wurden aber, soweit möglich, auch die Rückmeldungen von Athleten, die solche Mittel ausprobiert haben, herangezogen. Diese Einbeziehung sog. empirischer Daten erlaubt eine bessere, weil praxisgerechtere Beurteilung. Zudem werden so die in vielen Bereichen ausstehenden, bzw. uneinheitlichen Ergebnisse der wissenschaftlichen Studien ergänzt.

Die Bezeichnung »Nahrungsergänzungen« im Titel wurde gewählt, um dieses Buch von anderen Publikationen über Hormonpräparate, bzw. anabolen Steroiden zu unterscheiden. Der interessierte Leser wird trotzdem einige Substanzen finden, die auf der Dopingliste stehen, sowie andere, die in Deutschland als apothekenpflichtig, teilweise sogar als rezeptpflichtig eingestuft werden. Letzteres hat sich zwangsläufig so ergeben, da wegen des sehr strengen Arzneimittelrechts hierzulande eine ganze Reihe leistungssteigernder Verbindungen nicht als diätetisches Lebensmittel, bzw. Nahrungsergänzung im Handel sind. Dabei steht Deutschland mit seinen starren Regelungen ziemlich allein da, in den meisten europäischen Ländern sind viele der bei uns rezeptflichtigen

Mittel frei erhältlich. Die liberalste Gesetzgebung findet sich in den USA, wo Nahrungsergänzungs-Präparate fast überall erworben werden können, in Supermärkten und Sportgeschäften ebenso wie im Versandhandel. Dabei folgt die US-Gesetzgebung der Auffassung vieler Wissenschaftler, daß die Nahrungsergänzung mit Vitaminen, Mineralien, Spurenelementen, Antioxidantien und anderen Substanzen in vernünftiger Dosierung der Volksgesundheit dient. Langfristig wird sich sogar eine Senkung der auch im Land der unbegrenzten Möglichkeiten recht hohen Kosten im Gesundheitswesen versprochen.

Das restriktive deutsche Arzneimittelrecht dagegen »schützt« den Verbraucher hierzulande zuverlässig vor einer größeren Auswahl an Nahrungsergänzungen und vor niedrigen Preisen; es »beschäftigt« zunehmend mehr Ärzte, die auf Wunsch ihrer Patienten Rezepte für Vitamine und ähnliche Stoffe ausstellen, sowie Lebensmittel-Aufsichtsämter in allen Bundesländern, die laut Gesetz gezwungen sind, Hersteller und Anbieter von diätetischen Lebensmitteln regelmäßig zu kontrollieren. Allerdings geschieht dies auf der Grundlage uneinheitlicher Ländervorschriften; die auch noch – je nach Region – unterschiedlich ausgelegt werden. Statt verbindlich zu regeln, mündet die Flut sich widersprechender Vorschriften und Kompetenzen in ein ziemliches Chaos; die unübersichtliche Situation führt außerdem dazu, daß Konkurrenten und Abmahnvereine Firmen aus der Branche mit einer Flut von Abmahnungen und Klagen überziehen. Wer es als Hersteller von Nahrungsergänzungen leid ist, sich täglich mit Verfügungen, Gutachtern, Rechtsanwälten und Gerichten zu plagen, den zieht es ins Ausland, besonders in die Niederlande, wohin sich zunehmend mehr deutsche Hersteller und Distributoren von Nahrungsergänzungen zurückziehen, die den Ärger in Deutschland leid sind.

Angesichts der Tatsache, daß der Markt für Nahrungsergänzungsmittel in den USA mittlerweile einen Umfang von 40 Milliarden US-Dollar erreicht hat, kann der geneigte Leser sich leicht ausmalen, was eine Deregulierung in diesem Sektor in Deutschland bewirken könnte, nicht nur für den Konsumenten, sondern auch im Hinblick auf Arbeitsplätze und Steuereinnahmen. Unter der gegenwärtigen Situation haben besonders die deutschen Sportler zu leiden; sie geraten gegenüber der Konkurrenz aus den Nachbarländern und aus Übersee in Theorie und Praxis der Anwendung moderner Nahrungsergänzungsmittel immer weiter ins Hintertreffen.

VORWORT

Doch wo ein Wille ist, findet sich bekanntlich auch ein Weg. Für die meisten leistungsfördernden Substanzen, die nicht als Lebensmittel angeboten werden können, existiert bei uns ein Pendant in Form eines apotheken- oder verschreibungspflichtigen Medikaments. Und was nicht in Deutschland erhältlich ist, kann über Apotheken oder Anbieter von Nahrungsergänzungen im Ausland bestellt werden (Näheres zum Import im Anhang dieses Buches). Wer nicht die Möglichkeit hat, sich bei einem Abstecher in das benachbarte Ausland mit den benötigten Präparaten einzudecken, der kann sich über einen Apotheker, bei in Deutschland verschreibungspflichtigenProdukten eventuell mit einem Privatrezept des Hausarztes, die in diesem Buch behandelten leistungssteigernden Substanzen legal beschaffen.

Abschließend muß darauf hingewiesen werden, daß das vorliegende Buch lediglich der Information über leistungssteigernde Substanzen dienen soll. Anwendung und Dosierung der im Buch behandelten Stoffe sollten nur nach Absprache mit einem erfahrenen Sportarzt erfolgen.

November 1999, Klaus Arndt

1. KAPITEL

VITAMINE

Vitamine ermöglichen den Ablauf von unzähligen Funktionen im Organismus. Sie sind lebensnotwendig; ein gravierender Mangel an einem Vitamin allein kann bereits zu schweren Gesundheitsschäden führen. In den industrialisierten Ländern sind derartige Mängel bei Menschen, die sich normal ernähren, schon lange nicht mehr diagnostiziert worden. Das bedeutet allerdings nicht, daß entweder durch einseitige Ernährung oder Mehrbedarf in bestimmten Situationen (Schwangerschaft, Krankheit, Leistungssport etc.) geringfügige Mängel an bestimmten Vitaminen auftreten können, die sich zunächst kaum bemerkbar machen, sich aber über einen längeren Zeitraum negativ auf das Leistungsvermögen auswirken können.

Der weit verbreiteten Auffassung, daß marginalen Vitaminmängeln gerade in trainingsintensiven Sportarten allein durch eine »ausgewogene« Ernährung begegnet werden kann, muß entschieden widersprochen werden: Niemand, auch nicht der gewissenhafteste Sportler, ernährt sich konstant mit mehreren, ausgewogenen Mahlzeiten pro Tag. Selbst wenn, könnte er nicht sicher sein, alle notwendigen Vitamine zu erhalten. Die in Ernährungstabellen aufgeführten Mengen an Vitaminen in Lebensmitteln sind Durchschnittswerte. So kann der Gehalt an Beta-Carotin (Provitamin A) in Karotten um den Faktor 26 differieren; einige Orangen enthalten überdurchschnittliche Mengen an Ascorbinsäure (Vitamin C), andere nur Spuren; bei Äpfeln wurde festgestellt, daß der Gehalt an Ascorbinsäure stark vom Standort des Baumes und der Reifezeit der Frucht abhängig ist. Zudem arbeitet der Stoffwechsel eines jeden Menschen verschieden. Durchschnittswerte an Vitaminen, die eine

Norm darstellen, können für den Einen zuviel und den Anderen zuwenig sein.

Die beste Versicherung gegen marginale Nährstoffmängel ist ein gutes Vitamin- und Mineralstoffpräparat. Die Dosierung der Nährstoffe eines solchen Kombi-Präparates muß nicht jeweils im Maximum liegen, da es nicht die einzige Quelle dieser Stoffe darstellt; über die Nahrung werden ebenfalls Vitamine und andere Nährstoffe aufgenommen. Bei Kraft- und Ausdauersportlern, die eine überdurchschnittliche Menge an hochwertiger Nahrung zu sich nehmen, liegt die Versorgung mit diesen Substanzen in der Regel auch über dem Durchschnitt. Das muß aber nicht bedeuten, daß jeder Sportler über die Nahrung täglich die Mengen eines jeden Vitamins erhält, die er für eine optimale Leistungsfähigkeit benötigt; eine Nahrungsergänzung wäre deshalb zu empfehlen.

Bei der Dosierung aller Vitamine gibt es eine Minimal- und eine Maximalgrenze: Unterhalb der Minimalgrenze besteht ein Mangel (Hypovitaminose), der sich leistungsmindernd auswirkt; eine Zufuhr oberhalb der Maximalgrenze zieht keine Leistungssteigerung mehr nach sich, birgt aber die Gefahr der Schädigung des Körpers (Hypervitaminose). Wenn also kein gravierender Mangel besteht, wirken sich Megadosen einzelner Nährstoffe nicht leistungssteigernd aus. Im Gegenteil: Die Überdosierung eines Nährstoffes kann sogar kontraproduktiv sein, wenn damit die Aufnahme eines anderen behindert wird. Die Ausgewogenheit der Versorgung mit allen Vitaminen, Mineralien und Spurenelementen auf einem Niveau, das die bestmögliche Funktion des Stoffwechsels garantiert, sollte das Ziel der Nahrungsergänzung mit diesen Substanzen sein.

Fettlösliche Vitamine

Zur Gruppe der fettlöslichen Vitamine gehören die Vitamine A, D, E und K. Da sie im Fettgewebe des Körpers gespeichert werden können, müssen sie nicht zwingend jeden Tag zugeführt werden. Theoretisch möglich ist aber auch eine relativ hohe Aufnahme über mehrere Tage hinweg, gefolgt von einer kurzfristigen Einnahmepause. Wegen der Speicherung im Körper können sich bei längerdauernder Zufuhr von hohen Dosen fettlöslicher Vitamine so große Mengen im Fettgewebe ansammeln, daß diese normalerweise völlig unbedenklichen Substanzen toxisch (giftig) wirken können. Eine obere Einnahmegrenze verbindlich festzusetzen, ist allerdings nicht einfach, da die jeweilige Verträglichkeit individuell stark differiert. Wer aber regelmäßig die nachfolgend empfohlenen Mengen zuführt, wird keinen Mangel an fettlöslichen Vitaminen entwickeln, ebensowenig wie eine Hypervitaminose.

Vitamin A (Retinol, Beta-Carotin)

Das Vitamin A (Retinol) kommt vor allem in tierischen Produkten vor. Lebertran, Milch, Butter und Eigelb enthalten relativ große Mengen an diesem Vitamin. Grüne, gelbe und orange-farbene Gemüsesorten wie Karotten, Erbsen, Broccoli, Spinat, Tomaten, sowie Früchte wie Aprikosen und Pfirsiche enthalten relativ hohe Mengen an Beta-Carotin, einer Vorstufe des Vitamin A, das im Körper in Retinol umgewandelt wird (als Faustregel: je kräftiger die Farbe, desto höher der Gehalt an Beta-Carotin). Aigner beziffert die Verluste beim Kochen und Braten auf etwa 20 Prozent.[1]

novagenics Datenblatt Vitamin A/Beta-Carotin

Positive Effekte	Retinol: Fördert das Wachstum von Knochen und Zähnen, gesunder Haut und Haaren, erhöht die Widerstandskraft gegen Infektionen der Atemwege; Beta-Carotin als Vorstufe von Vit. A wirkt antioxidativ
Unbedenklichkeit	sicher in angegebener Dosierung
Biologische Verfügbarkeit	1. Wahl: Retinol 2. Wahl: Vitamin-A-Palmitat 3. Wahl: Beta-Carotin
Optimale Dosierung	Retinol: 5.000-10.000 I.E. pro Tag, mit einer Mahlzeit einzunehmen; Beta-Carotin: 15-60mg pro Tag
Nebenwirkungen	Retinol: Bei Dosen von 50.000 I.E. über längere Zeit andauernde Kopfschmerzen, Haarausfall, Gliederschmerzen und Hautprobleme (trockene, schuppige Haut), ebenso Leberfunktionsstörungen. Beta-Carotin: kann u.U. die Wirkung lebertoxischer Substanzen steigern, Einnahme als Nahrungsergänzung senkt Blutspiegel von Vitamin E
Wechselwirkungen	Antacida (Magensäure-Hemmer) blockieren, orale Kontrazeptiva (die »Pille«) erhöhen die Absorption von Vitamin A; hohe Dosen Vit. E entleeren die Vit. A Depots in der Leber und behindern die Absorption von Beta-Carotin
Besondere Hinweise	bei Schwangerschaft (fruchtschädigende Wirkung möglich), sowie Einnahme der »Pille« maximal 5.000 I.E. Retinol zuführen

Mängel an Vitamin A sind eigentlich selten. Bei gesunden Erwachsenen wird der Bedarf für ein Jahr in der Leber gespeichert, deswegen können sich bei überhöhter Zufuhr von Retinol über längere Zeiträume hinweg im Körper toxische Mengen ansammeln. Beta-Carotin dagegen kann nicht so leicht überdosiert werden, es wird vom Organismus relativ schlecht verwertet. Die durchschnittliche Absorptionsrate liegt bei 50% der verzehrten Menge. Und nur etwa die Hälfte des absorbierten Beta-Carotins wird in Retinol umgewandelt. Die biologische Verfügbarkeit von Beta-Carotin, verglichen mit Retinol, liegt also etwa bei einem Verhältnis von 1:4 (vier Teile Beta-Carotin entsprechen einem Teil Retinol).

Beta-Carotin weist antioxidative Eigenschaften auf; in dieser Hinsicht wirkt es am besten in Kombination mit den Vitaminen C und E. Interessant sind dabei die Schutzwirkungen dieses Pro-Vitamins für die Haut. So kommt es bei erhöhter Zufuhr von Beta-Carotin nach einiger Zeit zu einer Herabsetzung der Lichtempfindlichkeit gegenüber UV-Strahlung, so daß ein Sonnenbrand weniger häufig auftritt. Empfohlene Dosierungen hierfür liegen – abhängig vom Körpergewicht – bei 75-125mg pro Tag für zwei Wochen, gefolgt von 50-75mg pro Tag für weitere zwei Wochen. Erst nach diesen vier Wochen Beta-Carotin-Zufuhr ist mit der vollen Schutzwirkung zu rechnen; der Effekt kann bei einer weitergehenden Einnahme von 25-50mg pro Tag erhalten werden. Dabei kann es zu einer leichten Gelbfärbung der Haut kommen (besonders in den Handflächen); diese Nebenwirkung stellt jedoch nur ein kosmetisches Problem dar, eine Gesundheitsgefährdung ist nicht zu befürchten.

Für die Verwertbarkeit des Beta-Carotins im Körper, ebenso wie die des Retinols, ist Fett erforderlich. Fettarme Diäten behindern die Aufnahme beider Stoffe. Auch Vitamin E, in Dosierungen von mehr als 600 I.E. (Internationale Einheiten) täglich zugeführt, kann die Absorption von Beta-Carotin im Körper behindern.

Die empfohlene Dosierung von Vitamin A (Retinol) für Sportler liegt bei 6500 I.E., mehr als 10.000 I.E. pro Tag sollten nicht eingenommen werden. Manche ausländischen Präparate enthalten sogar bis zu 25.000 I.E. Retinol. Hier sollte eine Tablette jeden zweiten oder dritten Tag eingenommen werden. Beta-Carotin hingegen darf ohne Bedenken höher dosiert werden (s.o.).

Mengen von 50.000 I.E. Retinol können beim Erwachsenen über einen längeren Zeitraum Nebenwirkungen auslösen (bei Kindern schon ab 18.500 I.E.). In sehr seltenen Fällen treten auch schon bei einer geringeren Dosis Nebenwirkungen auf. Unterbrechen Sie die Einnahme von Vitamin A Supplements bei andauernden Kopfschmerzen, Haarausfall, Gliederschmerzen und Hautproblemen (schuppige, trockene Haut). Ziehen Sie einen Arzt zu Rate, ob diese Beschwerden auf eine Überdosis Retinol zurückgeführt werden können. Bei der Einnahme von Beta-Carotin sind solche Nebenwirkungen ausgeschlossen.

Frauen, die schwanger sind, oder die Pille nehmen, sollten sich auf 5000 I.E. Retinol pro Tag beschränken. Die Pille erhöht u.U. die Blutplasma-Level von Retinol, so daß die oben genannten Nebenwirkungen eher auftreten können. Dies gilt wiederum nicht für Beta-Carotin.

Allerdings haben Versuche an Affen ergeben, daß Beta-Carotin die bei langdauerndem Alkoholmißbrauch auftretenden Leberschäden verschlimmern kann. Die Übertragbarkeit dieser Ergebnisse auf den Menschen ist vermutlich gegeben; da Affen als nächste Verwandte des Menschen über einen sehr ähnlichen Stoffwechsel verfügen. Das wirft die Frage auf, ob Beta-Carotin auch die schädigenden Effekte anderer lebertoxischer Substanzen, z.B. die von anabolen Steroiden, steigern kann. Aus Sicherheitsgründen sollten deshalb Sportler, die anabole, bzw. androgene Hormone einsetzen, während dieser Zeit keine Beta-Carotin-Supplements zuführen. Als eine weitere Nebenwirkung von Beta-Carotin wäre die Absenkung der Blutspiegel von Vitamin E zu nennen; das geschieht, wenn Beta-Carotin über längere Zeit in Dosierungen von 15-60mg täglich zugeführt wird. Als Versicherung gegen einen so ausgelösten Mangel an Vitamin E sollten deshalb bei regelmäßiger Nahrungsergänzung mit Beta-Carotin auch 100-400 I.E. Vitamin E zugeführt werden.

1 Aigner A (Hrsg, 1985) Sportmedizin in der Praxis. Verlag Brüder Hollinek, Wien

Vitamin D (Colecalciferol, Ergocalciferol)

Vitamin D kommt in der Natur in Pilzen und Hefefett, sowie in Eigelb, Leber und Fisch (z.B. Hering, Sardinen, Thunfisch) vor. Ein Mangel an diesem Vitamin in der Wachstumsphase führt zu einer Deformation der Knochen, der sog. Rachitis. Diese »englische Krankheit« wurde zur Zeit der Industrialisierung in englischen Arbeitervierteln beobachtet. Kinderarbeit in dunklen Fabriken, bis zu 14 Stunden am Tag, war damals, ebenso wie Mangelernährung, noch weit verbreitet.

Vitamin D regelt die Aufnahme von Calcium und Phosphor aus dem Darm und die Mineralisierung der Knochen und Zähne. Obwohl Vitamin D im Körper bei Anwesenheit von Sonnenlicht ausreichend synthetisiert werden kann, ist die Menge des bei diesem Prozeß gebildeten Vitamin D von vielen Faktoren abhängig. Besonders in Städten können Rauch, Staub, Nebel sowie Kleidung und Fensterglas die ultravioletten Strahlen ausfiltern. Obwohl zehn Formen dieses Vitamins existieren, sind nur Cholecalciferol (D3) und Ergocalciferol (D2) ernährungswissenschaftlich von Bedeutung. Beide Formen sind beim Menschen gleich stark wirksam.

In den Industrieländern sind Milch, Butter und Margarine in der Regel mit Vitamin D angereichert, weshalb ein Mangel an diesem Vitamin trotz der unterschiedlichen äußeren Situationen unwahrscheinlich ist. Eine Supplementierung mit zusätzlichem Vitamin D sollte auf niedriger Ebene erfolgen. Wer große Mengen Vitamin D-haltiger Nahrungsmittel verzehrt, wird von einer Supplementierung nicht mehr profitieren. 200-400 I.E. pro Tag zusätzlich sollten zur Erhaltung der Leistungsfähigkeit des Sportlers ausreichen. Bei höher dosierten Tabletten oder Kapseln

novagenics   Datenblatt Vitamin D

Positive Effekte	reguliert Wachstum und Härte der Knochen, sowie die Aufnahme von Calcium und Phosphor im Darm
Unbedenklichkeit	sicher in angegebener Dosierung
Biologische Verfügbarkeit	Cholecalciferol und Ergocalciferol besitzen die gleiche Wirksamkeit
Optimale Dosierung	200-400 I.E. pro Tag mit einer Mahlzeit einnehmen
Nebenwirkungen	Überdosierung äußert sich in Durchfall und Gewichtsverlust. Bei lange andauernder Überdosierung Calciumeinlagerungen in Herz, Blutgefäße und Bronchien möglich
Wechselwirkungen	Antacida (Magensäure-Hemmer) auf Aluminium-Basis und Cholestyramin blockieren die Absorption von Vitamin D; Barbiturate vermindern die Absorption von Vit. D aus der Nahrung; Corticosteroide senken den Spiegel von Vit. D3 im Körper.
Besondere Hinweise	bei hohen Dosierungen allergische Reaktionen möglich; in der Schwangerschaft fruchtschädigende Wirkung möglich

sollte die Menge auf einen größeren Zeitraum verteilt werden (z.B. 1 x 800 I.E. alle zwei oder drei Tage).

Eine Überdosierung äußert sich in Durchfall und Gewichtsverlust. Bei einer längerfristigen Überdosierung wird Calcium aus den Knochen freigesetzt und in den weichen Geweben des Körpers, wie Herz, Blutgefäßen, Bronchien und Magen abgelagert. Die Verträglichkeit für Vitamin D ist individuell sehr unterschiedlich, Megadosen sind ausdrücklich nicht zu empfehlen.

Corticosteroide, z.B. Cortison und Prednison, die im Sport nicht selten zur Behandlung von Verletzungen eingesetzt werden, entleeren die körpereigenen Speicher des Vitamins D3; eine Langzeitanwendung von Corticosteroiden kann so zum Abbau von Knochenmasse führen.

Vitamin E (Tocopherole)

Vitamin E ist heute eine ausgesprochen populäre Substanz. Diesem Vitamin werden positive Auswirkungen auf die Haut, den Stoffwechsel in vielfältiger Hinsicht, sowie auf Aussehen und Wohlbefinden zugeschrieben. Als Vitamin E wird die Gruppe der Tocopherole bezeichnet.

Vitamin E verbessert die Sauerstoffverwertung der Zellen im Organismus, sowie die Gewinnung von Energie aus Kohlenhydraten und Fettsäuren. Es ist außerdem wichtig für die optimale Funktion von Steroidhormonen (z.B. Testosteron) und wird zur Bildung der sog. Prostaglandine benötigt, Gewebshormonen mit vielfältigen Aufgaben im Körper. Es unterstützt die Synthese von Nukleinsäuren und damit den Eiweißaufbau. Darüber hinaus wird Vitamin E für die Synthese von Coenzym Q benötigt, einem essentiellen Faktor der Atmungskette, der an der Freisetzung von Energie aus Kohlenhydraten und Fettsäuren beteiligt ist. Im Tierversuch wurde die Bedeutung von Vitamin E für die Fortpflanzung nachgewiesen. Beim Menschen verhindert es die Bildung von Nitrosaminen aus Nitrat und Nitrit; Nitrosamine werden mit der Entstehung von Krebs in Zusammenhang gebracht. Die wichtigsten Wirkungen im Körper entfaltet Vitamin E aber als Antioxidans; dabei werden sog. freie Radikale, die im Organismus als zellschädigende Verbindungen entstehen, unschädlich gemacht. Im Gegensatz zu Vitamin C entfaltet Vitamin E seine Wirkungen im fettlöslichen Milieu. Vor allem die relativ instabilen, ungesättigten Fettsäuren werden durch Vitamin E vor der Oxidation bewahrt, weshalb der Bedarf bei erhöhter Zufuhr ungesättigter, auch mehrfach ungesättigter Fette ansteigt.

Vitamin E scheint auch die Oxidation des »schlechten« LDL-Cholesterins zu verhindern, das als wesentlicher Faktor bei der Entstehung der Atherosklerose (Arterienverkalkung) gilt. Studien ergaben bei einer täglichen Zufuhr von 100-880 I.E. Vitamin E pro Tag eine deutliche Verringerung des Auftretens von Herz-/Kreislauferkrankungen [3, 4, 5]. Weniger deutlich, aber nicht zu übersehen sind außerdem die Hinweise, daß eine Vitamin E-Supplementation dazu beitragen kann, das Vorkommen von Krebserkrankungen zu senken [2]. Für Sportler empfiehlt sich eine Nahrungsergänzung mit Vitamin E, weil es hilft, die durch Training verursachten Muskelschäden in Grenzen zu halten [1], was den Regenerationsprozeß beschleunigt.

Gute natürliche Quellen für Vitamin E sind pflanzliche Öle, Nüsse, Vollkornprodukte und grünes Blattgemüse. Mangelerscheinungen sind

novagenics Datenblatt **Vitamin E**

Positive Effekte	starkes Antioxidans; wichtig für Wachstum und Entwicklung, fördert die Bildung von roten Blutkörperchen, wirkt im Stoffwechsel der Steroidhormone, schützt vor Herz-/Kreislauf-Erkrankungen (bewahrt LDL-Cholsterin vor Oxidation)
Unbedenklichkeit	sicher in angegebener Dosierung
Biologische Verfügbarkeit	1. Wahl: D-Alpha-Tocopherol-Acetat 2. Wahl: D-Alpha-Tocopherol 3. Wahl: Andere Tocopherole
Optimale Dosierung	200-600 I.E. pro Tag, mit einer Mahlzeit einzunehmen
Nebenwirkungen	Über die Nahrung aufgenommen: keine. Als Nahrungsergänzung in angegebener Dosierung ebenfalls keine. Ab Dosierungen von 600 I.E. pro Tag in Einzelfällen Magen-/Darmprobleme möglich; Störung der Wundheilung ebenfalls denkbar
Wechselwirkungen	Eisenpräparate und Antacida (Magesäure-Hemmer) behindern die Resorption von Vit. E; mehr als 600 I.E. Vit. E pro Tag behindern die Aufnahme von Beta-Carotin, die regelmäßige Nahrungsergänzung mit Beta-Carotin dagegen senkt die Blutspiegel von Vit. E.
Besondere Hinweise	Kombination mit Selen verstärkt die antioxidative Wirkung von Vit. E erheblich; bei Einnahme von Anticoagulantien kann die Zufuhr von Vit. E als Nahrungsergänzung deren »blutverdünnende« Wirkung verstärken; orale Kontrazeptiva erhöhen den Vit. E-Bedarf

beim Menschen nicht bekannt. Allerdings ist es nahezu unmöglich, allein durch den Verzehr an Vitamin E-reichen Nahrungsmitteln auf eine angemessene Dosis zu kommen. Der Tagesbedarf wird von der DGE mit nur 12mg pro Tag angegeben. Für die Bevölkerung, besonders aber für den Sportler ist diese Menge als viel zu gering anzusehen. Für Athleten, ebenso wie für die Bevölkerung zur Vermeidung von Herz-/Kreislauf-Erkrankungen, empfiehlt sich die Nahrungsergänzung mit 200-600 I.E. Vitamin E pro Tag. Auch wenn durch diese Dosierungen bislang keine leistungssteigernden Effekte nachgewiesen werden konnten, berichten viele Sportler doch von einem gesteigerten Wohlbefinden. Die Dosierung vieler Präparate bewegt sich zwischen 200 und 800mg je Kapsel, wobei hochdosierte Kapseln auch jeden zweiten Tag eingenommen werden können.

Die biologisch wirksamste Form ist D-Alpha-Tocopherol. Einer Internationalen Einheit (I.E.) Vitamin E entspricht 1mg (synthetisches) D-Alpha-Tocopherol. Ein Milligramm der natürlichen Form D-Alpha-Tocopherol-Acetat entspricht 1,36 I.E. Zur Resorption von Vitamin E ist Fett erforderlich; am besten werden Vitamin E Supplements mit einer Mahlzeit eingenommen, die etwas Fett enthält. Im Körper wird das Vitamin in Muskeln und Fettgewebe gespeichert.

Obwohl dieses Vitamin im allgemeinen als nicht toxisch angesehen wird, sind bei Dosen über 600mg pro Tag vereinzelt Nebenwirkungen wie Blähungen und Durchfall aufgetreten. Im Tierversuch sind bei hohen Dosierungen Störungen in der Wundheilung (Behinderung der Synthese des Bindegewebsproteins Collagen) beobachtet worden.

Vitamin E sollte zusammen mit 100 bis 200mcg des Minerals Selen eingenommen werden, da bei gleichzeitiger Gabe beider Substanzen eine Synergiewirkung eintritt, d.h. die antioxidativen Effekte sind größer als die Summe der Einzelwirkungen beider Verbindungen. Allerdings sollte Vitamin E nicht mit Eisen-Präparaten zusammen eingenommen werden. Eisen und Vitamin E behindern sich gegenseitig bei der Absorption. Es empfiehlt sich daher ein wechselseitiger Abstand von einigen Stunden. Beta-Carotin kann den Blutspiegel an Vitamin E senken; bei regelmäßiger Nahrungsergänzung mit Beta-Carotin sollte deshalb auch Vitamin E in Dosierungen von 100-400mg zugeführt werden.

Die oben genannten Dosierungen gelten allgemein als sicher. Sollten aber Nebenwirkungen wie anhaltende Müdigkeit, Muskelschwäche, Magen- oder Hautprobleme auftreten, muß die Einnahme von Vitamin E unterbrochen werden. Bei der verordneten Einnahme von Anticoagulantien (»blutverdünnende« Mittel) ist vor der Nahrungsergänzung mit Vitamin E unbedingt ein Arzt zu Rate zu ziehen.

1 Dekkers JC, van Doornen LJ, Kemper HC (1996) The role of antioxidant vitamins and enzymes in the prevention of exercise-induced muscle damage. Sports Med 21: 213–38
2 Knekt P, Aromaa A, Maatela J, Aaran RK, Nikkari T, Hakama M, Hakulinen T, Peto R, Teppo L (1991) Vitamin E and cancer prevention. Am J Clin Nutr 53: 283–286
3 Rimm EB, Stampfer MJ, Ascherio A, et al (1993) Vitamin E consumption and the risk of coronary heart disease in men. N Engl J Med 328:1450–1456
4 Stampfer MJ, Hennekens CH, Manson JE, et al (1993) Vitamin E consumption and the risk of coronary disease in women. N Engl J Med 328:1444–1449
5 Stephens NG, Parsons A, Schofield PM, et al.(1996) Randomised controlled trial of vitamin E in patients with coronary disease: Cambridge Heart Antioxidant Study (CHAOS). Lancet 347: 781–6.

Vitamin K (Menaquinon, Phylloquinon)

Vitamin K ist für die Bildung von Prothrombin und anderer Proteine in der Leber essentiell, die bei der Blutgerinnung und der Viskosität, der

novagenics Datenblatt Vitamin K

Positive Effekte	fördert die Wirkung von Prothrombin, sowie Proconvestin und damit die Blutgerinnung
Unbedenklichkeit	sicher in angegebener Dosierung
Biologische Verfügbarkeit	1. Wahl: Menadion (synthetisch) 2. Wahl: Phylloquinon (K1), Menaquinon (MKn)
Optimale Dosierung	70-140mg für Erwachsene (Kinder erheblich weniger)
Nebenwirkungen	Über die Nahrung aufgenommen: keine. Als Nahrungsergänzung: Hohe Dosen können bei Säuglingen zu Gehirnschäden führen; bei Erwachsenen sind Leberfunktionsstörungen möglich
Wechselwirkungen	Vit. K vermindert die Wirkung von Anticoagulantien (»blutverdünnende« Mittel); Antibiotika behindern die Resorption von Vit. K
Besondere Hinweise	Vit. K wird normalerweise in ausreichender Menge im Darm gebildet; bei Nahrungsergänzung mit Vit. K keine Megadosen zuführen!

»Dicke« des Blutes und seiner Fließeigenschaften eine wichtige Rolle spielen. Reich an Vitamin K sind Spinat, Haferflocken, Sojabohnen und -öl, Blumenkohl und Brokkoli, sowie Eier und Schweineleber.

Vitamin K existiert in drei verschiedenen Formen: Phylloquinon (K1), Menaquinon (Mk-n) und Menadion, eine synthetischen Substanz, die etwa dreimal so stark ist wie die beiden anderen Formen. Vitamin K wird im Darm durch Bakterien in ausreichender Menge synthetisiert; eine Nahrungsergänzung ist in der Regel nicht erforderlich.

Die Empfehlung einer täglichen Dosis ist schwierig, da die Eigensynthese im Darm und die Menge der Aufnahme dieser Substanz durch die Nahrung variiert. Für den Sportler ergibt sich wohl kein gesteigerter Bedarf. Bei Darmerkrankungen oder Medikamenten, die die Darmflora beeinträchtigen (z.B. Antibiotika), ist allerdings eine Störung der Eigensynthese oder Absorption denkbar.

Eine hohe Zufuhr von Vitamin K, auch über Lebensmittel, kann die Wirkung von Anticoagulantien (»blutverdünnenden« Mitteln) abschwächen. Deshalb sollte bei der Einnahme solcher Medikamente eine weitgehend gleichbleibende Zufuhr des Vitamins über die Nahrung erfolgen, um die Blutgerinnungszeiten nicht zu verändern.

Wasserlösliche Vitamine

Wasserlösliche Vitamine müssen dem Körper täglich zugeführt werden. Sie werden, wenn überhaupt, nur in geringen Mengen gespeichert. Wenn der momentane Bedarf gedeckt ist, werden überschüssige Mengen in der Regel ausgeschieden. Aus diesem Grunde ist die Anreicherung toxischer Mengen kaum möglich. Dennoch können einige wasserlösliche Vitamine in hohen Dosierungen Nebenwirkungen auslösen, wie etwa das Vitamin B 6. Es empfiehlt sich, die wasserlöslichen Vitamine mehrmals täglich in kleineren Dosen einzunehmen, statt die gesamte Tagesdosis auf einmal. So ist eine bessere Absorption und damit eine optimale Versorgung gewährleistet.

Vitamin B1 (Thiamin)

Vitamin B1 (Thiamin) spielt eine wichtige Rolle im Kohlenhydratstoffwechsel und bei der Energiebereitstellung in den Zellen (oxidative Carboxilation). Schon ein leichter Mangel führt zu Appetiteinschränkung,

Depressionen und Leistungsabfall. Überschüssiges Thiamin wird schnell wieder ausgeschieden, nur geringe Mengen werden in Leber, Nieren Herz, Gehirn und Muskeln gespeichert; diese Reserve wird aber bei einem Mangel rasch verbraucht.

Vitamin B1 ist in Supplements in der Regel als Thiaminhydrochlorid im Handel. Gute natürliche Quellen sind Vollkornmehle und -erzeugnisse, Fisch und Eier. Mageres Schweinefleisch ist ebenfalls reich an Vitamin B1. Thiamin ist nicht besonders hitzestabil. Das Kochen B1-haltiger Nahrungsmittel in einem alkalischen Milieu und seine gute Wasserlöslichkeit führen schnell zu Verlusten. Beim Kochen betragen diese bis zu 50%. Falls die Flüssigkeit mit genutzt wird (etwa für Soßen), kann der Verlust auf 25% reduziert werden. Aigner et. al. schlagen folgende Formel für die Berechnung des Bedarfs beim Sportler vor: 1000 Nichtfettkalorien benötigen 0,47mg Vitamin B1 [1]. Konopka dagegen beziffert den Bedarf des Sportlers auf bis zu 8mg am Tag, da dieses Vitamin auch über den Schweiß ausgeschieden wird [2].

1 Aigner (Hrsg.) (1985) Sportmedizin in der Praxis, Verlag Brüder Hollinek, Wien
2 Konopka, P (1985) Sporternährung, BLV Verlagsgesellschaft, München

novagenics   Datenblatt **Vitamin B1**

Positive Effekte	sorgt in Verbindung mit ATP für die Umwandlung von Kohlenhydraten in Energie
Unbedenklichkeit	sicher in angegebener Dosierung
Biologische Verfügbarkeit	1. Wahl: Thiamin 2. Wahl: Thiaminhydrochlorid
Optimale Dosierung	4-8mg pro Tag, mehrmals täglich zu den Mahlzeiten
Nebenwirkungen	ein Überschuß an Vit. B1 wird bei normaler Nierenfunktion ausgeschieden. Hohe Dosen können Überempfindlichkeitsreaktionen, bis hin zum anaphylaktischen Schock auslösen.
Wechselwirkungen	Vit. B1 verstärkt die Wirkung von muskelentspannenden Medikamenten; Carbonate und Citrate mindern die Wirkung von Vit. B1; Tabak behindert die Absorption des Vitamins, ebenso wie Antacida auf Aluminium-Basis
Besondere Hinweise	keine

Vitamin B2 (Riboflavin)

Vitamin B2 (Riboflavin) dient im Körper als Bestandteil von zwei CoEnzymen, die im Energiestoffwechsel unabdingbar sind. Daneben ist es bei der Umwandlung von Aminosäuren zu Alpha-Ketosäuren beteiligt. Milch, Fleisch, Geflügel und Fisch sind gute natürliche Lieferanten dieses Vitamins; Gemüse und Getreide enthalten kleinere Mengen.

Riboflavin wird durch Lichteinfall rasch zerstört, das Kochen oder Braten von B2-haltigen Nahrungsmitteln führt zu Verlusten von etwa 25%. Ein Mangel an Riboflavin äußert sich zuerst durch ein Brennen der Augen, die lichtempfindlich, manchmal auch gerötet werden. Hautrisse in den Mundwinkeln deuten ebenfalls auf einen Riboflavin-Mangel hin. Der Tagesbedarf eines Erwachsenen liegt bei 2-3mg, der des Sportler etwa bei 8-12mg. Mengen, die oberhalb dieses Bedarfs liegen, werden rasch wieder ausgeschieden.

Tetracycline, eine Gruppe von häufig eingesetzten Antibiotika, hemmen die Resorption von Vitamin B2; eine langandauernde Anwendung solcher Antibiotika erfordert die Nahrungsergänzung mit mindestens 5mg Riboflavin pro Tag. [1]

1 Greadon, Joe (1995) The People's Guide to Deadly Drug Interactions, St. Martin's Press, New York

novagenics Datenblatt Vitamin B2

Positive Effekte	Bestandteil der CoEnzyme Flavinmononukleotid und Flavinadenindinukleotid; aktiviert Pyridoxin (Vit. B6)
Unbedenklichkeit	sicher in angegebener Dosierung
Biologische Verfügbarkeit	1. Wahl: Riboflavin
Optimale Dosierung	8-12mg pro Tag, mehrmals täglich zu den Mahlzeiten einnehmen
Nebenwirkungen	ein Überschuß an Vit. B2 wird bei normaler Nierenfunktion ausgeschieden. Hohe Dosen können Übelkeit und Erbrechen auslösen
Wechselwirkungen	das Diuretikum Probenecid vermindert die Wirkung von Vit. B2; Alkohol, Tabak und Tetracycline behindern die Absorption von Vit. B2
Besondere Hinweise	keine

Vitamin B3 (Niacin)

Vitamin B3 (Niacin) ist ein Bestandteil mehrerer CoEnzyme und so an der Verstoffwechslung von Kohlenhydraten, Fettsäuren und Proteinen beteiligt. Niacin und Niacinamid (auch Nikotinsäureamid genannt), das in tierischen Geweben vorkommt, sind gegenüber Hitze, Säuren, Basen und Licht sehr stabil. Beide Formen weisen die gleiche biologische Aktivität auf.

Gute natürliche Quellen sind tierische Proteine, Kartoffeln und Gemüse. Niacin aus Vollkornprodukten, die ebenfalls reich an diesem Vitamin sind, hat eine relativ geringe biologische Wertigkeit, da es dort in gebundener Form vorliegt. Bei Überdosierungen sind Nebenwirkungen wie Kopfschmerzen, Krämpfe, Durchfall, und Herzrhythmusstörungen zu erwarten (zu Niacin siehe auch unter Coffein).

Der tägliche Bedarf liegt bei 10-15mg, beim Sportler etwas höher. Die Aminosäure Tryptophan kann als Provitamin angesehen werden, da sie im Körper bei Anwesenheit von Vitamin B6 in Niacin umgewandelt werden kann. Aus 60mg Tryptophan wird dabei 1mg Niacin gewonnen.[1]

---

1 Robinson CH (1978) Normal and Therapeutic Nutrition – 14. Edition. Macmillan Publishing, New York

---

novagenics   Datenblatt Vitamin B3

Positive Effekte	beteiligt an der Freisetzung von Energie aus der Nahrung und an der Synthese von DNS; Bestandteil der CoEnzyme NAD und NADP
Unbedenklichkeit	sicher in angegebener Dosierung
Biologische Verfügbarkeit	1. Wahl: Niacin oder Niacinamid 2. Wahl: Tryptophan
Optimale Dosierung	15-30mg pro Tag, mehrmals täglich zu den Mahlzeiten einnehmen
Nebenwirkungen	bei hoher Überdosierung Krämpfe, Durchfall, Erbrechen, Kopfschmerzen und Herzrhythmusstörungen möglich; bei anhaltend hoher Überdosierung auch Leberschäden und Magengeschwüre
Wechselwirkungen	in Verbindung mit Beta-Blockern abnorme Bludrucksenkung möglich; Tabak und Alkohol vermindern die Absorption von Vit. B3
Besondere Hinweise	keine

Vitamin B6 (Pyridoxin)

Vitamin B6 (Pyridoxin) ist an der Funktion von über 60 Enzymen im Körper beteiligt und essentiell für die Synthese von Nukleinsäuren und Proteinen. Darüberhinaus spielt es eine Rolle im Stoffwechsel mehrerer Neurotransmitter und bei der Umwandlung von Tryptophan zu Niacin. Es kommt in der Natur in Form von Pyridoxin, Pyridoxal und Pyridoxamin vor. Das Vitamin ist wasserlöslich und gegenüber Hitze, Säuren und Basen relativ stabil, wird aber durch Licht schnell zerstört. Gute Quellen an Vitamin B6 sind Fleisch, Gemüse, Fisch und Kartoffeln.

Ein schwerer Mangel an diesem Vitamin äußert sich in neurologischen Störungen und, seltener, in einer Blutarmut (Anämie). Der Tagesbedarf liegt etwa bei 2mg, steigt aber mit erhöhtem Proteinverzehr. Mehr als 50-100mg Vitamin B6 pro Tag sollten nicht eingenommen werden, da bei empfindlichen Personen bereits ab Dosen von 200mg pro Tag über einen längeren Zeitraum Nebenwirkungen auftreten können. Sehr hohe Zufuhren von 2g täglich können sogar zu einer Neuropathie (Nervenerkrankung) mit Taubheitsgefühlen an Händen und Füßen, sowie Gangunsicherheit führen. [1]

1 Aigner (Hrsg.) (1985) Sportmedizin in der Praxis, Verlag Brüder Hollinek, Wien

novagenics Datenblatt Vitamin B6

Positive Effekte	wirkt als CoEnzym im Stoffwechsel von Proteinen, Kohlenhydraten und Fetten; unterstützt die Umwandlung von Tryptophan in Niacin und Serotonin
Unbedenklichkeit	sicher in angegebener Dosierung
Biologische Verfügbarkeit	1. Wahl: Pyridoxin 2. Wahl: Pyridoxal und Pyridoxamin
Optimale Dosierung	10-50mg pro Tag, mehrmals täglich zu den Mahlzeiten einnehmen
Nebenwirkungen	bei hoher Überdosierung über längere Zeit sind Neuropathien mit anhaltenden Taubheitsgefühlen an Händen und Füßen möglich; vereinzelt schon Nebenwirkungen ab 200mg täglich
Wechselwirkungen	Vit. B6 blockiert L-Dopa; Isoniazid und Zytostatika erhöhen die Ausscheidungsrate von Vit. B6
Besondere Hinweise	Östrogene, Corticosteroide und orale Kontrazeptiva erhöhen den Bedarf an Vit. B6

Vitamin B12 (Dibencozid, Cobalamin)

Dibencozid (5,6 Dimethyl-Bezimidazol-Cobamid-Coenzym) ist die biologisch aktive Form des Vitamin B12. Während B12 intramuskulär injiziert werden muß, da es oral schlecht absorbiert wird, wird Dibencozide bei oraler Einnahme sehr gut aufgenommen.

Gegen Ende der 80er Jahre galt Dibencozid eine Zeitlang als wirksames ergogenes Mittel. Vor allem von amerikanischen Firmen wurde damals mit den Ergebnissen einer osteuropäischen Studie geworben, die dessen Wirksamkeit für den Muskelaufbau belegen sollten. In besagter Studie wurde Xobalin, ein polnisches Medikament (Wirkstoff Dibencozide) mit den anabolen Steroiden Dianabol (Methandrostenelon), Metanabol (Genericum des Dianabol) und Stromba (Stanozolol) verglichen. Xobalin zeigte tatsächlich bezüglich der Zunahme an Körpergewicht und »cm« (was natürlich auf den Muskelumfang bezogen wurde) bessere Resultate als Dianabol und Metanabol in der Testgruppe.

Die Testgruppe setzte sich allerdings aus 35 polnischen Kindern im Alter von 12 Monaten bis 13 Jahren zusammen. Diese Kinder wiesen Mängel bezüglich des Körpergewichts und der Körpergröße auf und litten unter einem niedrigen Blut-Proteinspiegel. Der Wert »cm« bezog sich auf das Höhenwachstum, nicht auf den Umfang der Arm-, Bein- oder sonstiger Muskulatur. In der Tat reagierten die Kinder besser auf das Vitamin als auf die Steroide. Der wachstumsförderne Effekt von Cobamid bei mangelhaft ernährten Kindern ist in der Literatur hinreichend belegt. Beim Sportler, der keine Mängel an Vitamin B12 aufweist, kann dagegen nicht mit einem anabolika-ähnlichen Effekt gerechnet werden. Das belegt auch eine ältere Studie, bei der die anabolen Wirkungen der Steroide Nandrolonphenylpropionat (Durabolin), Nandrolondecanoat (Deca-Durabolin) und Methenolonenanthat sowie 5,6-Dimethyl-Bezimidazol-Cobamid-Coenzym (Cobamidum, Indusil) auf bettlägerige, junge Frauen untersucht wurden; ein anaboler Effekt von des Vitamin B12-Coenzyms blieb dabei aus. [1]

Vitamin B12 sorgt im Körper für die Synthese von DNS (Desoxyribonukleinsäure; Träger der Erbinformation in jeder Zelle). Darüber hinaus weist es blutbildende Eigenschaften auf; in der Medizin wird es deshalb sowohl zur Behandlung bestimmter Formen der Blutarmut eingesetzt, als auch zur Stärkung bei hoher nervlicher Belastung. Vitamin B12 hat kaum Auswirkungen auf den Proteinstoffwechsel, wenn große Mengen tierischen Proteins verzehrt werden, doch scheint es die Verstoffwechslung geringer Proteinmengen zu unterstützen.[2] Darüber hinaus spielt es eine bedeutende Rolle beim Aufbau und Transfer von Methylgruppen, etwa bei der Synthese von Methionin und Cholin, beides wichtige lipotrophe Faktoren. [3]

Mängel an B12 sind sehr selten, da in der Leber 2.000-5.000mcg gespeichert sind – eine Menge, die drei bis fünf Jahre vorhält. Pro Tag sollten 3-5mcg Vitamin B12 mit der Nahrung aufgenommen werden. Bei dieser Menge werden auch die Depots in der Leber aufgefüllt. Die Resorption ist größer, wenn das Vitamin in drei Mahlzeiten präsent ist, als lediglich in einer großen. Die Langzeitanwendung von Corticosteroiden kann allerdings die Vitamin B 12-Speicher in der Leber entleeren; die regelmäßige Einnahme von Kalium-Präparaten kann die Aufnahme von Vitamin B12 verhindern. Letzteres kann bei älteren Leuten bereits zu Mangelerscheinungen führen, bevor im Blut eine Vitamin B12-Armut nachgewiesen wird.

Vitamin B12 ist selbst in hohen Dosen nicht toxisch, es sollte aber stets in Verbindung mit Folsäure verabreicht werden. Ob nun Cyanoco-

novagenics Datenblatt Vitamin B12

Positive Effekte	wirkt als CoEnzym bei der DNS-Synthese, fördert den Proteinaufbau, den Kohlenhydrat- und Fett-Stoffwechsel, sowie die normale Funktion des Nervensystems
Unbedenklichkeit	sicher in angegebener Dosierung
Biologische Verfügbarkeit	1. Wahl: Cobamid, Dibencozid (oral) 2. Wahl: Hydroxocobalamin (Injektion) 3. Wahl: Cyanocobalamin (Injektion)
Optimale Dosierung	Orale Formen: 200mcg pro Tag, mehrmals täglich zu den Mahlzeiten einnehmen; injizierbare Formen nach Bedarf
Nebenwirkungen	Selbst bei hohen Dosierungen bis 1000mcg pro Tag unwahrscheinlich; in Verbindung mit großen Mengen Vit. C Nasen- und Ohrenbluten möglich
Wechselwirkungen	Corticosteroide leeren die körpereigenen Speicher von Vit. B12; Kaliumpräparate behindern die Absorption von Vit. B12
Besondere Hinweise	für optimale Wirkung von Vit. B12 sind ausreichende Mengen von Folsäure und Vit. C erforderlich

balamin oder Hydroxocobalamin (mit einer längeren Halbwertzeit im Körper) als Injektionen oder Dibencozide oral eingenommen wird, dürfte letzten Endes auf das Gleiche hinauslaufen.

Unter Sportlern genießt das Vitamin B12 einen guten Ruf. Sie berichten, selbst wenn das Vitamin verabreicht wird, ohne das Mängel bestehen, von einem gesteigerten Wohlbefinden und vermehrtem Appetit; einige schwören auf stimulatorische und anabole Effekte.

1 van Wayjen, RGA (1968) Bestimmung der stickstoffsparenden Wirkung anaboler Hormone mit Hilfe der Bilanzuntersuchungen – nach der Verabreichung von 5,6-Dimethyl-Benzimidazol-Cobamid-Coenzym, Arzneimittel-Forschung
2 Pollack, Halpern (1952) Therapeutic Nutrition. Waverly Press, Baltimore
3 Robinson CH (1972) Normal and Therapeutic Nutrition – 14. Edition. Macmillan Publishing, New York

Vitamin B15 (Pangamsäure)

Bisher ist die Wissenschaft sich noch nicht einig, ob Pangamsäure als Vitamin, d.h. als unerläßlich für den menschlichen Organismus anzusehen ist. Fehlt sie in der Ernährung, so löst das keine Mangelerscheinungen aus. Pangamsäure, in wesentlichen Mengen enthalten in Obstker-

---

novagenics Datenblatt **Vitamin B15**

Positive Effekte	wirkt als Methyldonator, verbessert so die Sauerstoffaufnahme der Körpergewebe und vermindert die Lactat-Bildung
Unbedenklichkeit	Sicherheit fraglich
Biologische Verfügbarkeit	1. Wahl: Dimethylglycin 2. Wahl: Pangamsäure
Optimale Dosierung	60mg pro Tag, 15-30 Minuten vor dem Training
Nebenwirkungen	Pangamsäure, sowie ihre Bestandteile Dimethylglycin und Dilsopropylamindichloracetat werden als erbgutschädigend eingestuft; Einnahme kann daher nicht empfohlen werden.
Wechselwirkungen	keine bekannt
Besondere Hinweise	nicht einnehmen, möglicherweise krebserregend!

nen, liefert Dimethylglycin (DMG). Diese Verbindung wirkt als Methyldonator, d.h. sie liefert die Methylgruppen zur körpereigenen Synthese von Creatin, Cholin und Methionin. Methylgruppen verbessern die Sauerstoffaufnahme der Zellen in Gehirn und Herzmuskel; je mehr Methylgruppen ein Nährstoff liefern kann, desto mehr Sauerstoff wird auch der Muskulatur zur Verfügung gestellt.

Durch die Zufuhr von Methyldonatoren wie Pangamsäure kann die aerobe Phase der Muskelarbeit verlängert werden; eine Ansammlung von Lactat (Milchsäure), die in der anaeroben Phase der Muskelarbeit anfällt, wird hinausgezögert. Wegen dieser Wirkungen wurde die Pangamsäure von einem populären US-Autor gegen Ende der 80er Jahre in Dosierungen von 60mg pro Tag zur sportlichen Leistungssteigerung empfohlen. [1] Später wurden allerdings Hinweise darauf bekannt, daß sowohl DMG, als auch ein anderer Bestandteile der Pangamsäure, wie das DiIsopropylamindichloracetat, Mutationen auslösen können; eine krebserregende Wirkung der Pangamsäure kann daher nicht ausgeschlossen werden. [2] Den Rückmeldungen der Athleten zufolge hat niemand, der die Substanz ausprobiert hatte, eine spürbare Wirkung erfahren. Aus diesen Gründen können weder Pangamsäure, noch ihre Salze (z.B. Calciumpangamat) oder DMG als leistungssteigernde Mittel empfohlen werden.

1 Hatfield FC (1987) Ergogenesis – Peak Athletic Performance Without Drugs. Contemporary Books, Chicago
2 Hendler SP (1991) The Doctor's Vitamin and Mineral Encyclopedia. Simon & Schuster, New York

Vitamin C (Ascorbinsäure)

Vitamin C (Ascorbinsäure), ist im Körper an der Oxidation von Phenylalanin zu Tyrosin, an der Aufnahme von Eisen aus dem Verdauungstrakt und an der Umwandlung von Folsäure in Folininsäure beteiligt. Daneben bewirkt es die Umwandlung von Prolin und Lysin zu Hydroxyprolin und Hydroxylysin und wirkt so bei der Synthese des Bindegewebsproteins Collagen mit. Eine Beteiligung von Vitamin C an der Synthese von Steroidhormonen aus Cholesterin wird angenommen. Dabei gibt es auch Hinweise darauf, daß die erhöhte Zufuhr von Vitamin C einen durch Streß ausgelösten Cortisolanstieg verringern kann [2]. Davon können hart trainierende Sportler, die an niedrigen Spiegeln dieses katabolen Hormons interessiert sind, besonders profitieren. Weitere Vorteile einer Nahrungsergänzung mit Vitamin C liegen in einer verringerten Anfälligkeit für Infektionen [1] und einer Erhöhung des »guten« HDL-Cholesterins [3].

Gute natürliche Quellen sind Gemüse und Früchte, besonders Zitrusfrüchte. Vitamin C ist extrem empfindlich gegenüber Lichteinfall, Hitze und Basen. Beim Kochen gehen ebenfalls große Teile des Vitamin C-Gehalts von Nahrungsmitteln verloren.

Wieviel Vitamin C der Mensch benötigt, ist seit langem umstritten. Während nur 10-20mg täglich erforderlich sind, um Mangelerscheinungen wie Skorbut zu verhindern, rangieren die Empfehlungen der Gesundheitsbehörden verschiedener Nationen von 30-75mg täglich. Von dem Wissenschaftler und zweifachen Nobelpreisträger Linus Pauling ist bekannt, daß er sein langes Leben (er wurde über 90) und seine gute Gesundheit selbst im hohen Alter auf die Einnahme von 10 Gramm Vitamin C täglich zurückführte.

novagenics Datenblatt Vitamin C

Positive Effekte	wirkt mit bei der Collagensynthese und beim Aufbau von Steroidhormonen, sowie imStoffwechsel von Phenylalanin, Tyrosin, Folsäure und Eisen; starkes Antioxidans, hat cortisolsenkende Wirkung
Unbedenklichkeit	sicher in angegebener Dosierung
Biologische Verfügbarkeit	1. Wahl: Ascorbinsäure 2. Wahl: Salze der Ascorbinsäure (Ascorbate)
Optimale Dosierung	200mg bis mehrere Gramm pro Tag, mehrmals täglich zu den Mahlzeiten einnehmen
Nebenwirkungen	sehr selten; bei hohen Dosierungen: Gesichtsrötung, Harndrang, Krämpfe im Unterbauch, Durchfall, Übelkeit und Erbrechen möglich
Wechselwirkungen	Sulfonamide, Tetracycline, orale Kontrazeptiva, Barbiturate und Aspirin vermindern die Aufnahme von Vit. C; Vit. C vermindert die Resorption von Kupfer und (in Dosierungen von 5 Gramm und mehr pro Tag) die Wirkung von Anticoagulantien. Bei Einnahme oraler Kontrazeptiva kann Vit. C (in Dosierungen von 1 Gramm und mehr pro Tag) die Östrogenspiegel im Blut erhöhen
Besondere Hinweise	säurefreie Varianten erhältich; zu empfehlen bei Magenproblemen

Der Bedarf des Leistungssportlers ist – allein schon durch größere Verluste über den Schweiß – höher anzusetzen. Die Empfehlungen für Sportler liegen deshalb bei 200-500mg täglich. Doch gibt es auch Wissenschaftler, die Sportlern zu einer Einnahme von mehreren Gramm Ascorbinsäure pro Tag raten. Zwar wird das bislang nur unzureichend durch wissenschaftliche Daten belegt, doch aufgrund empirischer Daten, vor allem gestützt auf die positiven Berichte vieler Sportler, können derart hohe Dosierungen vor allem für hart trainierende Athleten empfohlen werden: Die Sportler erfahren eine geringere Infektanfälligkeit, bessere Regeneration und eine schnellere Heilung von Verletzungen, wenn Vitamin C im Grammbereich eingenommen wird. Übliche Dosierungen, vor allem im Kraftsport, sind je 1g Vitamin C am morgen, vor und nach dem Training, sowie vor dem Zubettgehen. Die gleichzeitige Einnahme mit Bioflavonoiden (entweder durch Obst oder Nahrungsergänzungen) fördert die Vitamin C-Resorption.

Die Substanz ist auch in großen Mengen nicht toxisch, doch wird überschüssiges Vitamin C schnell wieder ausgeschieden; üblicherweise bereits nach 2-4 Stunden. Zudem wird mit steigender Dosis immer weniger resorbiert, so daß auch unter diesem Gesichtspunkt häufigere Gaben von kleinen Dosen Vitamin C, über den Tag verteilt, eher zu empfehlen sind als ein oder zwei größere. Dabei sollte Vitamin C jewuils mit viel Flüssigkeit, am besten mit einer Mahlzeit eingenommen werden, um unerwünschte Wirkungen auf den Magen-Darm-Trakt zu vermeiden. Mögliche Nebenwirkungen von Vitamin C sind Durchfälle, Magen-Irritationen und Hauterscheinungen, bei deren Auftreten die Dosis verringert werden sollte.

Beim Kauf von Vitamin C-Präparaten ist der Tabletten- oder Kapselform der Vorzug zu geben. Vitamin C oxidiert im Kontakt mit (Luft-)Sauerstoff; bei Lichteinfall und Temperaturen über 25 Grad wird es ebenfalls schnell wirkungslos. Die günstigen Ascorbinsäurepulver oxidieren – wegen der großen Oberfläche – erheblich schneller als Kapseln oder Tabletten, deshalb sind sie weniger zu empfehlen. Selbst die Tabletten färben sich (durch den Kontakt mit Luft und Licht beim Öffnen der Dose) nach einiger Zeit dunkel; diese Oxidation betrifft allerdings nur die äußere Schicht der Tablette; je dunkler diese wird, desto besser ist das Innere vor Licht geschützt. Trotzdem sollten Vitamin-C Präparate nicht auf der Fensterbank oder in der Nähe der Heizung aufbewahrt werden; ein weitgehend lichtdichter Schrank ist dafür besser geeignet.

1 Hemila H (1996) Vitamin C and common cold incidence: a review of studies with subjects under heavy physical stress. Int J Sports Med 17: 379–83
2 Liakakos D, Doulas NL, Ikkos D, Anoussakis C, Vlachos P, Jouramani G (1975) Inhibitory effect of ascorbic acid (vitamin C) on cortisol secretion following adrenal stimulation in children. Clin Chim Acta 15; 65: 251–5
3 Simon JA, Hudes ES (1998) Relation of serum ascorbic acid to serum lipids and lipoproteins in US adults. J Am Coll Nutr 17: 250–5

Vitamin B5 (Pantothensäure)

Pantothensäure (Vitamin B5) ist in der Natur weit verbreitet, worauf bereits ihr Name hindeutet (griech. panthos = überall). In Form von CoEnzym A, der biologisch aktiven Form, kommt es in Fleisch vor. Vollkornerzeugnisse und Gemüse enthalten ebenfalls relativ große Mengen Pantothensäure, Früchte und Milch hingegen kleinere Mengen. Dieses B-Vitamin ist am Kohlenhydrat- und Energiestoffwechsel beteiligt. Acetyl-CoEnzym A wirkt bei der Synthese von Cholesterin und Steroiden mit und trägt zur Oxidation von Fettsäuren bei. Echte Mangelerscheinungen an diesem Vitamin sind nicht bekannt. Der Tagesbedarf beträgt 10-15mg, bei Sportlern dürfte er etwas höher liegen.

novagenics Datenblatt **Vitamin B5**

Positive Effekte	fördert als CoEnzym die Energiegewinnung aus der Nahrung
Unbedenklichkeit	sicher in angegebener Dosierung
Biologische Verfügbarkeit	1. Wahl: Pantothensäure 2. Wahl: Salze der Pantothensäure (Pantothenate)
Optimale Dosierung	15-30mg pro Tag, mehrmals täglich zu den Mahlzeiten einnehmen
Nebenwirkungen	in angegebener Dosierung keine, Überschuß wird ausgeschieden; ab 10 Gramm pro Tag Durchfall und Wasserspeicherung möglich
Wechselwirkungen	schon kleine Dosen Pantothensäure neutralisieren die Wirkung von L-Dopa; Tabak behindert die Absorption von Pantothensäure
Besondere Hinweise	Hämophilie-Kranke (»Bluter«) sollten vor einer Nahrungsergänzung mit Pantothensäure ihren Arzt konsultieren

Vitamin H (Biotin)

Biotin kommt (in Verbindung mit Schwefel) in Milchprodukten, sowie in einigen Gemüsen und Früchten vor. Im Körper dient es als Vorstufe für verschiedene Enzyme; es ist auch an der Synthese von Fettsäuren beteiligt. Weiterhin wird Biotin für die Umwandlung von Succinat zu Fumarat und von Oxalsuccinat zu Ketoglutarat benötigt. In sehr geringen Mengen wird dieses Vitamin in Nieren, Leber und Gehirn gespeichert.

Die Empfehlungen für den Tagesbedarf eines Erwachsenen liegen zwischen 150-300 mcg. Eine Nahrungsergänzung mit Biotin ist für den Sportler nicht unbedingt erforderlich, da es auch im Darm synthetisiert werden kann; sie wäre ev. in Phasen hoher Trainingsbelastung zu empfehlen. Der Syntheseprozeß wird allerdings durch Avidin (eine Substanz, die in rohem Eiklar enthalten ist) gehemmt. Das Erhitzen von Eiklar zerstört Avidin und ermöglicht eine ungestörte Synthese von Biotin.

Vitamin B9 (Folsäure)

Folsäure (Vitamin B9) ist in relativ großen Mengen in Hefe, Leber und grünen Blattgemüsen enthalten. Auf letzteres ist auch ihr Name zurückzuführen (lat. folium = Blatt). Folsäure wird durch Säuren und Lichtein-

---

novagenics   Datenblatt Vitamin H

Positive Effekte	dient als Vorstufe zur Bildung einiger Enzyme und wird für die Synthese von Fettsäuren benötigt
Unbedenklichkeit	sicher in angegebener Dosierung
Biologische Verfügbarkeit	1. Wahl: Biotin
Optimale Dosierung	150-300mcg pro Tag, mehrmals täglich zu den Mahlzeiten einnehmen
Nebenwirkungen	keine bekannt
Wechselwirkungen	Avidin (enthalten in rohem Eiklar) hemmt die körpereigene Synthese von Biotin im Darm; Antibiotika und Sulfonamide töten die Darmbakterien ab, die Biotin synthetisieren
Besondere Hinweise	keine

fall rasch zerstört. So verlieren bei Raumtemperatur gelagerte Lebensmittel große Mengen ihres Gehalts an Folsäure; auch beim Kochen geht viel Folsäure verloren.

Verschiedene natürliche Folsäureabkömmlinge und reine Folsäure werden im Körper bei Anwesenheit von Vitamin C zu Folininsäure, der biologisch aktiven Form, umgewandelt. Folininsäure dient als Vorläufer mehrerer Enzyme. Eine Funktion von Folininsäure ist z.B. die Synthese und der Transfer von Methylgruppen, die dann ihrerseits die Gewinnung von Methionin und Cholin im Körper ermöglichen. Daneben spielt Folininsäure eine wichtige Rolle bei der Synthese von Nukleoproteinen und ist zusammen mit Vitamin B12 Schlüsselfaktor bei der Bildung der roten Blutkörperchen im Knochenmark. Eine weitere Funktion besteht in der Oxidation der Aminosäure Phenylalanin zu Tyrosin. In den letzten Jahren wurde Homocystein als wichtiger Risikofaktor für die Entstehung einer koronaren Herzkrankheit identifiziert. Dieser Abkömmling der Aminosäure Cystein wird im Körper mit Hilfe von Folsäure abgebaut; die Vitamine B6 und B12 unterstützen diesen Vorgang [1]. Aus diesem

novagenics	**Datenblatt Vitamin B9**
Positive Effekte	wirkt als CoEnzym mit bei der DNS-Synthese, sowie als Teil eines CoEnzyms bei der Synthese von Aminosäuren und Nucleoproteinen; unterstützt die Synthese von roten Blutkörperchen
Unbedenklichkeit	sicher in angegebener Dosierung
Biologische Verfügbarkeit	1. Wahl: Folsäure 2. Wahl: Folacin und Pteroylglutamate
Optimale Dosierung	400mcg pro Tag (zum Abbau von Homocystein bis zu mehreren Milligramm pro Tag), mehrmals täglich zu den Mahlzeiten einnehmen
Nebenwirkungen	andauernde, hohe Zufuhren können zur Bildung von Folacinkristallen in den Nieren führen; Dosierungen über 1500mcg können Magen-/Darmprobleme verursachen
Wechselwirkungen	orale Kontrazeptiva, Corticosteroide und Acetylsalicylsäure vermindern die Absorption von Folsäure; Epilepsie-Kranke müssen vor Einnahme von Folsäure ihren Arzt konsultieren
Besondere Hinweise	Folsäure sollte stets in Kombination mit Vit. B12 eingenommen werden; selbst dann können hohe Folsäurespiegel bestimmte Formen der Blutarmut kaschieren

Grund werden Risikopatienten zunehmend hohe Dosierungen der ungiftigen und nebenwirkungsfreien Folsäure zur Vorbeugung empfohlen.

Ein Mangel an Folsäure kann sich in einem erheblichen Leistungsabfall äußern. Da Folsäure sehr lichtempfindlich und hitze-instabil ist, dürfte die Zufuhr über die Nahrung bei den meisten Menschen unterhalb der empfohlenen 200-400mcg pro Tag liegen. Da bei Sportlern der Bedarf sehr wahrscheinlich erhöht ist, sollte darauf geachtet werden, täglich mindestens 400mcg Folsäure als Nahrungsergänzung zuzuführen. Gleiches gilt für Schwangere, die ebenfalls einen erhöhten Bedarf aufweisen. Ein Mangel führt zu einer höheren Rate von Neuralrohrdefekten beim Neugeborenen (der sog. offene Rücken); dieser lebensgefährlichen, aber durch ausreichende Folsäurezufuhr in der Schwangerschaft leicht vermeidbaren Behinderung, die in Deutschland immer noch zu häufig auftritt, wird z.B. in den USA vorgebeugt, indem bestimmte Lebensmittel mit Folsäure angereichert werden. So erklärt sich das dort – im Bezug auf die Geburtenrate – deutlich niedrigere Vorkommen von Neuralrohrdefekten.

Ein erhöhter Bedarf an Folsäure besteht auch bei Einnahme oraler Kontrazeptiva (der »Pille«), bei langdauernder Anwendung von Corticosteroiden, sowie bei regelmäßiger Zufuhr hoher Dosen von Acetylsalicylsäure (enthalten in Aspirin und vielen anderen Schmerzmitteln).

Auch aus gesundheitlicher Sicht ist eine ausreichende Versorgung mit diesem kritischen Nährstoff wünschenswert, wie die Studienergebnisse im Zusammenhang mit Herz-/Kreislauferkrankungen zeigen. Wer zu diesem Zweck hohe Folsäure-Dosierungen zuführt (zum verstärkten Abbau des gefäßschädigenden Homocysteins werden in den USA zunehmend Dosierungen von mehreren Tausend mcg täglich empfohlen), sollte auch Vitamin B12 in stärkerem Maße zuführen, um die Balance dieser beiden Vitamine nicht zu stören (eine hohe Folsäurezufuhr kann z.B. einen Mangel an Vitamin B12 kaschieren).

1 Pietrzik K, Bronstrup A (1997) The role of homocysteine, folate and other B-vitamins in the development of atherosclerosis. Arch Latinoam Nutr 47 (2 Suppl 1): 9–12

Multivitaminpräparate

Es macht wenig Sinn, alle bisher aufgeführten Vitamine einzeln zuzuführen, es sei denn, um einen bestehenden Mangel auszugleichen. Vorteilhafter ist die Einnahme eines guten Multivitaminpräparates, um eventuell vorhandene, kurzfristige Mängel auszugleichen und eine gleichmäßige Versorgung zu gewährleisten.

Ein gutes Multivitaminpräparat sollte so beschaffen sein, daß die wasserlöslichen Vitamine (B-Komplex mit Folsäure, Biotin und Pantothensäure, Vit.C) mehrmals täglich zu den Mahlzeiten eingenommen werden; die fettlöslichen können in Höhe der Tagesdosis einmal täglich, oder in kleineren Dosen zusammen mit den wasserlöslichen zugeführt werden.

In Deutschland sind in den letzten Jahren zunehmend mehr Multivitaminprärate auch mit Zusatz von Mineralstoffen und Spurenelementen erhältlich. Wegen des strengen deutschen Arzneimittelrechts, bei dem schon moderate Dosierungen einiger Wirkstoffe die Rezeptpflicht auslösen, schneiden diese im Vergleich mit ausländischen Produkten in der Regel aber nicht besonders gut ab. Im europäischen Ausland und in den USA können sehr viel bessere Präparate erworben werden, die mehr Substanzen, vernünftige Dosierungen und oft auch bessere Zusammenstellungen liefern. Solche Kombipräparate enthalten nicht selten 40 und mehr verschiedene Stoffe und bieten das wohl beste Preis-Leistungsverhältnis. Präparate mit zeitverzögerter Freigabe (Retardpräparate) und/oder sorgfältig abgestimmten Kombinationen (Vitamin E und Calcium behindern die Resorption von Eisen nicht; balanciertes Verhältnis von Zink zu Kupfer, Calcium zu Kalium etc.) sind am oberen Ende der Bewertungsskala einzuordnen. Vereinzelt sind diese (recht teuren) Produkte in Bodyshops oder Health Food Shops im Ausland zu erhalten, oder über deutsche Apotheken im Ausland zu bestellen. Im Anhang dieses Buches wird beschrieben, wie Nahrungsergänzungen und Medikamente nach Deutschland eingeführt werden können.

Es spielt keine Rolle, ob Sie sich für eine ausgewogene Zufuhr einzelner Vitamine entscheiden, für ein Multivitamin- oder ein Kombipräparat mit anderen Substanzen. Doch sollten Sie bei der Einnahme darauf achten, die Absorption von anderen Stoffen wie z.B. Mineralien und Spurenelementen nicht zu behindern. Wer Medikamente verschrieben bekommt, sollte unbedingt seinen Arzt über die Verwendung von Nahrungsergänzungen informieren; der muß dann prüfen, ob eventuell die Wirkung der Medikamente davon betroffen ist.

*

2. KAPITEL

MINERALIEN UND SPURENELEMENTE

Mineralstoffe und Spurenelemente erfüllen im Körper vielfältige Funktionen. Sie sind unabdingbar für die Muskelkontraktion, die Reizleitung in den Nervenfasern und die optimale Funktion des gesamten Stoffwechsels. Der Bedarf des Sportlers ist mit Sicherheit höher anzusetzen als der des Normalbürgers; Konopka bezeichnet ihn als »durchschnittlich verdreifacht«. [1]

Mineralstoffe sind Natrium (Na), Chlor (Cl), Kalium (K), Phosphor (P), Calcium (Ca) und Magnesium (Mg). Spurenelemente sind Zink (Zn), Eisen (Fe), Mangan (Mn), Kupfer (Cu), Jod (J), Selen (Se), Chrom (Cr) und Bor (B).

1 Konopka P (1985) Sporternährung. BLV Verlagsgesellschaft, München

Natrium
Als Verursacher von Bluthochdruck hat dieses essentielle Mineral einen schlechten Ruf. Viele Sportler ziehen daraus voreilige Konsequenzen und schränken ihren Verbrauch an Kochsalz (Natriumchlorid, NaCl) stark ein. Es ist wahr, daß Natrium (Na) als Bestandteil von Kochsalz, im Übermaß und über lange Zeit hinweg konsumiert, Bluthochdruck begünstigen kann. Neuere Forschungsergebnisse zeigen aber, daß nur etwa ein Viertel aller Menschen auf eine übermäßige Natrium-Zufuhr mit einer Erhöhung des Blutdrucks reagiert.

Überschüssiges Natrium bindet Flüssigkeit im Körper (8g Natrium bindet etwa 1 Liter Wasser). Da Natrium im Körper fast ausschließlich im extrazellulären Raum, also außerhalb der Zellen, konzentriert ist, führt eine übermäßige Zufuhr zu einem »glatten«, wenig definierten Aussehen, was für den Bodybuilder im Wettkampf einen Nachteil darstellt. Diese Problematik wird allerdings häufig übertrieben; der Natriumhaushalt im Körper wird durch das Hormon Aldosteron reguliert, das überschüssiges Natrium weitgehend ausscheidet; bei sehr geringer Zufuhr wird dagegen durch Aldosteron das Mineral im Körper zurückgehalten.

Der Normalbürger nimmt mit einer unausgewogenen Diät meistens zuviel Natrium auf. Bei sehr einseitiger Ernährung werden bis zu 30g Kochsalz pro Tag konsumiert, was einer Natriummenge von 12g entspricht. Der normale Bedarf eines Erwachsenen beträgt etwa 2-3g. Der Sportler hat wohl keinen höheren Natriumbedarf, sollte aber bei salzarmer Ernährung auf eine ausreichende Natriumzufuhr achten, vor allem wenn es zu größeren Schweißverlusten im Training kommt. Ein Liter Schweiß enthält, abhängig vom Trainingsstand (trainierte Personen scheiden mit dem Schweiß weniger Mineralien aus), 1-1,5g Natrium.

Natrium ist für die Reizleitung der Nervenfasern und damit für optimale körperliche Leistungsfähigkeit unverzichtbar. Zudem wird Glucose im Darm als Endprodukt der Kohlenhydratverdauung zusammen mit Natrium aufgenommen. Das gleiche gilt für Wasser, so daß eine ausrei-

novagenics Datenblatt **Natrium**

Positive Effekte	reguliert die Flüssigkeitsaufnahme im Körper, wichtig für Muskelkontraktion und Reizleitung der Nervenfasern
Unbedenklichkeit	sicher in angegebener Dosierung
Biologische Verfügbarkeit	1. Wahl: Speisesalz
Optimale Dosierung	3-4g pro Tag über die Nahrung, bei hohen Schweißverlusten auch mehr
Nebenwirkungen	in angegebener Dosierung keine, Überschuß wird ausgeschieden, bei sehr hohen Dosen (10-15g täglich) Begünstigung von Bluthochdruck und Wasserretention möglich
Wechselwirkungen	keine bekannt
Besondere Hinweise	Natrium-Kalium Verhältnis von 1:1 beachten; bei Bluthochdruck Natriumzufuhr einschränken

chende Natrium-Zufuhr die Kohlenhydrat- und Wasserresorption begünstigt. Außerdem wird vermutet, daß Creatin ebenfalls natrium-abhängig von der Muskulatur aufgenommen wird, so daß dem Sportler auch unter diesem Aspekt eine ausreichende Versorgung mit Natrium empfohlen werden kann.

Eine natriumarme, d.h. kochsalzarme Ernährung kann bei Sportlern zu einem Mangel führen. Wenn Erbrechen oder Durchfälle hinzukommen, ist die Gefahr eines Natrium-Mangels erhöht. Allerdings ist Natrium in sehr vielen Lebensmitteln enthalten, so daß auch der ernährungsbewußte Athlet eine nicht unbeträchtliche Menge mit Brot, Milch und Eiern aufnimmt. Wurst, Käse und Lebensmittel in Dosen oder Gläsern enthalten z.T. erhebliche Mengen von Natriumchlorid als Konservierungsmittel und sollten deshalb gemieden werden.

Als Alternative zum gewöhnlichen Speisesalz empfiehlt sich Jodsalz, das im Handel erhältlich ist. Zum einen kann beim moderaten Würzen von Speisen mit Jodsalz einem Mangel an Natrium vorgebeugt werden, anderseits wird der Ernährung Jod hinzugefügt, das als Spurenelement ebenfalls eine nicht zu unterschätzende Rolle im Organismus spielt und hier bei einem Großteil der Bevölkerung zumindest ein leichter Mangel vorliegt. Eine andere Alternative zum Kochsalz stellt Kaliumsalz dar, das die chemische Formel KCl trägt und in vielen Reformhäusern erhältlich ist. Es besteht aus Kaliumchlorid statt Natriumchlorid, so daß bei Verwendung dieses Salzes kein Natrium zugeführt wird. Allerdings sollte es nicht übermäßig verwendet werden, da sonst eventuell ein Kaliumüberschuß im Körper auftritt. Natrium und Kalium sollten stets in einem Verhältnis von 1:1 aufgenommen werden.

Kalium

Kalium (K) ist ein Mineralstoff, dem viele Sportler nicht genug Aufmerksamkeit schenken. Die Resorption und Balance von Kalium im Körper ist eng mit der des Natriums verbunden. Der tägliche Bedarf an Kalium beträgt beim normalen Menschen 2 bis 3g. Der Mehrbedarf des Sportlers wird von Colgan auf 750mg pro Tag beziffert. [1]

Kalium ist im Körper überwiegend intrazellulär, also in den Zellen konzentriert; es ist der Gegenspieler des Natriums, das vornehmlich extrazellulär (außerhalb der Zellen) zu finden ist. Kalium ist zusammen mit Natrium für die Reizleitung in den Nervenfasern (sog. Natrium/Kalium-

Pumpe) und allein für die Bildung des Enzyms Pyruvatkinase im Energiestoffwechsel essentiell. Bei der Einlagerung von Glycogen in die Muskelzelle wird pro Gramm Glycogen 19,5mg Kalium verbraucht. Bei einer Glycogenmenge von 400 bis 750g, die trainierte Sportler in Leber und Muskeln speichern können, sind das rund 8-15g Kalium. [2]

Selbst wenn der Sportler weniger Mineralstoffe im Schweiß ausscheidet als der Normalbürger, trifft dies nicht für Kalium und Magnesium zu. Ein Kaliummangel ist deshalb unter Sportlern weit verbreitet. Erschöpfung, Kopfschmerzen und Muskelkrämpfe oder –schwäche, sowie Verstopfung und Leistungsabfall können Anzeichen für einen Mangel sein. Gute Kalium-Quellen sind Pilze, Trockenfrüchte, Kakaopulver, Gemüse und Kartoffeln. Eine Vergiftung ist bei Zufuhr aus natürlichen Quellen nicht zu befürchten, da gesunde Nieren den Überschuß spielend eliminieren.

Bei einem nachgewiesenen Kaliummangel empfiehlt sich die Einnah-

novagenics	**Datenblatt Kalium**
Positive Effekte	wichtiges Elektrolyt, Gegenspieler des Natriums; Bestandteil des Enzyms Pyruvatkinase
Unbedenklichkeit	sicher in angegebener Dosierung
Biologische Verfügbarkeit	1. Wahl: Kalium gebunden an Aminosäuren (Chelate) 2. Wahl: Kaliumsalze (-citrat, -chlorid)
Optimale Dosierung	Minimum 3-4g pro Tag, Supplements mit den Mahlzeiten einnehmen
Nebenwirkungen	ein gesunder Organismus scheidet Überschüsse aus, bei hohen Dosierungen besteht die Gefahr von Herzrhythmusstörungen, Lähmungserscheinungen an Armen und Beinen, Blutdruckabfall, Muskelkrämpfen, Herzstillstand und Koma
Wechselwirkungen	Vorsicht bei Einnahme von Diuretika, die die Kalium-Ausscheidung vermindern, wie z.B. Spironolacton; Cortison vermindert die Kaliumwirkung; Kalium kann die B12-Aufnahme behindern; blutdrucksenkende Medikamente (ACE-Hemmer) erhöhen den Kalium-Spiegel im Blut, deshalb keine Kalium-Supplements zuführen, wenn ACE-Hemmer eingenommen werden
Besondere Hinweise	Kalium-Natrium Verhältnis von 1:1 beachten; bei Nierenerkrankungen sind Kaliumsupplements nicht angebracht

me eines Kalium-Präparates bzw. die Verwendung von Kaliumsalz (siehe hierzu unter Natrium). Dabei sollten Kalium-Supplements als Brausetablette zu den Mahlzeiten und mit viel Flüssigkeit eingenommen werden, um Irritationen des Magens zu vermeiden.

Bei der fahrlässigen, oftmals viel zu hoch dosierten Anwendung von Kalium-Präparaten, wie sie häufig von Bodybuildern am Tag vor einem Wettkampf praktiziert wird, kann es zu einer gefährlichen Überversorgung mit diesem Mineral kommen. Mögliche Folgen sind Muskelkrämpfe und -lähmungen sowie EKG-Veränderungen bis hin zum Herzstillstand.

1 Colgan M (1989) Das große K, Sportrevue Nr. 7/89
2 Konopka P (1985) Sporternährung. BLV Verlagsgesellschaft, München

Calcium

Calcium (Ca) ist im Körper zu 99% als Bestandteil von Knochen und Zähnen vorhanden. Doch auch das verbleibende eine Prozent spielt eine nicht zu unterschätzende Rolle: Es ist beteiligt an der Umwandlung von Prothrombin zu Thrombin; es erhöht die Durchlässigkeit der Zellmembranen, aktiviert eine Reihe von Enzymsystemen (darunter Lipase und Adenosin-Triphosphatase) und ist für die Muskelkontraktion unerläßlich. Der tägliche Bedarf beträgt beim Normalbürger 700-1200mg, der Bedarf des Sportlers ist mit Sicherheit erhöht. Genaue Zahlen sind allerdings nicht verfügbar.

Der Calciumstoffwechsel ist eng mit dem des Magnesiums verknüpft. Ein Mangel an Calcium kann vergleichsweise rasch eintreten, da dieses Mineral ständig aus den Knochen mobilisiert wird, um Defizite im Körper auszugleichen. Unter Stress und bei Mangelernährung ist diese Mobilisierungsrate erhöht. Allerdings ist ein Mangel im Blut nur in schweren Fällen feststellbar, da der Körper den Blutcalcium-Spiegel durch die Freisetzung des Minerals aus den Knochen ausgleicht.

Vitamin D und eine proteinreiche Ernährung verbessern die Absorption von Calcium, ebenso wie Lactose (Milchzucker) und Glucose. Oxalsäure (kommt in großer Menge in Spinat, Kakao und Rhabarber vor), Phytinsäure (in einigen Bohnenarten), fettreiche Mahlzeiten und ein Überschuß an Phosphat (etwa in Wurstprodukten) behindern dagegen die Aufnahme von Calcium. Die besten Quellen für Calcium sind Milchprodukte, Vollkornerzeugnisse, Nüsse und Gemüse. Grünkohl enthält etwa doppelt so viel Calcium wie Milch. Sesamsamen enthalten ebenfalls reichlich Calcium. Die höchsten Absorptionsraten findet man jedoch bei Milch und Milchprodukten, so daß diese als wichtigste Lieferanten gelten. Wer solche Lebensmittel täglich verzehrt, braucht sich um seine Calcium-Versorgung nicht sorgen. Gerade die Kraftsportler führen in der Regel ausreichende Mengen von diesem Mineral zu, allein durch die Verwendung von Proteinpulvern. Diese enthalten, wenn sie auf Milcheiweiß- oder Lactalbuminbasis hergestellt wurden, reichlich Calcium.

In Nahrungsergänzungsmitteln werden verschiedene Calciumsalze angeboten, wie Calciumgluconat, -lactat oder -sulfat. Alle diese Formen werden gut resorbiert, doch Calcium in Form von Calciumcarbonat wird kaum vom Körper aufgenommen. Bei einer Nahrungsergänzung mit Calcium muß bedacht werden, daß der Magnesium-Bedarf ebenfalls ansteigt. Idealerweise sollte das Verhältnis von Magnesium zu Calcium in der Nahrung 3:4 betragen. Dabei gilt es aber zu beachten, daß Calcium

novagenics Datenblatt Calcium

Positive Effekte	Calcium sorgt für eine normale Funktion von Herz, Nieren und Blutgerinnung, sowie für die Mineralisierung der Knochen und Zähne
Unbedenklichkeit	sicher in angegebener Dosierung
Biologische Verfügbarkeit	1. Wahl: Calcium, gebunden an Aminosäuren (Chelat) 2. Wahl: Calciumgluconat, -lactat und -citrat 3. Wahl: Calciumcarbonat
Optimale Dosierung	1200 mg pro Tag (eher mehr), Supplements zu den Mahlzeiten nehmen
Nebenwirkungen	in hohen Dosen über längere Zeit: Durst, Herzrhythmusstörungen, Depressionen, Knochen- und Muskelschmerzen, Übelkeit, Erbechen
Wechselwirkungen	Alkohol, Tabak, Tee und Kaffee, Corticosteroide und Antacida auf Aluminiumbasis behindern die Absorption von Calcium, ebenso die gleichzeitige Einnahme mit Eisen-Supplements; Vit. D und Östrogene verstärken die Aufnahme von Calcium; Calcium behindert die Absorption von Tetracyclinen
Besondere Hinweise	Calcium-Phosphor Verhältnis von 1:1, Calcium-Magnesium Verhältnis von 4:3 beachten; Calciumzufuhr bei Neigung zu Nierensteinen einschränken

die Resorption von Magnesium und Zink behindert, so daß diese Supplements in mindestens ein- bis zweistündigem Abstand von Calciumprodukten (auch von Proteindrinks) eingenommen werden sollten.

Phosphor

Phosphor (P) hat von allen Mineralien die wohl meisten Funktionen im Körper zu erfüllen. Es ist wichtig für die Neubildung von RNS und DNS (Ribonukleinsäure und Desoxyribonukleinsäure; beides Träger der Erbinformation in jeder Zelle) und für den Knochenaufbau. Es ist im Fett- und Energiestoffwechsel unverzichtbar und spielt eine wichtige Rolle im Säure-/Basenhaushalt.

Phosphorverbindungen sind in jeder Zelle an der Speicherung und Freisetzung von Energie, z.B. der Umwandlung von Adenosintriphosphat (ATP) in Adenosindiphosphat (ADP) und umgekehrt, sowie an der Funktion vieler Enzymsysteme beteiligt. Phosphate als Nahrungsergänzungsmittel bewirken einen verstärkten interzellulären Stoffwechsel und eine Intensivierung der chemischen Reaktionen, die Energie erzeugen. [3] Deshalb erweist sich die Nahrungsergänzung mit Phosphat-Präparaten bei einer kalorienreduzierten Diät als vorteilhaft. So wird einem Ab-

novagenics	Datenblatt **Phosphor**
Positive Effekte	beteiligt an der Synthese von DNS, am Knochenaufbau und im Energiestoffwechsel (ATP/ADP-Kreislauf), erhöht Umwandlungsrate des Schilddrüsenhormons T4 in T3
Unbedenklichkeit	sicher in angegebener Dosierung
Biologische Verfügbarkeit	1. Wahl: Phosphorsalze (z.B. Natriumphosphat) 2. Wahl: Lecithin
Optimale Dosierung	2000-4000mg pro Tag, Supplements zu den Mahlzeiten einnehmen
Nebenwirkungen	in angegebener Dosierung keine
Wechselwirkungen	hohe Dosierungen behindern den Calcium- und Magnesiumstoffwechsel
Besondere Hinweise	Phosphor-Calcium Verhältnis von 1:1 beachten

fall des Schilddrüsenhormons T3 entgegengewirkt und eine höhere Stoffwechselrate mit besserem Fettabbau erzielt. [1]

Auch für Ausdauersportler könnte sich eine verstärkte Zufuhr von Phosphaten lohnen. Ein Review-Artikel [2], der die diesbezüglichen Studien untersuchte, kommt zu dem Schluß, daß es durchaus Hinweise dafür gibt, daß Phosphate die maximale Sauerstoffaufnahme verbessern und so die bei Ausdauerleistungen einsetzende Ermüdung hinauszögern. Auch wenn die ursächlichen Mechanismen noch nicht eindeutig geklärt sind, kann dem Ausdauersportler ein Versuch mit Phosphaten empfohlen werden. Dazu werden in den letzten 3-4 Tagen vor einem Wettkampf 4 mal täglich 1g Natriumphosphat eingenommen, die letzte Zufuhr sollte 2-3 Stunden vor dem Wettkampf erfolgen. Allerdings sollten die Effekte zunächst im Training ausprobiert werden, um eventuelle Unverträglichkeitsreaktionen abschätzen zu können.

Phosphor ist in vielen Lebensmitteln enthalten, so daß ein Mangel äußerst selten auftritt. Neben Milch, Fleisch, Fisch und Wurstwaren enthalten besonders Lecithine, die zu den Phosphatiden zählen, reichlich von diesem Mineral. Sie kommen in Eidotter, Hefe und Vollkornprodukten vor. Im Leistungssport wird Lecithin schon lange als Nahrungsergänzungsmittel genutzt. Phosphor aus Lebensmitteln wird bis zu 70% vom Körper resorbiert. Der normale Bedarf beträgt 700-1200mg pro Tag, beim Sportler dürfte er leicht erhöht sein. Die Aufnahme unterliegt den gleichen Gesetzmäßigkeiten wie die des Calciums.

In Deutschland sind Phosphatsalze als Nahrungsergänzung nicht erhältlich, entsprechende Präparate können höchstens über das Internet oder eine Apotheke im Ausland bestellt werden. Phosphate müßten eigentlich hierzulande als Lebensmittel angesehen werden, was eine problemlose Einfuhr ermöglichen sollte. Wer aber ganz sicher gehen will, seine Bestellung durch den Zoll zu bekommen, dem ist zu raten, mit Rezept über eine Apotheke bestellen.

Bei der Nahrungsergänzung mit Phosphaten muß, ebenso wie bei der Ernährung mit phosphatreichen Lebensmitteln, darauf geachtet werden, daß das Verhältnis von Phosphor zu Calcium etwa 1:1 beträgt. Ein Überschuß von Phosphor in der Nahrung behindert den Calcium- und Magnesiumstoffwechsel.

1 Nazar K, Kaciuba-Uscilko H, Szczepanik J, Zemba AW, Kruk B, Chwalbinska-Moneta J, Titow-Stupnicka E, Bicz B, Krotkiewski M (1996) Phosphate

supplementation prevents a decrease of triiodothyronine and increases resting metabolic rate during low energy diet. J Physiol Pharmacol 47: 373–83
2 Tremblay MS, Galloway SD, Sexsmith JR (1994) Ergogenic effects of phosphate loading: physiological fact or methodological fiction? Can J Appl Physiol 19: 1–11
3 Afar J (1985) Besonderheiten in der Ernährung von Spitzensportlern. Ernährung, körperliche Leistungsfähigkeit und Gesundheit. Barth-Verlag, Leipzig

Chlor

In Form von Clorid ist Chlor (Cl) für die Aufrechterhaltung des osmotischen Drucks, d.h. des Flüssigkeitsdrucks außerhalb der Zellen im Organismus zuständig. Chlorid ist zusätzlich Bestandteil der Magensäure. Gute Quellen für Chlorid sind kochsalzreiche Nahrungsmittel. Der tägliche Bedarf liegt bei 3-5g; für den Sportler ergibt sich kein Mehrbedarf. Ein Mangel an Clorid ist sehr selten; nur im Falle bestimmter Krankheiten, bei denen der Patient andauernd erbricht, sind Unterversorgungen mit diesem Mineral bekannt geworden.

Magnesium

Obwohl bekannt ist, daß ein die körperliche Leistungsfähigkeit stark beeinträchtigender Mangel an diesem Mineral recht häufig vorkommt, nehmen zahlreiche Athleten immer noch zuwenig Magnesium (Mg) auf.

novagenics	**Datenblatt Chlor**
Positive Effekte	Bestandteil der Magensäure; reguliert in Verbindung mit Natrium, Kalium und Kohlendioxid den Säure-/Basenhaushalt des Körpers
Unbedenklichkeit	sicher in angegebener Dosierung
Biologische Verfügbarkeit	Kochsalz (NaCl) ist eine gute Quelle für Chlorid
Optimale Dosierung	3 bis 5g pro Tag, über die Nahrung
Nebenwirkungen	in angegebener Dosierung keine
Wechselwirkungen	keine bekannt
Besondere Hinweise	Mangel bei ausreichendem Kochsalzanteil in der Nahrung unwahrscheinlich

Dabei hat sich bei Untersuchungen an Leistungssportlern herausgestellt, daß nur ein ausreichender Magnesiumvorrat im Körper ein effektives Training ermöglicht. [3]

Magnesium ist für alle lebenden Zellen essentiell. Es fungiert bei mehr als 300 Enzymen im Organismus als Katalysator, unter anderem im ATP/ADP-Kreislauf. Daneben ist es an der Weiterleitung von Nervenimpulsen und am Knochenaufbau beteiligt und wirkt an der Proteinsynthese in der Muskulatur ebenso mit, wie bei der Bildung von Kreatinphosphat. Auch für die Muskelkontraktion und die Glykolyse, dem Abbau von Kohlenhydraten, wird Magnesium benötigt. Eine ungenügende Aufnahme von Magnesium wird vom Körper nicht vorübergehend ausgeglichen, wie es etwa beim Calcium der Fall ist. Einmal in die Knochen eingebautes Magnesium kann nur in sehr kleinen Mengen wieder mobilisiert werden. Ein Mangel an Magnesium führt zu Störungen der Nervenerregbarkeit und der Muskelkontraktion, was sich in Muskelzuckungen und -krämpfen äußert. Außerdem kann es zu Ermüdung, Nachlassen der Konzentrationsfähigkeit und Gereiztheit kommen.

novagenics Datenblatt **Magnesium**

Positive Effekte	aktiviert viele wichtige Enzyme, beeinflußt den Stoffwechsel von Proteinen und Nukleinsäuren, ist am Transport von Natrium und Kalium durch die Zellmembranen beteiligt
Unbedenklichkeit	sicher in angegebener Dosierung
Biologische Verfügbarkeit	1. Wahl: Magnesium gebunden an Aminosäuren (Chelate, z.B. Magnesiumhydrogenaspartat) 2. Wahl: Magnesiumgluconat und -oxid 3. Wahl: Magnesiumcarbonat
Optimale Dosierung	500-800mg pro Tag, Supplements zwischen den Mahlzeiten einnehmen
Nebenwirkungen	bei andauernder Überdosierung: schwere Übelkeit und Erbrechen, extrem niedriger Blutdruck, extreme Muskelschwäche, Atembeschwerden, Herzrhythmusstörungen
Wechselwirkungen	die Vitamine A, E und K reduzieren die Aufnahme von Magnesium; Vitamin D begünstigt die Absorption von Magnesium; Magnesium reduziert die Aufnahme des Fungizids Ketoconazol und von Tetracyclinen
Besondere Hinweise	Magnesium-Calcium Verhältnis von 3:4 beachten

Gegenüber dem Normalbürger hat der Sportler mit Sicherheit einen erhöhten Magnesium-Bedarf. Bedenkt man zudem, daß ein Magnesium-Mangel in der Bevölkerung ziemlich verbreitet ist, wird deutlich, daß gerade Leistungssportler von einer Nahrungsergänzung mit Magnesium profitieren können. Die Wahrscheinlichkeit für einen Mangel wird beim Sportler durch Magnesiumverluste über den Schweiß noch erhöht.

Entsprechend konnte in zwei Studien gezeigt werden, daß sich eine Magnesium-Zufuhr sowohl bei untrainierten, als auch bei trainierten Personen positiv auswirkt. So kam es bei Untrainierten durch die Einnahme von 8mg Magnesiumoxid pro Kilo Körpergewicht zu einem signifikant größeren Kraftzuwachs [2]. Die Gabe eines Kombinations-Präparats mit Magnesium, Zink und Vitamin B6 führte bei Footballspielern neben einer Erhöhung des Testosteronspiegels um 30% zu einem signifikant größeren Kraftzuwachs gegenüber der Placebogruppe [1]. Vermutlich sind diese Ergebnisse über eine durch Magnesium gesteigerte Proteinsynthese bedingt, entweder durch das Mineral selbst oder indirekt über eine Erhöhung des Testosteronspiegels. Es muß jedoch betont werden, daß eine spürbare Wirkung bei der Nahrungsergänzung mit Magnesium nur zu erwarten ist, wenn ein Mangel vorliegt.

Gute Quellen für Magnesium sind Vollkornprodukte, Äpfel und Bananen, Sojabohnen, Nüsse und einige Gemüsesorten. Der Bedarf des Normalbürgers beträgt etwa 220-300mg; der des Sportlers dürfte bei 500-800mg pro Tag liegen, abhängig von Körpergewicht und Trainingsintensität. Die Nahrungsergänzung mit Magnesium in vernünftigen Dosen ist sicherlich sinnvoll, solange beachtet wird, daß das Verhältnis von Magnesium zu Calcium 3:4 betragen muß. Eine dafür empfehlenswerte Magnesium-Dosis liegt bei täglich 5mg pro Kilo Körpergewicht, also 400mg eines Magnesium-Präparats für einen 80 Kilo schweren Athleten.

Dabei ist zu beachten, daß die verschiedenen Magnesiumverbindungen vom Körper unterschiedlich gut resorbiert werden. Das als Brausetablette erhältliche Magnesiumoxid wird, ebenso wie Magnesiumcarbonat, vom Körper nur schlecht aufgenommen; deutlich besser werden sog. Chelate, z.B. Magnesiumhydrogenaspartat resorbiert, bei dem das Mineral an Aminosäuren gebunden ist. Eine gleichzeitige Einnahme mit Calcium oder Milchprodukten behindert die Magnesium-Aufnahme im Körper; Vitamin B6 dagegen verbessert die Resorption. Daher sollte Magnesium am besten zwischen den Mahlzeiten, eventuell zusammen mit einem Vitamin B6-Präparat eingenommen werden (z.B. 400mg

Magnesium mit 10mg Vitamin B6).

1 Brilla LR, Conte V (1999) Effects of zinc-magnesium (ZMA) supplementation on muscle attributes of football players. Med Sci Sports Exerc 31(5 Supp): S123
2 Brilla LR, Haley TF (1992) Effect of magnesium supplementation on strength training 3 Rayssiguier Y, Guezennec CY, Durlach J (1990) New experimental and clinical data on the relationship between magnesium and sport.
Magnes Res 3: 93–102
3 (OV, 1988) Spurenelemente für körperliche Höchstleistungen. Die Neue Ärztliche, 6.12.88

Eisen

Eisen (Fe) wird im Körper hauptsächlich zur Bildung des roten Blutfarbstoffs Hämoglobin und des roten Muskelfarbstoffs Myoglobin benötigt, die beide Sauerstoff von der Lunge zu den Muskeln transportieren. Eisen wird auch zur Bildung einiger eisenhaltiger Enzyme und als CoFaktor für andere Enzyme gebraucht. Für die Blutbildung im Knochenmark ist Eisen ebenfalls essentiell; Kupfer wird bei diesem Prozeß als Katalysator benötigt.

Da der ungehinderte Sauerstofftransport innerhalb des Körpers und die Funktion eisenhaltiger Enzymsysteme im Energiestoffwechsel wichtige Voraussetzungen für die körperliche Höchstleistung darstellen, ist Eisen für den Sportler ein wichtiges Spurenelement. Eine unzureichende Versorgung führt zu einem merklichen Leistungsabfall. Dabei sind Mängel an Eisen nicht selten, besonders weibliche Athleten sind hier gefährdet. Beim Mann beträgt die durchschnittliche Eisenreserve im Körper etwa 1000mg, bei einer menstruierenden Frau dagegen nur 200-400mg. Der normale Eisen-Bedarf beträgt 1,5 bis 2mg täglich. Der Eisen-Bedarf des Sportlers ist aber bis zum Doppelten des Normalen erhöht.

Eisen aus pflanzlichen Nahrungsmitteln wird nur zu 2 bis 10% absorbiert. Phytinsäure, die in vielen Getreidearten vorkommt, behindert die Eisen-Aufnahme ebenso wie schwarzer Tee wegen seiner Gerbstoffe. Eisen aus tierischen Nahrungsmitteln wird erheblich besser genutzt, etwa zu 10 bis 30%. Diebschlag geht wegen der schlechten Resorbierbarkeit von Eisen aus der Nahrung davon aus, daß die tägliche Zufuhr mindestens das Zehnfache betragen muß. [1] Das würde einer täglichen Zufuhr von 30-40mg über die Nahrung entsprechen. Gute Quellen für Eisen sind grüne Erbsen, Käse, Eier, Leber, Fisch und Fleisch, doch um die empfohlene Eisenmenge zu erreichen, müßten enorme Mengen davon verzehrt werden.

Die Absorption von Eisen im Darm kann aber durch die Zusammenstellung der Mahlzeiten beeinflußt werden. Die maximale Eisenaufnahme aus der Nahrung kann zum einen durch die Kombination von tierischen und pflanzlichen Produkten gesteigert werden (warum, ist unklar; vermutlich verbessern Aminosäuren die Löslichkeit des Eisens), oder durch die Anwesenheit von Vitamin C. So steigert die Kombination von einem Fleischgericht mit einem Glas Orangensaft die Eisen-Aufnahme aus dem Fleisch beträchtlich. Von einer Nahrungsergänzung mit Eisen-Präparaten sollte dagegen abgesehen werden; diese sollten nur bei einem nachgewiesenen Mangel und nach Anweisung eines Arztes eingenommen werden. Eine erhöhte Eisenaufnahme kann nämlich zur Entwicklung einer Herz-/Kreislauf-Erkrankung, bis hin zu Arterosklerose und Herzinfarkt beitragen, so die vorläufigen Ergebnisse einer finni-

novagenics	**Datenblatt Eisen**
Positive Effekte	Bestandteil von Hämoglobin, Myoglobin; CoFaktor bei der Bildung von wichtigen Enzymen
Unbedenklichkeit	sicher in angegebener Dosierung
Biologische Verfügbarkeit	1. Wahl: Eisengluconat, Eisensulfat
Optimale Dosierung	30 bis 40 mg pro Tag über die Nahrung, Supplements nur einnehmen, wenn vom Arzt verordnet
Nebenwirkungen	bei Überdosierung Schwäche, Blaufärbung von Lippen, Händen und Nägeln, Verdauungsbeschwerden, Durchfall, Verstopfung, Verfärbung des Stuhls dunkelbraun oder schwarz, Koma möglich – in diesen Fällen Dosis reduzieren;
Wechselwirkungen	Antacida, Vit. E, Zink in hohen Dosen, Kaffee, Tee und Milch behindern die Eisenaufnahme; Vit. C fördert die Aufnahme von Eisen; Eisen reduziert die Aufnahme von Tetracyclinen und von synthetischen Schilddrüsenhormonen, Eisen-Präparate deshalb jeweils im Abstand von einigen Stunden einnehmen; langdauernde Zufuhr von Acetylsalicylsäure kann durch Magenblutungen zu Eisenverlusten führen
Besondere Hinweise	bessere Eisen-Aufnahme mit Vit. C; Calcium hemmt Eisen-Aufnahme

schen Langzeitstudie. [2] Personen mit Eisenverwertungs- oder speicherstörungen sollten vor einer Nahrungsergänzung mit Eisenpräparaten ebenfalls erst ihren Hausarzt zu Rate ziehen.

Die eingeschränkte Absorption des Eisens aus der Nahrung verhindert recht effektiv zu hohe Eisenspiegel im Körper. Obwohl auch Eisenüberschüsse resorbiert werden können, ist eine extrem hohe Eisenzufuhr über lange Zeit notwendig, bevor toxische Reaktionen auftreten.

1 Diebschlag W (1985) Die optimale Ernährung für Sportler. Leistungssport 1/85
2 Findlay S, Podolsky D, Silberner J (1992) Iron And Your Heart. U.S. News & World Report 21.9.92

Zink

Im Körper ist Zink (Zn) ein Bestandteil von vielen Enzymen, darunter Carboxypeptidase, die für die Spaltung von Proteinen im Verdauungstrakt verantwortlich ist und Lactatdehydrogenase, die an der anaeroben Verstoffwechslung von Glucose beteiligt ist. Ein Mangel an Zink kann sich aber nicht nur auf die Eiweißverdauung und den Energiestoffwechsel auswirken; Zink ist auch für die ordnungsgemäße Funktion der Keimdrüsen und damit für die Produktion von Testosteron unabdingbar. So ist z.B. der Wachstumshormon/Insulin-Kreislauf bei einem Zinkmangel empfindlich gestört; der Sportler mit seinem höheren Zinkbedarf ist davon besonders betroffen. Dies bestätigen die Ergebnisse einer Studie von Brilla und Conte [1], die bei Footballspielern einen signifikant höheren Kraftzuwachs sowie eine Erhöhung des Testosteronspiegels um bis zu 30% nachweisen konnten, wenn sie täglich 30mg Zink als Nahrungsergänzung erhielten. Gleichzeitig blieb der Spiegel des ebenfalls anabol wirksamen IGF-1 bei der Einnahme von Zink konstant, während er bei der Placebogruppe um mehr als 20% abfiel.

Die bei Kraftsportlern oft beobachteten »Dehnungs«-Streifen (Striae Distensae, Frauen als »Schwangerschaftsstreifen« bekannt) lassen auf einen Zinkmangel schließen. [4] Vorhandene Hautveränderungen sind nicht reversibel und müssen hingenommen werden, der Bildung von neuen kann aber durch eine ausreichende Zufuhr von Zink entgegengewirkt werden. Weitere Symptome eines Zinkmangels können eine verzögerte Wundheilung, sowie eine erhöhte Infektanfälligkeit sein. So gibt es Hinweise darauf, daß die Nahrungsergänzung mit Zink den Immunstatus bei einer Erkältung verbessern kann [3].

Gute Quellen für Zink sind Vollkornprodukte, Haferflocken, Weizenkeime und Datteln. Auch Milch, Nüsse und Gemüse enthalten kleinere Mengen von diesem Spurenelement. Die Absorptionsrate von Zink aus der Nahrung beträgt bis zu 50%; größere Mengen Fett sowie Phytinsäure (in Getreide und Bohnen) behindern die Absorption. Ebenso hemmt Calcium die Zink-Aufnahme.

Der normale Bedarf an Zink beträgt 10-20mg pro Tag und wird über die Nahrung in der Regel gedeckt. Beim Sportler dürfte er bei 30-40mg pro Tag liegen. So hält Konopka Defizite beim Sportler für sehr wahrscheinlich [5] und liegt damit auf einer Linie mit vielen seiner amerikanischen Kollegen [2]. Die tägliche Einnahme eines gut resorbierbaren Zink-Präparats (entsprechend 20-30mg Zink) stellt deshalb eine gute Versicherung dar. Die größte Bioverfügbarkeit weisen Chelate, z.B. Zink-Mono-

novagenics Datenblatt **Zink**

Positive Effekte	Bestandteil vieler wichtiger Enzyme, wirkt als Antioxidans, fördert Testosteronstoffwechsel, beschleunigt Wundheilung und Zellwachstum, stärkt das Immunsystem
Unbedenklichkeit	sicher in angegebener Dosierung
Biologische Verfügbarkeit	1. Wahl: Zink gebunden an Aminosäuren (Chelate wie Zinkmonomethionin oder Zinkhydrogenaspartat 2. Wahl: Zinkorotat 3. Wahl: Zinkgluconat, und -citrat
Optimale Dosierung	20-30mg pro Tag, Supplements mit den Mahlzeiten einnehmen
Nebenwirkungen	bei Zufuhren von mehr als 50mg pro Tag über einen längeren Zeitraum erhöhte Anfälligkeit für Infekte und Verschlechterung der Blutfettwerte möglich; bei Dosierungen von 150mg über einen längeren Zeitraum Durchfall, Erbrechen und Koliken möglich, ebenso wie eine Abnahme des HDL-Cholesterins
Wechselwirkungen	Zink behindert die Aufnahme von Calcium, Kupfer, Eisen und Tetracyclinen; Zink fördert die Aufnahme von Vit. A; orale Kontrazeptiva verringern den Zinkspiegel im Blut
Besondere Hinweise	Zink-Kupfer Verhältnis von 10:1 beachten; Kaffee behindert die Absorption von Zink; schon geringe Mengen Alkohol erhöhen die Ausscheidungsrate von Zink, sowie die Fähigkeit, auf Zink basierende Enzyme zu bilden

methionin auf, Zinkorotat, -gluconat und -citrat werden ebenfalls gut aufgenommen. Für eine optimale Resorption sollten Zink-Präparate zwischen den Mahlzeiten eingenommen werden.

Eine zu hohe Zinkeinnahme (mehr als 50mg pro Tag über einen längeren Zeitraum) kann zu einer erhöhten Infektanfälligkeit und einer Verschlechterung der Blutfettwerte führen. Zudem muß bei einer Nahrungsergänzung mit Zink bedacht werden, daß es bei der Absorption mit Kupfer konkurriert. Bei der Einnahme eines Zink-Supplements sollte daher auch mehr Kupfer zugeführt werden. Das Verhältnis von Zink zu Kupfer sollte insgesamt ungefähr 10:1 betragen, also bei 20-30mg Zink entsprechend 2-5mg Kupfer pro Tag.

1 Brilla LR, Conte V (1999) A novel zinc and magnesium formulation (ZMA) increases anabolic hormones and strength in athletes. Med Sci Sports Exerc 31(5 Supp): S123
2 Cordova A, Alvarez-Mon M (1995) Behaviour of zinc in physical exercise: a special reference to immunity and fatigue. Neurosci Biobehav Rev 19: 439–45
3 Garland ML, Hagmeyer KO (1998) The role of zinc lozenges in treatment of the common cold. Ann Pharmacother 32: 63–9
4 Prokop D (1986) Stretch Marks – A Partial Solution to a Problem that Plagues Bodybuilders. Muscle & Fitness 3/86
5 Konopka P (1985) Sporternährung. BLV Verlagsgesellschaft, München

Kupfer

Kupfer (Cu) hat im Körper viele Funktionen: Es ist beteiligt an der Bildung des Haut- und Haarpigments Melanin, an der Synthese von Phospholipiden, an der Knochenentwicklung und an der Synthese von Hämoglobin. Darüber hinaus dient es als Bestandteil einer Reihe von Enzymen, die im Fett-, Purin- und Energiestoffwechsel aktiv sind. Für das Immunsystem ist Kupfer ebenfalls von Bedeutung, da es in vielen Antikörpern enthalten ist.

Mängel an Kupfer sind selten. Sogar Diäten, die arm an anderen Nährstoffen sind, versorgen den Körper in der Regel ausreichend mit Kupfer. Gute Quellen für dieses Spurenelement sind tierische Innereien, einige Fischarten, Vollkornprodukte, Gemüse und Nüsse. Ein Tagesbedarf von 2mg Kupfer wird im allgemeinen als ausreichend erachtet. Konopka dagegen beziffert den Bedarf des Sportlers auf 2-5mg. [1].

Die Absorption von Kupfer wird durch Molybdän und Zink, beides Kupfer-Antagonisten (Gegenspieler), gestört. Eine verstärkte Zufuhr dieser Mineralien erhöht folglich den Kupferbedarf. Bei der Nahrungsergänzung mit diesem Spurenelement ist Vorsicht angebracht: Kupfer ist in größeren Mengen toxisch. Kupferpräparate sind zudem bei einer (seltenen) Erbkrankheit, der sog. Wilsonschen Krankheit, nicht zu empfehlen. Bei dieser Kupferspeicherstörung sind krankhafte Veränderungen an Leber und Milz möglich.

1 Konopka P (1985) Sporternährung. BLV Verlagsgesellschaft, München

Jod

Die einzige bekannte Funktion des Jods (J) ist die als Bestandteil eines Proteins namens Thyroglobulin, das in mehreren jodhaltigen Verbindungen im Körper vorkommt. Für die ordnungsgemäße Funktion der Schilddrüse sind diese Verbindungen essentiell. Schilddrüsenhormone regeln die Oxidationsrate in den Zellen und haben so direkten Einfluß auf das Wachstum, die Funktion von Nerven und Muskeln, die Kreislauftätigkeit und den Stoffwechsel sämtlicher Nährstoffe.

novagenics Datenblatt Kupfer

Positive Effekte	wichtiger Bestandteil einer Reihe von Proteinen und Enzymen; unterstützt die Bildung von roten Blutkörperchen und die Bindegewebssynthese, sowie eine normale Funktion des Nervensystems
Unbedenklichkeit	sicher in angegebener Dosierung
Biologische Verfügbarkeit	1. Wahl: Kupfer gebunden an Aminosäuren (Chelat) 2. Wahl: Kupferorotat
Optimale Dosierung	2-5mg pro Tag, Supplements zu den Mahlzeiten einnehmen
Nebenwirkungen	in angegebener Dosierung keine; bei Überdosierung Übelkeit, Erbrechen, Muskelschmerzen, Bauchschmerzen und Blutarmut möglich
Wechselwirkungen	Molybdän, Cadmium, Zink, Phytinsäure (aus Nahrungsmitteln), Ballaststoffe und hohe Dosen Vitamin C behindern die Kupfer-Absorption; orale Kontrazeptiva fördern die Kupfer-Aufnahme
Besondere Hinweise	Kupfer-Zink-Verhältnis von 1:10 beachten; keine Einnahme von Kupferpräparaten bei Kupferspeicherstörungen (Wilsonscher Krankheit)

Ein langdauernder Jodmangel führt zur sog. Kropfbildung, einer Vergrößerung der Schilddrüse. Gute Quellen an Jod sind Salzwasserfisch, Gemüse, Eier und Milch. Der tägliche Bedarf beträgt etwa 150-200mcg, beim Sportler könnte er wegen der vermehrten Schilddrüsenaktivität etwas höher liegen. Jod-Mengen bis 1000mcg pro Tag scheinen keine toxischen Wirkungen zu haben, doch kann es bei Zufuhren von mehr als 300-500mcg pro Tag zu einer paradoxen Unterfunktion der Schilddrüse kommen, mit einer Verringerung der Schilddrüsenaktivität, so daß vor einer Nahrungsergänzung mit Jod-Präparaten ohne vorherige Konsultation eines erfahrenen Arztes gewarnt werden muß.

Als gute Versicherung gegen einen Jodmangel empfiehlt sich die Verwendung von jodiertem Speisesalz und der regelmäßige Verzehr von Fisch. Als »sichere« Nahrungsergänzung wäre auch Kelp zu empfehlen, ein jodreicher Extrakt aus Meeresalgen.

Selen

Selen (Se) ist ein wichtiges Spurenelement, dessen Wirkungen erst in

novagenics	**Datenblatt Jod**
Positive Effekte	Bestandteil der Schilddrüsenhormone Tetrajodthyronin und Trijodthyronin
Unbedenklichkeit	sicher in angegebener Dosierung
Biologische Verfügbarkeit	1. Wahl: Kelp 2. Wahl: jodiertes Speisesalz
Optimale Dosierung	150-200mcg pro Tag, Supplements zu den Mahlzeiten einnehmen
Nebenwirkungen	in angegebener Dosierung keine, bei Überdosierung Bauchschmerzen, Durchfall, Fieber, Kopfschmerzen, vermehrte Speichelproduktion, ebenso Herzrhythmusstörungen, Verwirrung, blutiger oder schwarzer, teeriger Stuhl
Wechselwirkungen	bei Gabe von Lithium dürfen keine Jodpräparate verabreicht werden, da die Kombination beider Stoffe eine abnorm niedrige Schilddrüsenaktivität zur Folge hat
Besondere Hinweise	Jod kann fruchtschädigend wirken – keine Jodpräparate in der Schwangerschaft einnehmen

der letzten Zeit verstärkt untersucht worden sind. Im Organismus steht es mit Vitamin E in einer Wechselbeziehung; so kann eine ausreichende Zufuhr von Selen vorübergehend einen Mangel an Vitamin E ausgleichen.

Selen entfaltet als Bestandteil des Enzyms Glutathion-Peroxidase ein sehr starkes antioxidatives Potential. Die Kombination von Vitamin E und Selen wirkt dabei synergistisch, d.h., die antioxidative Wirkung beider Verbindungen zusammen ist größer, als wenn sie einzeln zugeführt werden. Weitere wichtige Funktionen übt Selen im Stoffwechsel der Schilddrüsenhormone aus. Hier ist es sowohl für die Synthese, als auch für die Aktivierung der Schilddrüsenhormone mitverantwortlich. Außerdem ist Selen ein Bestandteil der 5-Deiodinase, jenes Enzyms, das die Umwandlung des Schilddrüsenhormons T4 in das aktivere T3 ermöglicht [1].

Da die Böden in Europa (im Gegensatz zu manchen Gegenden etwa in den USA) reich an Selen sind, enthält unsere Nahrung im allgemeinen ausreichende Mengen an diesem Spurenelement. Gute Quellen an Selen sind Broccoli, Pilze, Oliven, Getreide und Hefe. Hendler rät, wegen seiner immunstimulierenden und antioxidativen Wirkung, trotzdem zur Nahrungsergänzung mit 100-200mcg Selen täglich. [2] Selen sollte zu

novagenics Datenblatt **Selen**

Positive Effekte	Bestandteil des Enzyms Glutathion-Peroxidase, des stärksten Antioxidans im Körper; schützt vor freien Radikalen
Unbedenklichkeit	sicher in angegebener Dosierung
Biologische Verfügbarkeit	1. Wahl: Chelate wie z.B. Selenomethionin 2. Wahl: Selen-Hefe 3. Wahl: Natriumselenit
Optimale Dosierung	100-200mcg pro Tag, Supplements zu den Mahlzeiten einnehmen
Nebenwirkungen	bei Überdosierung Müdigkeit, Übelkeit, Erbrechen, Haarausfall, knoblauchartiger Geruch aus Mund und Haut möglich
Wechselwirkungen	Vit. C behindert Aufnahme anorganischen Selens (z.B. Natriumselenit)
Besondere Hinweise	in Kombination mit Vitamin E eingenommen, wird die antioxidative Wirkung von Selen erheblich verstärkt (Synergieeffekt)

diesem Zweck in Kombination mit Vitamin E eingenommen werden.

Nahrungsergänzungen in Form von organischem Selen (Selen-Hefen oder Chelate wie z.B. Selenomethionin) sind anorganischen (z.B. Natriumselenit) vorzuziehen, da sie weniger giftig sind und vom Körper viel besser verwertet werden. Anorganisches Selen reagiert zudem mit Vitamin C, wobei die Aufnahmerate von Selen sinkt; bei organischem Selen ist das nicht der Fall. Da Selen in nur wenig größeren Mengen als 200mcg pro Tag toxisch wirken kann, ist diese Dosierung als sichere Obergrenze einer täglichen Nahrungsergänzung in Form von Tabletten oder Kapseln anzusehen.

Falls Nebenwirkungen auftreten wie ein knoblauchartiger Geruch aus dem Mund und auf der Haut, schwarze oder brüchige Fingernägel, ein metallischer Geschmack im Mund oder Benommenheit, sind Selen-Supplements sofort abzusetzen.

1 Kohrle J (1999) The trace element selenium and the thyroid gland. Biochemie 81: 527–33
2 Hendler SP (1986) The Complete Guide to Anti-Aging Nutrients. Simon & Schuster, New York

Mangan

Mangan (Mn) ist im Körper an Knochenwachstum und Fettstoffwechsel beteiligt; es aktiviert auch einige Enzyme, darunter Arginase, einen Bestandteil des Harnsäurezyklus, sowie Peptidasen, die für die Eiweißverdauung im Darm wichtig sind.

Mangan kann Zink bei der Bildung von einigen Enzymen des Energiestoffwechsels teilweise ersetzen. Es wird im Darm, ähnlich dem Eisen, schlecht absorbiert, doch die geringe Ausscheidungsrate von Mangan legt den Schluß nahe, daß der Körper mit seinem Vorrat an Mangan sehr gut wirtschaftet. Ein täglicher Bedarf wurde bisher von nationalen Gesundheitsbehörden nicht festgelegt, doch Konopka beziffert ihn auf 3-4mg täglich. [1] Gute Quellen an Mangan sind Bananen, Pflanzensamen, Nüsse, Vollkornprodukte und Hülsenfrüchte. Als Nahrungsergänzung in Reinform ist Mangan nicht erhältlich; es ist aber einigen Multivitamin-/Mineralstoff-Präparaten in geringer Menge zugesetzt.

1 Konopka P (1985) Sporternährung. BLV Verlagsgesellschaft, München

Chrom

Chrom (Cr) spielt eine wichtige Rolle im Kohlenhydrat- und Fettstoffwechsel. Obwohl seine Bedeutung für den Glucose-Haushalt bereits seit den Fünfziger Jahren bekannt ist, fand Chrom erst vor einem Jahrzehnt größere Beachtung unter Ernährungs- und Sportwissenschaftlern, als Doppelblind-Studien von Evans nachwiesen, daß die tägliche Gabe von 200mcg Chrompicolinat, kombiniert mit Krafttraining, einen deutlichen Muskelzuwachs bei gleichzeitigem Körperfettabbau bewirkt. So erfuhren Footballspieler einen durchschnittlichen Muskelzuwachs von 5,69 Pfund, während der Körperfettanteil um 22% abnahm. [7] Evans Untersuchungen wurden allerdings dahingehend kritisiert, daß die Ernährung der Probanden, ebenso wie andere Faktoren (möglicher Steroidgebrauch, unterschiedliche Trainingsintensität etc.) nicht berücksichtigt wurden. So blieben viele Experten skeptisch, zumal die Studien anderer Arbeitsgruppen keine positiven Ergebnisse einer Nahrungsergänzung mit Chrom präsentieren konnten [3, 4, 5].

Alle bisher genannten Untersuchungen erstrecken sich jedoch maximal über drei Monate. Die einzige Studie mit einer längerfristigen

novagenics Datenblatt Mangan

Positive Effekte	Mangan ist Bestandteil wichtiger Enzyme und wirkt mit bei der Synthese von Cholesterin
Unbedenklichkeit	sicher in angegebener Dosierung
Biologische Verfügbarkeit	1. Wahl: Mangan, gebunden an Aminosäuren (Chelat) 2. Wahl: Mangangluconat
Optimale Dosierung	3 bis 4mg pro Tag, Supplements mit den Mahlzeiten einnehmen
Nebenwirkungen	bei Überdosierungen Appetitverlust, Atembeschwerden, Kopfschmerzen, starke Müdigkeit möglich; ebenso Depressionen, Halluzinationen und Impotenz
Wechselwirkungen	Calcium, Magnesium und Phosphat in hohen Dosierungen vermindern die Aufnahme von Mangan; orale Kontrazeptiva senken den Mangan-Spiegel im Blut; hohe Dosen Mangan reduzieren die Eisenaufnahme
Besondere Hinweise	keine

Chrom-Zufuhr (über 24 Wochen) zeigte dagegen bei Schwimmern einen signifikant größeren Zuwachs an fettfreier Körpermasse sowie einen deutlichen Körperfettabbau gegenüber der Vergleichsgruppe [2]. Dabei wiesen die Autoren darauf hin, daß die größten Effekte zwischen der 12. und 24. Woche meßbar wurden, was darauf hinweist, daß sich eine Chrom-Zufuhr nur langfristig bezahlt macht.

Bei einem Mangel an diesem Spurenelement führt die Gabe von gut resorbierbaren Chromverbindungen zu deutlichen Verbesserungen im Glucosestoffwechsel: Erhöhte Blutzuckerwerte sinken ab, während erniedrigte Werte ansteigen. Ebenso kommt es zu einer Optimierung der Blutfettwerte mit einem Anstieg des »guten« HDL-Cholesterins und einem Abfall der Triglyceride [1, 6]. Diese Wirkungen von Chrom werden mit dessen Einfluß auf den Insulinhaushalt erklärt: Chrom ist Bestandteil einer Verbindung namens Glucose-Toleranz-Faktor (GTF), die den Insulinhaushalt ökonomisiert. In den USA werden Chrom-Supplements daher nicht nur im Sport eingesetzt, sondern auch bei Diabetikern, die häufig einen deutlichen Mangel an diesem Spurenelement aufweisen. Durch Chrom kann bei ihnen in der Regel die Dosis der zur Blutzucker-Regulation eingesetzten Medikamente reduziert werden.

novagenics Datenblatt Chrom

Positive Effekte	fördert den Transport von Aminosäuren zu den Zellen von Herz und Leber; verstärkt die Wirkung von Insulin, dadurch Muskelaufbau und verstärkter Fettabbau möglich
Unbedenklichkeit	sicher in angegebener Dosierung
Biologische Verfügbarkeit	1. Wahl: Chrompicolinat, Chromnicotinat 2. Wahl: organische Chromverbindungen in Hefen 3. Wahl: Chromtrichlorid
Optimale Dosierung	50-90mcg pro Tag (entsprechend 400-800mcg Chrompicolinat), Supplements zu den Mahlzeiten einnehmen
Nebenwirkungen	in angegebener Dosierung keine zu erwarten
Wechselwirkungen	Chrom kann die zur Behandlung von Diabetes benötigte Insulinmenge reduzieren
Besondere Hinweise	bei Leber, Nieren- und Lungenkrankheiten ist vor der Nahrungsergänzung mit Chrom ein Arzt zu Rate zu ziehen

Es bleibt festzuhalten, daß die Zufuhr von Chrom bei einem Mangel an diesem Spurenelement die sportliche Leistungsfähigkeit sehr wahrscheinlich steigert. Andererseits ist ein Chrommangel bei Sportlern nicht unwahrscheinlich, da körperliche Belastung den Bedarf erhöht, und die Zufuhr von Chrom über die Nahrung durch chromverarmte Lebensmittel u.U. unzureichend ist. Realistisch betrachtet, scheint langfristig ein zusätzlicher Muskelaufbau von 1-2kg pro Jahr durch regelmäßige Zufuhr von Chrom bei Bodybuildern möglich. Meßbare Effekte über Nacht dürfen allerdings nicht erwartet werden.

Gute natürliche Quellen für Chrom sind Vollkornprodukte, Fleisch und Käse. An Supplements sind Chrompicolinat, Chromnicotinat und mit organischen Chromverbindungen (GTF) angereicherte Hefen die beste Wahl. Die Absorptionsrate liegt bei 20 bis 25%. Chromtrichlorid wird dagegen nur zu 1 bis 2% aufgenommen. Als sichere Obergrenze einer täglichen Nahrungsergänzung sind 200mcg reines Chrom anzusehen (1800mcg Chrompicolinat entsprechen ca. 200mcg reinem Chrom). Ein vernünftiger Bereich für die Nahrungsergänzung liegt zwischen 400 und 800mcg Chrompicolinat pro Tag (entsprechend 50-90mcg reines Chrom), was auch von US-Experten für Sportler empfohlen wird.

1 Abraham AS, Brooks BA, Eylath U (1992) The effects of chromium supplementation on serum glucose and lipids in patients with and without non-insulin-dependent diabetes. Metabolism 41: 768–71
2 Bulbulian R, Pringle DD, Liddy MS (1996) Chromium picolinate supplementation in male and female swimmers [abstract]. Med Sci Sports Exerc 28: S111
3 Clancy SP, Clarkson PM, DeCheke ME, Nosaka K, Freedson PS, Cunningham JJ, Valentine B (1994) Effects of chromium picolinate supplementation on body composition, strength, and urinary chromium loss in football players. Int J Sport Nutr 4: 142–53
4 Hallmark MA, Reynolds TH, DeSouza CA, Dotson CO, Anderson RA, Rogers MA (1996) Effects of chromium and resistive training on muscle strength and body composition. Med Sci Sports Exerc 28: 139–44
5 Lukaski HC, Bolonchuk WW, Siders WA, Milne DB (1996) Chromium supplementation and resistance training: effects on body composition, strength, and trace element status of men. Am J Clin Nutr 63: 954–65
6 Riales R, Albrink MJ (1981) Effect of chromium chloride supplementation on glucose tolerance and serum lipids including high-density lipoprotein of adult men. Am J Clin Nutr 34: 2670–8
7 zitiert nach Morris R (1989) The Truth About Anabolic Steroid Replacers Part 2 – Chromium Picolinate. Natural Physique 11/89

Bor

Bor (B) ist ein schwarz-graues, sehr hartes Mineral, das in der Natur nicht in reiner Form vorkommt. Die Bedeutung von Bor als Spurenelement bei einigen Pflanzen ist nachgewiesen, doch scheint es beim Menschen keinen besonderen Bedarf an dieser Substanz zu geben. Für den Sportler wäre das Spurenelement Bor daher unbedeutend, wenn nicht im Zuge der Vermarktung dieses Minerals zu Beginn der 90er Jahre ähnlich irreführende Behauptungen verbreitet worden wären, wie zuvor schon bei Dibencozid, der oral wirksamen Form des Vitamins B12. Die Zufuhr von Bor sollte angeblich die körpereigenen Testosteronspiegel um bis zu 300% erhöhen. Daraufhin fügten Sporternährungs-Firmen in den USA ihren Präparaten Bor bei, und Bor-Supplements wurden, oft in Verbindung mit Chrom, Dibencozid oder pflanzlichen Sterolen, in großformatigen Anzeigen angepriesen.

Als Beleg für die leistungssteigernden Wirkungen wurde eine Studie der amerikanischen Regierung angeführt, in der die Steigerung der Testosteronproduktion durch Bor belegt wurde. Das war zwar richtig, aber wieder einmal nur die halbe Wahrheit. Besagte Studie untersuchte nämlich die Auswirkungen von Bor auf den Verlauf der Osteoporose (Knochenentkalkung) bei Frauen nach der Menopause. Ein trainierender Athlet ist wohl kaum mit dieser Zielgruppe zu vergleichen. Wie die Wissen-

novagenics   Datenblatt Bor

Positive Effekte	hat sich in der Behandlung von Osteoporose bei Frauen bewährt (vermindert die Ausscheidungsrate von Calcium und Magnesium)
Unbedenklichkeit	sicher in angegebener Dosierung
Biologische Verfügbarkeit	1. Wahl: Bor gebunden an Aminosäuren (Chelat) 2. Wahl: Natriumborat
Optimale Dosierung	3mg pro Tag, zu einer Mahlzeit einnehmen
Nebenwirkungen	in angegebener Dosierung keine
Wechselwirkungen	keine bekannt
Besondere Hinweise	Erhöhung der Testosteron- und Östrogenspiegel nur nachgewiesen bei Frauen in der Menopause; für Sportler ist die Nahrungsergänzung mit Bor-Präparaten ohne Bedeutung

schaftler im Regierungsauftrag zusätzlich feststellten, ließ Bor neben einer Erhöhung der Testosteronlevel auch die Östrogenspiegel der untersuchten Frauen um 300% ansteigen, was in der Werbung für die neuen Bor-Supplements natürlich nicht erwähnt wurde. Für die Osteoporose-Behandlung ist dieser Umstand vorteilhaft, da Östrogen die Einlagerung von Calcium in die Knochen fördert.

Ein erhöhter Östrogenspiegel aber bringt dem Sportler, besonders dem Bodybuilder, erhebliche Nachteile: Wasserretention, gesteigerte Fettsynthese, und im schlimmsten Fall Gynäkomastie – die Entwicklung einer weiblichen Brust beim Mann. Diese Auswirkungen hoher Östrogenmengen beim Mann ist eine bekannte Nebenwirkung hoher Dosen anaboler Steroide; im Jargon »Bitch Tits« genannt.

Darüber hinaus gibt es Hinweise dafür, daß die Zufuhr von Bor die Testosteronproduktion beim Mann sogar hemmen kann. Im Tierversuch wurde bei Ratten eine Abnahme des Hodengewichts und der Zellstruktur des Hodengewebes festgestellt, ebenso eine Verminderung der Spermienzahl, wenn die Tiere hohe Bor-Dosierungen erhielten. Der Wirbel um Bor wurde von einigen dubiosen Firmen gestartet, und viele eigentlich seriöse Sporternährungshersteller sprangen auf den fahrenden Zug auf. Heute ist es still geworden um Bor-Supplements; nur noch vereinzelt wird dafür geworben.

Di Pasquale stellt fest, daß die Gabe von Bor selbst bei einem mehrfachen der empfohlenen Dosis weder einen Einfluß auf den Testosteronspiegel von männlichen Athleten, noch auf den von weiblichen Sportlern hat, die noch nicht in das Stadium der Menopause eingetreten sind. [1] Die Nahrungsergänzung mit Bor-Präparaten ist daher abzulehnen. Allerdings ist Bor in den USA auch heute noch einigen Multivitamin-/Mineralstoff-Präparaten zugesetzt; wer als Sportler dort einkauft, sollte die Liste der enthaltenen Substanzen deshalb aufmerksam studieren.

1 di Pasquale MG (1990) Beyond Anabolic Steroids. MGD Press, Warkworth, Ontario

*

3. KAPITEL

ESSENTIELLE FETTSÄUREN

Charakteristika der Fettsäuren
Während noch vor einigen Jahren Fett, im Licht der damals geltenden Ernährungsdoktrin mit sehr viel Kohlenhydraten, reichlich Protein und nur geringsten Fettzufuhren, als Tabu für Bodybuilder galt, so hat sich die Einstellung vieler Athleten in letzter Zeit geändert. Heute werden auch von Bodybuildern nicht selten 20-30% der Gesamtkalorien in Form von Fetten zugeführt. Für eine höhere Fettaufnahme sprechen in der Tat gewichtige Gründe. Doch zunächst die Grundlagen:

Ein Fettmolekül besteht aus Glycerin und drei Fettsäuren. Dabei gibt es aufgrund der unterschiedlichen Molekülstruktur verschiedene Arten von Fettsäuren: gesättigte, einfach ungesättigte und mehrfach ungesättigte. Gesättigte Fettsäuren finden sich in erster Linie in Fleisch und Milchprodukten. Der Körper kann diese entweder zur Energiebereitstellung heranziehen oder als Körperfett speichern. Bei einem Übermaß an gesättigten Fetten in der Ernährung kann es zu erhöhten Blutfettwerten mit der Gefahr der vorzeitigen Arterienverkalkung kommen.

Einfach ungesättigte Fettsäuren können ebenfalls zur Energiegewinnung verwendet oder als Körperfett gespeichert werden. Im Gegensatz zu den gesättigten Fettsäuren wirken sie sich jedoch positiv auf die Blutfettwerte aus. Olivenöl, reich an Ölsäure als bekanntem Vertreter der einfach ungesättigten Fettsäuren, senkt z.B. das Gesamtcholesterin und erhöht das »gute« HDL-Cholesterin. Dieser Umstand wird häufig als Begründung dafür angeführt, daß Herz-/Kreislauferkrankungen in südeuropäischen Ländern seltener vorkommen, da dort bei der Zubereitung der Speisen reichlich Olivenöl verwendet wird.

Mehrfach ungesättigte Fettsäuren kommen hauptsächlich in pflanzlichen Produkten vor. Sie stellen wichtige Zellbausteine dar, dienen als Hormonvorstufen, insbesondere für die sog. Prostaglandine und besitzen weitere Regel-Funktionen im Organismus, auf die später noch eingegangen wird.

Linol- und Linolensäure

Zwei der mehrfach ungesättigten Fettsäuren sind für den Menschen essentiell, also lebensnotwendig: Linolsäure (Omega-6) und Linolensäure (Omega-3). Sie müssen, da der Körper sie nicht selbst synthetisieren kann, regelmäßig mit der Nahrung zugeführt werden. Im Überschuß aufgenommen, können auch diese beiden Fettsäuren zur Energiegewinnung herangezogen werden; allerdings erst, wenn die vorgenannten Funktionen erfüllt sind. Dabei kommt es sowohl zu einer Anregung des Stoffwechsels, als auch zu einer erhöhten Thermogenese, so daß eine Speicherung von Linol- und Linolensäure als Körperfett wenig wahrscheinlich erscheint. Eher das Gegenteil ist der Fall – es kommt zu einem beschleunigten Fettabbau.

Heute nehmen die meisten Menschen und besonders solche Bodybuilder, die sich extrem fettarm ernähren, zuwenig Linolsäure und auch nur marginale Mengen Linolensäure auf. Linolsäure findet sich in geringer Menge in pflanzlichen Nahrungsmitteln wie Haferflocken, Naturreis und vielen Gemüsen. Auch tierische Fette enthalten z.T. Spuren davon. Die wichtigsten Lieferanten sind jedoch pflanzliche Öle, insbesondere Sonnenblumenöl, Distelöl und Walnußöl.

Oft werden diese Öle bei der Herstellung aber so stark verändert, daß sog. Trans-Fettsäuren entstehen. Diese, in ihrer chemischen Struktur veränderten Fette werden vom Körper wie gesättigte Fettsäuren behandelt. Dadurch kann es zu vielfältigen negativen Folgen kommen, wie z.B. Erhöhung des Herzinfarktrisikos, Schwächung des Immunsystems, Verschlechterung der Insulinempfindlichkeit, Senkung des Testosteronspiegels und einer Veränderung von Größe und Anzahl der Fettzellen, um nur einige zu nennen [5]. Eine erhöhte Zufuhr von Trans-Fettsäuren, die in allen Nahrungsmitteln zu finden sind, bei denen mehrfach ungesättigte Fette stark erhitzt werden (z.B. beim Frittieren von Pommes Frites, beim Backen und Braten, sowie bei industrieller Herstellung von Speiseöl), verringert die körpereigenen Reserven der essentiellen Linolensäure. Letzteres kann auch geschehen, wenn die essentiellen Fettsäuren im falschen Verhältnis aufgenommen werden: Eine überreichliche Aufnahme von Linolsäure senkt die Spiegel von Linolensäure.

Dabei wird in der Regel ohnehin zu wenig Linolensäure zugeführt, da es nur wenige Nahrungsmittel gibt, die sie in nennenswerter Menge enthalten: Grünes Blattgemüse, Walnüsse und Sojaprodukte enthalten geringe Anteile Linolensäure. Die Hauptlieferanten sind jedoch selten verwendete Nahrungsmittel wie Leinsamen und das daraus gewonnene Leinöl, das sich für eine optimale Versorgung mit Linolensäure besonders gut eignet.

Anwendung von Fettsäuren

Eine optimale Versorgung mit Linol- und Linolensäure, sowie einfach und mehrfach ungesättigten Fettsäuren trägt zu einer erhöhten Ausschüttung von Wachstumshormon bei [4], verbessert die Insulinempfindlichkeit (dadurch werden Kohlenhydrate eher als Muskelglykogen, statt als Depotfett gespeichert) [1], steigert die Sauerstoffversorgung sowie Energieprozesse in den Zellen [2], wirkt einer zu starken Verklumpung der Blutplättchen entgegen (und senkt so das Infarktrisiko), erweitert die Blutgefäße (was den Blutdruck senkt) und verringert Entzündungsprozesse im Körper [5]. Eine zu geringe Fettsäurenzufuhr (weniger als 15-20% der Gesamtkalorien) senkt dagegen den Testosteronspiegel [3, 6, 7], was sich nachteilig auf die sportliche Leistungsfähigkeit auswirkt. Den Bodybuilder mag interessieren, daß der Abbau von Körperfett in der Regel schneller vonstatten geht, wenn auch in der Diät ausreichend Fett zugeführt wird. Der Körper ist einfach eher bereit, Depotfett abzubauen, wenn er erkennt, daß kein Mangel an diesem wichtigen Nährstoff vorliegt.

Die optimale Fettzufuhr für den Sportler scheint demnach bei 25-35% der Gesamtkalorien zu liegen, mit einer ausgewogenen Verteilung von gesättigten, einfach ungesättigten und mehrfach ungesättigten Fettsäuren. Der genaue Bedarf an Linol- und Linolensäure ist dabei schwerer zu bestimmen. Er dürfte für Kraftsportler bei 5-10g Linolensäure und 10-20g Linolsäure pro Tag liegen. Eine höhere Zufuhr führt, insbesondere bei Linolensäure, kaum zu einer Speicherung als Körperfett, da es zu einer Beschleunigung des Stoffwechsels kommt. Wichtig ist dabei das Verhältnis der beiden Fettsäuren zueinander. Für jedes Gramm Linolensäure sollten etwa ein bis vier Gramm Linolsäure zugeführt werden (die diesbezüglichen Empfehlungen schwanken stark).

Da Linolsäure – im Gegensatz zu Linolensäure – in geringer Menge in vielen Nahrungsmitteln enthalten ist, empfehlen sich für eine Nahrungsergänzung mit den essentiellen Fettsäuren etwa gleich viele Anteile Sonnenblumen- oder Distelöl als Linolsäure-Lieferant und Leinöl als Linolensäure-Träger. Bewährt hat sich die Kombination von zwei Eßlöffeln Distelöl und zwei Eßlöffeln Leinöl, über den Tag verteilt, als Zusatz zu Salaten, Nudelgerichten oder Eiweißshakes. Dabei sollten nach Möglichkeit »kaltgepresste« Öle (optimal: 1. Pressung, ohne Erhitzen und Lösungsmittel gewonnen) in dunklen Flaschen verwendet werden (verhindert die Oxidation durch Licht, besonders wichtig beim reaktionsfreudigen Leinöl). Um ganz sicher zu gehen, empfiehlt es sich, im Reformhaus

novagenics Datenblatt Fettsäuren

Positive Effekte	verbessern Blutfettwerte und Insulin-Empfindlichkeit, erhöhen die Spiegel anboler Hormone (Wachstumshormon, Testosteron), schnellere Regeneration, anti-entzündliche Wirkung, verbesserte Fließeigenschaften des Blutes, verbesserter Fettabbau
Unbedenklichkeit	sicher
Biologische Verfügbarkeit	essentielle Fettsäuren: Alpha-Linolensäure, Linolsäure, Docosahexaensäure (DHA), Eicosapentaensäure (EPA). Nicht essentielle Fettsäuren: Ölsäure
Optimale Dosierung	Pro Tag: Alpha-Linolensäure 5-10g (dient auch als Vorstufe von DHA und EPA); Linolsäure 10-20g; Olivenöl (Ölsäure) nach Bedarf; Fettsäuren zu den Mahlzeiten einnehmen. Für eine optimale Versorgung mit essentiellen Fettsäuren empfiehlt sich die tägliche Nahrungsergänzung mit 1-2 EL Leinöl und 1-2 EL Distel- oder Sonnenblumenöl.
Nebenwirkungen	vorübergehende Magen-/Darm-Beschwerden bei abrupter Erhöhung der Gesamtfettzufuhr möglich
Wechselwirkungen	Umwandlung von Alpha-Linolensäure in DHA und EPA wird vermindert durch eine hohe Zufuhr von gesättigten Fetten und gehärteten Fetten, einen hohen Zucker- und Alkoholkonsum, sowie durch Zinkmangel
Besondere Hinweise	die beste Qualität bieten nichtraffinierte, kaltgepreßte Öle in dunklen Flaschen; für ältere Menschen empfiehlt sich obendrein die Nahrungsergänzung mit Fisch-Ölen

zu kaufen und die einwandfreie Qualität bestätigen zu lassen. In der Regel kann man davon ausgehen, daß Hersteller von Ölen, die einen Qualitätsvorteil bieten, diesen auch deutlich herausstellen. Daher ist bei preisgünstigen Speiseölen in klaren Glasflaschen und ohne Angabe des Verarbeitungsprozesses Vorsicht geboten; hier könnte ein hoher Gehalt an Trans-Fettsäuren der Gesundheit eher schaden, statt sie zu fördern.

An Linolensäure-Supplements wären Nachtkerzenöl und Borretschöl zu nennen. Nachtkerzenöl (engl. Evening Primrose Oil) wird aus der gleichnamigen Pflanze gewonnen und ist reich an mehrfach ungesättigten Fettsäuren, besonders an Linolensäure. Nach Di Pasquale entfaltet Nachtkerzenöl leberschützende Eigenschaften und wird von Athleten gegen die toxischen Wirkungen von alpha-17-alkylierten anabolen Steroiden eingesetzt. [8] Borretschöl (engl. Borage Oil) enthält ebenfalls hohe Anteile an Linolensäure. Beide Nahrungsergänzungen sind in Kapselform in Apotheken erhältlich.

Durch regelmäßige Nahrungsergänzung mit Linol- und Linolensäure sind für den Kraftsportler keine Effekte über Nacht zu erwarten. Langfristig wird sich dies jedoch positiv auswirken durch geringere Körperfettspeicherung bzw. erleichterten Fettabbau, Förderung von Regenerationsprozessen, Verminderung der Verletzungsanfälligkeit sowie eine Optimierung des Testosteronspiegels durch eine ausgewogene Fettzufuhr. Dazu kommen die bereits erwähnten, gesundheitsfördernden Wirkungen, die von einer regelmäßigen Zufuhr ausgehen, so daß Distel- oder Sonnenblumenöl, besonders aber das Leinöl als »ergogenes Gold« einzustufen sind und auf der Einkaufsliste von Kraftsportlern, auch von diätbewußten Bodybuildern, ganz weit oben stehen sollten.

Eine Ausnahme stellt das Olivenöl dar. Es enthält zwar keine nennenswerten Mengen der essentiellen Fettsäuren, wirkt sich jedoch ausgesprochen positiv auf die Blutfettwerte aus. Die Qualitätsansprüche an Olivenöl sind dieselben, wie zuvor schon genannt; Bezeichnung wie »kaltgepresst«, bzw. »1. Pressung« deuten auf hochwertige Produkte hin. (Bei der Gewinnung von Ölen erfolgt die erste Pressung in der Regel ohne Anwendung von Verfahren, die eine erhöhte Ausbeute sichern. Aus den bereits ausgepreßten Früchten läßt sich aber durch Hitze und Zusatz von Lösungsmitteln noch weiteres Öl gewinnen.)

Auch die sog. Fischöle verdienen es, erwähnt zu werden. Die aus Kaltwasserfischen gewonnenen Öle enthalten Eicosapentaensäure (EPA) und Docosahexaensäure (DHA), beides Omega-3-Fettsäuren. Diese wirken sich nachweislich positiv auf die Blutfette aus, senken das Herzinfarktrisiko und verbessern die Insulinempfindlichkeit [5]. Bei einer ausreichenden Zufuhr an Linolensäure, z. B. aus Leinöl, kann der Körper diese Fettsäuren selbst herstellen; bei jungen Erwachsenen mit einer ausgewogenen Ernährung sind daher keine Versorgungsprobleme zu erwarten.

Der natürliche Umwandlungsprozeß läuft aber mit zunehmendem Alter immer schlechter ab; zudem wird er behindert durch eine hohe Zufuhr an gesättigten Fettsäuren, Trans-Fettsäuren, einfachen Zuckern, Alkohol und Zinkmangel. Älteren Athleten kann deshalb eine Zufuhr von Fischölen in Kapselform empfohlen werden. In diesem Fall sollten aber unbedingt Produkte von renommierten Firmen gewählt werden, die Fischöle vor der Verarbeitung von PCB-Rückständen säubern; dieses Umweltgift findet sich heute im Fett fast aller Meeresbewohner. Statt Fischöl-Kapseln kann auch regelmäßig Lachs, Hering oder Makrele verzehrt werden; zwei bis drei Fischmahlzeiten pro Woche können den erhöhten Bedarf älterer Menschen ebenfalls decken.

1 Borkman M, Storlien LH, Pan DA, Jenkins AB, Chisholm DJ, Campbell LV (1993) The relation between insulin sensitivity and the fatty-acid composition of skeletal-muscle phospholipids. N Engl J Med 28; 328: 238–44
2 Brisson GJ (1981) Lipids in human nutrition. Inglewood, NY, Burgess
3 Dorgan JF, Judd JT, Longcope C, Brown C, Schatzkin A, Clevidence BA, Campbell WS, Nair PP, Franz C, Kahle L, Taylor PR (1996) Effects of dietary fat and fiber on plasma and urine androgens and estrogens in men: a controlled feeding study. Am J Clin Nutr 64: 850–5
4 Dray F, Kouznetzova B, Harris D, Brazeau P (1980) Role of prostaglandins on growth hormone secretion: PGE2 a physiological stimulator. Adv Prostaglandin Thromboxane Res 8: 1321–8
5 Erasmus U (1993) Fats that heal, fats that kill. Burnaby, BC, Canada, Alive books
6 Hamalainen E, Adlercreutz H, Puska P, Pietinen P (1984) Diet and serum sex hormones in healthy men. J Steroid Biochem 20: 459–64
7 Volek JS, Kraemer WJ, Bush JA, Incledon T, Boetes M (1997) Testosterone and cortisol in relationship to dietary nutrients and resistance exercise. J Appl Physiol 82: 49–54
8 di Pasquale MG (1993) Nebenwirkungen anaboler Steroide – Fakten, Fiktion & Behandlung. Novagenics Verlag, Arnsberg

*

4. KAPITEL

ANTIOXIDANTIEN

Antioxidantien sind Verbindungen (die meisten davon Vitamine), die freie Radikale (auch Pro-Oxidantien genannt) unschädlich machen. Diese aggressiven Moleküle zirkulieren im Körper und entfalten zerstörerische Wirkungen. Dabei behindern sie nicht nur Zellfunktionen und Enzyme, sondern wirken auch an der Entstehung toxischer Verbindungen mit, die ihrerseits die Zellmembranen angreifen. Viele Wissenschaftler vermuten, daß freie Radikale bei der Entstehung und dem Voranschreiten zahlreicher Krankheiten eine Rolle spielen, so z.B. bei Krebserkrankungen, Morbus Alzheimer, Arthritis, Diabetes mellitus, Herz-/Kreislauferkrankungen und nicht zuletzt beim Alterungsprozeß.

Wissenschaftliche Studien zeigen, daß auch körperliches Training die Produktion freier Radikaler im Körper erhöht [1]. Zwar verfügt der Körper über eigene antioxidative Mechanismen, die mit zunehmendem Trainingszustand sogar immer effizienter arbeiten, doch deren Funktion läßt sich nach Meinung vieler Experten durch die Nahrungsergänzung mit Antioxidantien deutlich verbessern.

Die wichtigsten und stärksten Antioxidantien sind Vitamin C, Vitamin E, Beta-Carotin und Selen (Einzelheiten dazu in den entsprechenden Kapiteln), sowie Alpha-Liponsäure und Lycopin (auf diese Antioxidantien wird nachfolgend eingegangen). Weitere Substanzen, denen antioxidative Eigenschaften zugeschrieben werden, sind die Aminosäuren Cystein (in Reinform, sowie über N-Acetylcystein) und Methionin, konjugierte Linolsäure (siehe dazu unter CLA), sowie die in grünem Tee enthaltenen Katechine.

Die meisten Antioxidantien funktionieren nach dem gleichen Prinzip:

Sie stabilisieren freie Radikale durch Elektronenabgabe und machen sie dadurch unschädlich. Was sie voneinander unterscheidet ist das Milieu, in dem sie wirken können. So findet sich Vitamin C im wäßrigen Körpergewebe, da es wasserlöslich ist. Dabei wirkt es nicht nur als direktes Antioxidans, sondern ist auch verantwortlich für die Regenerierung von oxidiertem Vitamin E und unterstützt so auch die Wirkung dieses Vitamins. Das fettlösliche Vitamin E (dessen antioxidative Wirkung sich übrigens durch Selen enorm steigern läßt, siehe dazu unter Selen) arbeitet mit den Carotinoiden Beta-Carotin und Lycopin in den fetthaltigen Körpergeweben. Dazu zählt nicht nur das Fettgewebe, sondern auch die Zellmembranen und einige Regionen von Organen und Hormondrüsen.

Alpha-Liponsäure (ALS) ist dahingehend einzigartig, daß sie wasser- und fettlöslich ist und daher in nahezu allen Bereichen des Körpers ihre Wirkung entfalten kann. Darüber hinaus kann ALS Vitamin C und Vitamin E, beides ebenfalls potente Antioxidantien, »recyceln«, d.h. aus ihrer verbrauchten, oxidierten Form wieder in die effektive Form umwandeln; damit wird es zu einem der stärksten Antioxidantien. Selen spielt eine wichtige Rolle bei der Aufrechterhaltung einer optimalen Aktivität des antioxidativen Enzyms Glutathion-Peroxidase, dem stärksten antioxidativen Enzym im Körper. Dieses Enzym »recycelt« Glutathion, das wichtigste wasserlösliche Antioxidans. Glutathion wird aus den Aminosäuren Glycin und Cystein mit Hilfe von Glutamin synthetisiert. Selen und, in ausreichender Dosierung, die genannten Aminosäuren sind für ein optimales Zusammenspiel von Glutathion und Glutathion-Peroxidase notwendig und wirken einem Abfall dieser Substanzen durch hohe körperliche Belastungen, wie z.B. Training, entgegen. Weniger bekannt als Antioxidantien sind die Katechine aus grünem Tee, sowie die Proanthrocyanidine, die in Traubenkernen und der Schale von Äpfeln zu finden sind [2].

In der Reihe der Antioxidantien darf N-Acetylcystein (NAC) nicht vergessen werden. Viele werden diese Substanz nur als Medikament zur Schleimlösung bei Husten kennen. Doch auch NAC wirkt stark antioxidativ. In den letzten Jahren sind deshalb zahlreiche Einsatzgebiete für NAC diskutiert worden: Bei der Behandlung von HIV, zur Herzinfarktprophylaxe, zur Vorbeugung gegen Krebserkrankungen und zur Schwermetallentgiftung [3]. Dafür empfohlene NAC-Dosierungen liegen bei 400-1200mg pro Tag. In Dosierungen von mehr als 200mg pro Tag kann NAC aber auch pro-oxidativ wirken, d.h. freie Radikale im Körper fördern und damit genau das Gegenteil der erwünschten Effekte bewirken, so daß die regelmäßige Einnahme von NAC vorerst nicht empfohlen werden kann. Überdies wird von der NAC-Einnahme während der Schwangerschaft nachdrücklich abgeraten (»nur bei strenger Indikationsstellung«), da bislang noch nicht definitiv nachgewiesen werden konnte, daß NAC beim Menschen nicht fruchtschädigend wirkt; im Tierversuch haben sich bislang keine negativen Auswirkungen auf den Fötus gezeigt.

Anwendung von Antioxidantien

Bislang gibt es kein Präparat auf dem Markt, das den Dosierungsempfehlungen für die einzelnen Antioxidantien Rechnung trägt und alle Substanzen in einem Präparat vereinigt. Der interessierte Sportler muß sich seinen »Antioxidantien-Cocktail« selbst zusammenstellen. Lediglich Beta-Carotin, die Vitamine C und E, sowie Selen sind in Reformhäusern und Drogerien als Kombinationspräparat erhältlich, doch meist nicht in optimalen Dosierungen. Oft sind dabei nur ein oder zwei Nährstoffe angemessen dosiert, während die anderen – meist deutlich – zu niedrig liegen. Für den Sportler empfehlen sich Tagesdosierungen von Antioxidantien wie folgt: Vitamin C im Grammbereich (1-3 Gramm), 30-100mg Alpha-Liponsäure, 100-200mcg Selen, 20-30mg Beta-Carotin, 3-9mg Lycopin, sowie 200-600 I.E. Vitamin E.

Die Einnahme von Antioxidantien wird die Leistung nicht über Nacht verbessern. Doch auf lange Sicht wird sich die regelmäßige Nahrungsergänzung mit den genannten Substanzen auszahlen, wenn auch nicht alle durchgehend eingesetzt werden müssen. Als »Basisprogramm« genügt eine Kombination von Selen, Beta-Carotin, Lycopin, Vitamin E, und Vitamin C. Mit Ausnahme von Lycopin sind die meisten dieser Substanzen in einem guten Vitamin-/Mineralstoffpräparat zu finden; falls die Antioxidantien-Dosierung eines solchen Kombi-Präparates zu gering ausfallen sollte, können kleinere Mengen Antioxidantien zusätzlich eingenommen werden, bis die empfohlenen Dosierungen erreicht werden. Das preisgünstige Lycopin sollte aber ebenfalls dazukommen. Einige Tassen grüner Tee, über den Tag verteilt getrunken, liefern zusätzlich Katechine; regelmäßiger Verzehr von Äpfeln (mit Schale) führt dem Körper die ebenfalls antioxidativ wirkenden Proanthrocyanidine zu. Alpha-Liponsäure ist recht teuer, wer es sich aber leisten kann, sollte auch diese Substanz in Dosierungen von 30-100mg täglich zuführen; das reicht bereits aus, um von der stark antioxidativen Wirkung zu profitieren.

Abschließend bleibt festzustellen: Wenn auch bei den Antioxidantien nicht unbedingt gilt, daß »mehr« gleich »besser« ist, sollten doch die vielfältigen Synergie-Effekte bedacht werden, die bei einer Versorgung mit möglichst vielen dieser Substanzen eintreten. Durch das Zusammenwirken aller genannten Antioxidantien wird der Regenerationsprozeß gefördert, die Verletzungsanfälligkeit gesenkt und Aufbauprozesse im Körper werden begünstigt. Nicht zuletzt wird auch der allgemeine Gesundheitsstatus verbessert; eine der Grundvoraussetzungen für optimale Trainingsfortschritte.

1 Sjodin B, Hellsten Westing Y, Apple FS (1990) Biochemical mechanisms for oxygen free radical formation during exercise. Sports Med 10: 236–54
2 Plumb GW, De Pascual-Teresa S, Santos-Buelga C, Cheynier V, Williamson G (1998) Antioxidant properties of catechins and proanthocyanidins: effect of polymerisation, galloylation and glycosylation. Free Radic Res 29: 351–8
3 Cotgreave IA (1997) N-acetylcysteine: pharmacological considerations and experimental and clinical applications. Adv Pharmacol 38: 205–27

novagenics Datenblatt **Antioxidantien**

Positive Effekte	inaktivieren freie Radikale im Körper und wirken so deren langfristig gesundheitsschädlichen Wirkungen entgegen; verbessern die Regeneration nach dem Training und den Immunstatus
Unbedenklichkeit	sicher in angegebener Dosierung
Biologische Verfügbarkeit	1. Wahl: Beta-Carotin, Alpha-Tocopherol (Vitamin E), Ascorbinsäure (Vitamin C), Selen, Lycopin, Alpha-Liponsäure (ALS)
Optimale Dosierung	als Antioxidantien-Kombination pro Tag zu empfehlen: 20-30mg Beta-Carotin, 200-600mg (entspricht 200-600 I.E) Alpha-Tocopherol, 200-1000mg Vitamin C, 100-200mcg Selen, 3-9mg Lycopin, 30-100mg ALS
Nebenwirkungen	in angegebener Dosierung keine bekannt
Wechselwirkungen	Beta-Carotin, Lycopin und Alpha-Tocopherol für eine bessere Resorption mit etwas Fett aufnehmen
Besondere Hinweise	Antioxidantien wirken synergistisch, wenn sie alle gemeinsam zugeführt werden

4. ANTIOXIDANTIEN

Alpha-Liponsäure

Alpha-Liponsäure (ALS) ist ein schwefelhaltiges, vitamin-ähnliches Antioxidans. Der Körper kann diese Substanz selbst herstellen, doch sie kommt auch in der Nahrung vor, besonders reichlich in rotem Fleisch, Leber, Hefe und Kartoffeln. ALS spielt eine Doppelrolle für die Gesundheit: auf der einen Seite wirkt sie als starkes Antioxidans, andererseits ist sie eine Schlüsselsubstanz bei der Energiegewinnung im Körper auf zellulärer Ebene. Als Antioxidans ist sie einzigartig, da sie sowohl wasser-, als auch fettlöslich ist. Dabei verstärkt ALS die Wirkung anderer Antioxidantien wie Vitamin C oder Vitamin E [2, 6, 7]. ALS selbst gilt nicht als essentiell, da der Körper in den meisten Fällen genügend davon synthetisieren kann. Doch bestimmte Erkrankungen, Umweltfaktoren, oxidativer Stress, starke körperliche Belastung und der Alterungsprozess können zu einem relativen Mangel an dieser Substanz führen. Hier ist eine Nahrungsergänzung sinnvoll, um optimale Spiegel im Körper zu erzielen.

ALS ist notwendig, um Kohlenhydrate in Energie umzuwandeln. Daher könnte eine Zufuhr als Nahrungsergänzung die Energiebereitstellung bei der Muskelarbeit verbessern. Eine Studie legt den Schluß nahe, daß die gesteigerte Energiebereitstellung durch eine verbesserte Mitochondrienfunktion erreicht wird [1]. Als Antioxidans wirkt ALS aufgrund seiner fett- und wasserlöslichen Eigenschaften gegen ein breiteres Spektrum von freien Radikalen als die Vitamine C und E. Zudem kann ALS, im Gegensatz zu den genannten Vitaminen, in alle Bereiche des Körpers eindringen und dort seine Wirkung entfalten. In den Körperzellen wird ALS rasch in Dihydro-Alpha-Liponsäure, eine noch stärker antioxidativ wirkende Substanz, umgewandelt.

Therapeutisch wird ALS hauptsächlich bei Diabetikern zur Behandlung von Nervenleiden, sowie bei AIDS-Patienten eingesetzt. Andere Anwendungsgebiete sind z.B. Leberzirrhose, Herzerkrankungen, Trübung der Augenlinse, Morbus Parkinson, Morbus Alzheimer sowie Schwermetallvergiftungen. Obwohl beim Menschen bisher keine Mangelerscheinungen durch ungenügende ALS-Zufuhr festgestellt wurden, zeigte sich im Tierversuch bei ALS-Mangel eine Verringerung der Muskelmasse, Hirnatrophie und eine erhöhte Milchsäure-Anhäufung in der Muskulatur.

Ein für den Kraftsportler interessanter Einsatz von ALS wäre die Verbesserung der Insulinempfindlichkeit der Muskulatur [3, 4, 5, 6, 8].

Durch eine Stimulation der sog. GLUT1- und GLUT4-Glucosetransporter wird sowohl die insulinabhängige, als auch die insulinunabhängige Kohlenhydrataufnahme in die Muskulatur erhöht. So konnte in Studien mit Diabetikern eine Verringerung des Insulinbedarfs bei ALS-Supplementation beobachtet werden. Es ist durchaus vorstellbar, daß auch gesunde Personen ihre Insulinempfindlichkeit durch die Zufuhr von ALS verbessern können. Das läßt sich zumindest aus den Erfahrungsberichten von Sportlern schließen, die diese Substanz ausprobiert haben. Sie berichten von einem deutlich verbesserten »Pump« im Training sowie einer »volleren« Muskulatur.

Eine Verbesserung der Insulinempfindlichkeit optimiert auch den Aminosäuretransport in die Muskelzellen, so daß anabole Prozesse gefördert werden. Weiterhin wird die Creatin-Aufnahme in die Muskeln, die zum Großteil insulinabhängig abläuft, verbessert. Dabei scheinen die Effekte von ALS deutlich stärker auszufallen als die von Chrom, Vanadylsulfat oder Magnesium, die ebenfalls als Substanzen gelten, welche die Insulinempfindlichkeit im Körper verbessern.

novagenics	Datenblatt **Alpha-Liponsäure**
Positive Effekte	starkes Antioxidans, wichtig für die energieliefernden Prozesse im Körper; Verbesserung der Insulinempfindlichkeit, dadurch auch gesteigerte Einschleusung von Creatin in die Muskelzellen
Unbedenklichkeit	sicher
Biologische Verfügbarkeit	1. Wahl: Alpha-Liponsäure
Optimale Dosierung	als Antioxidans: 30-100mg/Tag; zur Verbesserung der Insulinempfindlichkeit: 600-1200mg/Tag, aufgeteilt auf mehrere Einzelgaben zu den Mahlzeiten
Nebenwirkungen	in seltenen fällen Magen-Darm-Störungen, Kopfschmerzen, allergische Reaktionen und Atembeschwerden möglich
Wechselwirkungen	verstärkt die Wirkung blutzuckersenkender Medikamente und die antioxidative Wirkung von Vitamin C und Vitamin E; bei einer Nahrungsergänzung mit Alpha-Liponsäure steigt der Bedarf an Vitamin B1 an;
Besondere Hinweise	magensaftresistene Tabletten nicht zerteilen; vermindert die Wirkung

ALS ist in der Apotheke in Kapselform, sowie als Tablette erhältlich, aber recht teuer. 30-100mg pro Tag reichen, um die antioxidativen Wirkungen dieser Substanz auszunutzen. Zur Verbesserung der Insulinempfindlichkeit sind allerdings höhere Dosierungen notwendig. Die untere Grenze stellen hier 300mg pro Tag dar, bessere Ergebnisse werden mit 600mg oder einer noch höheren Dosierung erreicht, aufgeteilt auf zwei bis drei Einzelgaben. Dabei sollten die Filmtabletten nicht geteilt werden, da der Überzug der Tablette die Substanz vor der Magensäure schützt.

Nebenwirkungen wurden in bisher über 30 Jahren Forschung mit ALS nicht beobachtet. Möglich wären Magenbeschwerden bei empfindlichen Personen und Einnahme auf nüchternen Magen. Die vorliegenden Tierstudien zeigen eine sehr geringe Toxizität (Giftigkeit), die akute Toxizitätsdosis wird mit 400-500mg pro Kilo Körpergewicht angegeben. Zu beachten ist allerdings, daß der Bedarf an Vitamin B1 bei ALS-Zufuhr ansteigt, so daß auch dieser Mikronährstoff vermehrt zugeführt werden sollte.

1 Barbiroli B et al.(1995) Lipoic (thioctic) acid increases brain energy availability and skeletal muscle performance as shown by in vivo 31P-MRS in a patient with mitochondrial cytopathy. J Neurol 242: 472–477
2 Biewenga GP, Haenen GR, Bast A (1997) The pharmacology of the antioxidant lipoic acid. Gen Pharmacol 29: 3156–331
3 Estrada DE, Ewart HS, Tsakiridis D, Volchuk A, Ramlal T, Tritschler HJ, Klip A (1996) Stimulation of glucose uptake by the natural coenzyme alpha-lipoic acid/thioctic acid: participation of elements of the insulin signaling pathway. Diabetes 45: 1798–1804
4 Jacob S, Henriksen EJ, Schiemann AL (1995) Enhancement of glucose disposal in patients with type 2 diabetes by alpha-lipoic acid. Arzneim Forsch 45: 872–874
5 Jacob S, Streeper RS, Fogt DL, Hokama JY, Tritschler HJ, Dietze GJ, Henriksen EJ (1996) The antioxidant alpha-lipoic acid enhances insulin-stimulated glucose metabolism in insulin-resistant rat skeletal muscle. Diabetes 45: 12024–1029
6 Nichols TW Jr (1997) Alpha-lipoic acid: biological effects and clinical implications. Alt Med Review 2: 177–182
7 Packer L, Witt EH, Tritschler HJ (1995) Alpha-lipoic acid as a biological antioxidant. Free Radic Biol Med 19: 227–250
8 Streeper RS, Henrikssen EJ, Jacob S, Hokama JY, Fogt DL, Tritschler HJ (1997) Differential effects of lipoic-acid stereoisomers on glucose metabolism in insulin-resistant skeletal muscle. Am J Physiol 273: E185–E191

Lycopin

Lycopin, auch als »Tomatenrot« bezeichnet, findet sich hauptsächlich in Tomaten und Tomatenprodukten, sowie – in geringerer Menge – in Hagebutten. Lycopin zählt, wie auch Beta-Carotin, zur Gruppe der Carotinoide und ist das natürliche Pigment, daß diesen Früchten ihre rote Farbe verleiht. Es wurde erst in den letzten Jahren als wichtiges Antioxidans identifiziert [1], obwohl es bereits seit 1994 mit der Nr. 160d als Lebensmittelfarbstoff zugelassen ist (EG-Verordnung 94/36/EG). Reife Tomaten mit dunkelroter Färbung liefern von allen Lebensmitteln am meisten Lycopin; bei den verarbeiteten Produkten bieten Tomatenmark und Ketchup den höchsten Lycopingehalt, während die Bioverfügbarkeit von Lycopin aus Tomatensaft nur sehr gering ausfällt. Die Bioverfügbarkeit der Substanz scheint sich durch Erhitzen deutlich zu verbessern, wie das englische Fachjournal »Lancet« meldete; auch der gleichzeitige Verzehr einer geringen Menge Fett erhöht, ebenso wie beim Beta-Carotin, die Bioverfügbarkeit von Lycopin.

Die antioxidative Wirkung von Lycopin übertrifft die von Beta-Carotin bei weitem; bei der Bekämpfung von freien Radikalen zeigt es sich mehr als doppelt so potent. Im Reagenzglas hemmt Lycopin die Vermehrung von Krebszellen; erste Untersuchungen am Menschen konnten ein durch Lycopin vermindertes Risiko für Herzinfarkte und einige Tumorarten (Prostatakrebs, bösartige Geschwulste des Verdauungstrakts

novagenics   Datenblatt Lycopin

Positive Effekte	wirkt stärker antioxidativ als Beta-Carotin, regelmäßige Zufuhr schützt vor einer Vielzahl von Krebsarten und Herz-Kreislauferkrankungen
Unbedenklichkeit	sicher
Biologische Verfügbarkeit	1. Wahl: Lycopin
Optimale Dosierung	3-9mg pro Tag, Supplements zu den Mahlzeiten einnehmen
Nebenwirkungen	in angegebener Dosierung keine bekannt
Wechselwirkungen	Lycopin für eine bessere Resorption mit etwas Fett aufnehmen
Besondere Hinweise	keine

und Brustkrebs) nachweisen. Bei einer höheren Lycopin-Aufnahme über die Nahrung und daraus resultierend, höheren Lycopin-Spiegeln im Körper traten diese Erkrankungen signifikant weniger auf [2]. Bei einer Auswertung der bislang vorliegenden Studien zeigten 57 von 72 Untersuchungen, daß ein regelmäßiger Tomatenverzehr zudem nicht nur das Risiko für die vorgenannten Krebsarten, sondern auch für Lungenkrebs »drastisch« senkt, sowie einen »gewissen Schutz« bietet vor Krebserkrankungen der Gebärmutterschleimhaut, der Bauchspeicheldrüse, des Mundes und der Speiseröhre [3].

Das Carotinoid Lycopin ist, ebenso wie das verwandte Beta-Carotin, frei von Nebenwirkungen und relativ preisgünstig. Für den Sportler, der seine Regenerationsfähigkeit durch die Nahrungsergänzung mit Antioxidantien verbessern möchte, ist es nachdrücklich zu empfehlen. Die übliche Dosierung liegt bei 3 bis 9mg pro Tag; eine ganze Reihe von Lycopin-Präparaten sind, teilweise in Kombination mit anderen Antioxidantien und Vitaminen, in Apotheken erhältlich.

1 Rao AV, Agarwal S (1998) Bioavailability and in vivo antioxidant properties of lycopene from tomato products and their possible role in the prevention of cancer. Nutr Cancer 31: 199–203
2 Die Welt vom 27.6.1998, zitiert nach Pharma.seiten.de
3 Giovanucci E et. al. (1999) in Journal of the National Cancer Institute, zitiert nach Onkologischer Schwerpunkt Bonn e.V. (osp-bonn.de, News vom 19.02.99)

*

5. KAPITEL

STIMULANTIEN

Ephedrin

»...Das Kat verursacht eine erfreuliche Erregung und Aufheiterung, Fernhaltung des Schlafbedürfnisses, Auffrischung der Energie in den heißen Stunden des Tages und ebenso auf langen Märschen und Nichtaufkommenlassen des Hungergefühls. So benutzen Boten und Krieger Kat, da es Nahrungsaufnahmen während mehrerer Tage unnötig macht...« So zitiert Prof. Dr. Louis Lewin seinen Freund G. Schweinfurth, der zu Beginn unseres Jahrhunderts den Jemen bereiste und dem Pharmakologen Lewin die Wirkungen des Kat-Genusses schilderte.[8] In den arabischen Ländern ist der Kat-Gebrauch auch heute noch weit verbreitet. Die Blätter und Knospen der Pflanze Catha Edulis werden gekaut oder in Form eines Aufgusses genossen. Für die stimulatorischen Effekte ist eine Substanz namens Ephedrin verantwortlich.

Während Kat in den Industrieländern relativ unbekannt ist, sind bei uns neben Medikamenten, die Ephedrin in Reinform enthalten, auch Tees und Aufgüsse in Apotheken zu bekommen, die Auszüge der Ephedra Vulgaris enthalten. Diese Pflanze ist seit über 5000 Jahren in China unter dem Namen Ma-Huang bekannt. Seit Jahrhunderten wird sie im Nahen Osten und in Europa für medizinische Zwecke eingesetzt.

Mit Ephedrin lassen sich Krämpfe der Bronchialmuskulatur, Infekte der oberen Luftwege und z.T. auch Kreislaufstörungen erfolgreich behandeln. Es wirkt als Sympathomimetikum, d.h. es stimuliert im Körper die Freisetzung von Adrenalin und Noradrenalin, erhöht die Thermogenese (Wärmebildung) und wirkt anorektisch (appetithemmend). Durch die erhöhte Ausschüttung von Adrenalin und Noradrenalin kommt es zu einer gesteigerten Fettverbrennung und einer Stimulation des zentralen Nervensystems mit verringerter Müdigkeit und Steigerung der Aufmerksamkeit. Diese Wirkungen erklären den unter Kraftsportlern verbreiteten Einsatz von Ephedrin zur Steigerung der Trainingsmotivation und zur Unterstützung von Diäten.

Gerade Athleten, die nach einem langen Arbeitstag abends noch trainieren möchten, wissen die stimulatorischen Effekte von Ephedrin zu schätzen. So kommt es ca. 30 Minuten nach der Einnahme zu einem Verschwinden von Trainingsunlust und Müdigkeit. Viele erfahren zudem im Training einen Kraftzuwachs von 5-10%, insbesondere bei den schweren Grundübungen. Die dazu verwendeten Dosierungen sind recht unterschiedlich, da die Verträglichkeit individuell stark schwankt. Die meisten Sportler nehmen 25mg 30-45 Minuten vor dem Training ein. Manche aber, besonders jene, die Ephedrin häufiger einsetzen, nehmen deutlich höhere Dosierungen ein. Daran läßt sich bereits ablesen, daß die Ephedrin-Wirkung bei häufigem Gebrauch nachläßt, weil der Körper sich an die stimulatorischen Effekte gewöhnt. Einer Gewöhnung an die Substanz kann allerdings vorgebeugt werden, indem Ephedrin zur Steigerung der Trainingsmotivation höchstens dreimal pro Woche eingesetzt wird.

Eine verbreitete Nebenwirkung dieser Anwendung von Ephedrin ist Schlaflosigkeit, vor allem, wenn die Substanz vor dem abendlichen Training eingesetzt wird. In diesem Fall sollte zunächst mit einer niedrigen Dosis (z.B. 10mg) begonnen werden und diese, je nach Verträglichkeit, langsam gesteigert werden.

Die zweite, gerade im Bodybuilding verbreitete Anwendung von Ephedrin ist die Unterstützung einer Diät. Es fördert die Thermogenese im Körper durch eine Stimulation der Beta-Rezeptoren. Im Gegensatz zum Clenbuterol, das ebenfalls häufig zu diesem Zweck eingesetzt wird und ausschließlich die Beta2-Rezeptoren stimuliert, entfaltet Ephedrin seine Wirkung zu mehr als 40% über die Beta3-Rezeptoren [6]. Die Beta2-Rezeptoren werden bei einer Stimulation sehr schnell heruntergeregelt, so daß die Wirkung von Clenbuterol innerhalb von 2-3 Wochen stark nachläßt (siehe hierzu auch unter Clenbuterol). Die Beta3-Rezeptoren dagegen reagieren auch auf eine andauernde Stimulierung recht stabil, so daß die Wirkung von Ephedrin für die Fettverbrennung wesentlich länger erhalten bleibt. Eventuell verstärkt sie sich sogar mit zunehmendem Gebrauch [2, 3], was darauf zurückgeführt wird, daß im Verlauf der Ephedrin-Anwendung das sog. braune Fettgewebe wächst und dadurch immer effizienter arbeiten kann; so wird eine gesteigerte Fettverbrennung erreicht. Tatsächlich sind fettverbrennende Wirkungen bei Gabe von Ephedrin bis zu 20 Wochen lang nachgewiesen worden [7]. Allerdings gilt das nur für die Fettverbrennung; die stimulatorischen Effekteder Substanz nehmen mit zunehmendem Gebrauch ab.

Eine weitere Wirkung von Ephedrin auf die Fettverbrennung liegt in der gesteigerten Umwandlung des Schilddrüsenhormons T4 in das wirksamere T3 [3]. Allerdings sank bei dieser Untersuchung der T3-Spiegel nach 12 Wochen wieder unter den Ausgangswert ab, so daß die stoffwechselbeschleunigende Wirkung über die Schilddrüsenhormone wohl nur 6-8 Wochen anhält. Gerade die Bodybuilder profitieren von einer weiteren Eigenschaft des Ephedrins; es entfaltet während einer Diät auch anabole Wirkungen (aber keine antikatabole Wirkung, auch wenn dies in der einschlägigen Literatur immer wieder behauptet wird). So kommt es bei einer kalorienreduzierten Diät zu einem geringeren Verlust von Muskelmasse, wenn Ephedrin eingesetzt wird [1]. Allerdings fällt diese anabole Wirkung relativ schwach aus und ist keinesfalls mit der von anabolen Steroiden zu vergleichen.

Bei den meisten Studien traten die stark fettverbrennenden Effekte von Ephedrin nur zutage, wenn es in Kombination mit Coffein eingesetzt wurde, und zwar im Verhältnis 1:10; d.h. 20mg Ephedrin und 200mg Coffein, verabreicht dreimal täglich eine halbe Stunde vor den Mahlzeiten. Manche Experten glauben sogar, daß Ephedrin oder Coffein allein keinen signifikanten Effekt auf die Fettverbrennung ausüben [7]. Bei einigen Untersuchungen wurde zusätzlich jeweils 300mg Aspirin gegeben, so entstand die bekannte Ephedrin/Coffein/Aspirin-Kombination. Allerdings scheint es fraglich, ob der Zusatz von Aspirin für Bodybuilder einen Nutzen bringt, da Aspirin nur bei übergewichtigen Personen zu einer Wirkungsverstärkung führt [5].

Dabei scheinen 75% der Wirkung, bei Ephedrin/Coffein allein, sowie in Verbindung mit Aspirin, auf einem appetithemmenden Effekt zu beruhen. So schnitt eine Kombination von Ephedrin und Coffein bezüglich Gewichtsverlust besser ab als der mittlerweile vom Markt genommene Appetitzügler Isomeride (Dexfenfluramin) [4]. Und glaubt man den Berichten der Athleten, so bewirkt Ephedrin auch allein, ohne Zusatz von Coffein, einen deutlichen Fettabbau durch diese appetithemmende Wirkung. Manche Sportler berichten darüber hinaus von einer verstärkten

Ephedrin-Wirkung, wenn gleichzeitig die Aminosäure L-Tyrosin in Dosierungen von 1g, im Abstand von 2-3 Stunden zur letzten Mahlzeit eingenommen wird.

Die meisten Sportler halten sich aber an die bewährte Kombination und nehmen 20mg Ephedrin und 200mg Coffein, manchmal auch unter Beigabe von 100-300mg Aspirin, eine halbe Stunde vor einer Mahlzeit ein. Dabei ist es ratsam, die Kombination zunächst nur einmal am Morgen einzunehmen und im Verlauf von 1-2 Wochen, wenn der Körper sich an die stimulatorischen Effekte gewöhnt hat, eine zweite Einnahme am Mittag und schließlich eine dritte am frühen Abend hinzuzufügen. Allerdings sollte für einen merklichen Fettverlust, wie bei allen diätunterstützenden Mitteln, die Kalorienzufuhr reduziert werden. Wer trotz Ephedrin/Coffein-Zufuhr seine Ernährung beibehält, wird so gut wie gar nicht von der Kombination profitieren.

Die möglichen Nebenwirkungen von Ephedrin sind zahlreich und treten bei gleichzeitiger Einnahme anderer Stimulantien (z.B. Coffein) noch häufiger auf. Dazu gehören Übelkeit, Erbrechen, Kopfschmerzen, Unruhe, Nervosität, Schlaflosigkeit, Herzklopfen, Herzrasen, Herzrhythmusstörungen, Blutdruckanstieg, Verstopfung, erschwertes Wasserlassen und Schweißausbrüche. Außerdem besitzt Ephedrin ein geringes Suchtpotential, das jedoch nicht unterschätzt werden sollte. In einem Fall wurde gar eine schwere Kardiomyopathie (Erkrankung des Herzmuskels) beobachtet. Die betroffene Person, eine 41-jährige Frau, hatte jahrelang ein ephedrinhaltiges Präparat eingenommen.[9] Überdies kann es zu Magengeschwüren und -blutungen kommen, wenn es mit Aspirin kombiniert wird. Als magenschonendere Alternative zum Aspirin bietet sich als Salicyl-Lieferant »White Willow Bark« an, ein Extrakt aus Birkenrinde, der in Kombination mit Ephedrin und Coffein in manchen US-Präparaten enthalten ist. Da aber eine zusätzliche Aspirin-Einnahme dem Bodybuilder keinen Vorteil hinsichtlich einer Leistungssteigerung, bzw. vermehrtem Fettabbau bringt, sondern allein das Potential für Nebenwirkungen erhöht, sollte grundsätzlich davon abgesehen werden.

Die Nebenwirkungen von Ephedrin, auch in Kombination mit Coffein, treten individuell sehr unterschiedlich auf. So bleiben manche Verwender davon völlig verschont, während andere die ganze Palette zu spüren bekommen. Letztere sollten sich bewußt werden, daß ihr Körper sich auf diese Weise hartnäckig gegen eine Ephedrin-Zufuhr wehrt und die Substanz besser absetzen. Da es nach dem abrupten Absetzen von Ephedrin häufig zu Stimmungsschwankungen und leichten Depressionen kommt, sollten Sportler, die bereits unter Depressionen leiden, kein Ephedrin einnehmen. Auch Personen mit erhöhtem Blutdruck, Herzerkrankungen, Schilddrüsenkrankheiten, Diabetiker und Männer mit einer vergrößerten Prostata (nicht selten unter Bodybuildern, die anabole Steroide eingesetzt haben) sollten Ephedrin meiden. Und selbst wenn manche Anwender fast gar keine Nebenwirkungen erfahren, sollte vor der Einnahme von Ephedrin immer ein Arzt konsultiert werden.

Für alle anderen gilt, daß Ephedrin sicherheitshalber ebenso langsam in der Dosis reduziert werden sollte, wie es zu Beginn gesteigert wurde. Es empfiehlt sich, die Dosis »ausschleichend«, über einen Zeitraum von zwei Wochen, auf Null zu reduzieren. Das dient auch dazu, einem mög-

novagenics   Datenblatt Ephedrin

Positive Effekte	stimuliert das zentrale Nervensystem; verbessert die Kraft- und Ausdauerleistungsfähigkeit, sowie die Reaktionsfähigkeit; fördert die Fettverbrennung, erweitert die Bronchien
Unbedenklichkeit	Sicherheit fraglich
Biologische Verfügbarkeit	1. Wahl: Ephedrin-HCl 2. Wahl: Norpseudoephedrin 3. Wahl: Pseudoephedrin
Optimale Dosierung	individuell verschieden, vorsichtig ausprobieren: zur Steigerung der Trainingsmotivation 10-30mg 30-60 Minuten vor dem Training; zur Förderung der Fettverbrennung: 20mg zusammen mit 200mg Coffein dreimal täglich 30 Minuten vor einer Mahlzeit einnehmen
Nebenwirkungen	Unruhe, Nervosität, Übelkeit, Erbrechen, Blutdruckanstieg, Schlaflosigkeit, Herzrhythmusstörungen, vermehrtes Schwitzen, Erhöhung des Blutzuckerspiegels, Kopfschmerzen, Schwierigkeiten beim Wasserlassen; nach dem Absetzen Depressionen möglich
Wechselwirkungen	Ephedrin verstärkt die Wirkung anderer Stimulantien; Verstärkung der Wirkung von MAO-Hemmern und Antidepressiva, Abschwächung der Wirkung blutzuckersenkender Medikamente, synergistische Wirkung mit Coffein für die Fettverbrennung im Verhältnis 1:10
Besondere Hinweise	Ephedrin besitzt ein nicht unbeträchtliches Suchtpotential; es ist vom IOC ab einer Konzentration von 5mcg/ml Urin als Dopingmittel eingestuft

lichen »Rebound-Effekt« bei der dann wegfallenden Appetitzügelung entgegenzuwirken. Tatsächlich berichten viele Ephedrin-Anwender, daß nach dem plötzlichen Absetzen der Substanz für einige Tage ein schier unstillbares Verlangen nach Nahrung eintritt.

Ephedrin wird auf der Dopingliste unter Stimulantien geführt. Zwar gibt es hier einen Grenzwert, der für ein positives Testergebnis überschritten werden muß, doch sollte der Sportler kein unnötiges Risiko eingehen. Der Grenzwert wird nämlich schon mit geringen Dosierungen erreicht, so daß Sportler, die sich regelmäßigen Kontrollen unterziehen müssen, Ephedrin meiden sollten; bei dopinggetesteten Wettkämpfen sollte Ephedrin in den letzten drei Tagen vor dem Ereignis nicht mehr eingesetzt werden. [10]

Entgegen anderslautenden Behauptungen ist Ephedrin (in Kombination mit Phenolphtalein, einem milden Abführmittel) in Deutschland immer noch rezeptfrei in der Apotheke erhältlich (Stand Dezember 1999), ebenso natürlich Coffein. Bei längerdauernder Einnahme des Ephedrin/Phenolphtalein-Präparats hatten einige Sportler allerdings unter Bauchschmerzen zu leiden, während die Zufuhr von reinem Ephedrin bei diesen Personen keine Beschwerden verursachte. Die Ursache dafür liegt im Dunklen; Phenolphtalein verursacht normalerweise keine derartigen Nebenwirkungen.

Vereinzelt wird auch Ma Huang als pflanzliche Alternative zu synthetischem Ephedrin angeboten. Beim Kauf eines solchen Präparats sollte auf eine ausreichende Standardisierung geachtet werden; bei einer Standardisierung von 6-8% entsprechen 250-300mg Ma Huang Extrakt etwa 20mg Ephedrin. Allerdings soll nicht verschwiegen werden, daß viele Ephedrin-Anwender selbst bei ausreichend standardisierten Ma Huang-Produkten nicht den gleichen »Kick« verspüren, wie bei einer entsprechenden Dosis reinen Ephedrins.

1 Astrup A, Buemann B, Christensen NJ, Toubro S (1992) The effect of ephedrine/caffeine mixture on energy expenditure and body composition in obese women. Metabolism 41: 686–688
2 Astrup A, Lundsgaard C, Madsen J, Christensen NJ (1985) Enhanced thermogenic responsiveness during chronic ephedrine treatment in man. Am J Clin Nutr. 42: 83–94.
3 Astrup A, Madsen J, Holst JJ, Christensen NJ (1986) The effect of chronic ephedrine treatment on substrate utilization, the sympathoadrenal activity, and energy expenditure during glucose-induced thermogenesis in man. Metabolism 35: 260–265

4 Breum L, Pedersen JK, Ahlstrom F, Frimodt-Moller J (1994) Comparison of an ephedrine/caffeine combination and dexfenfluramine in the treatment of obesity. A double-blind multi-center trial in general practice. Int J Obes Relat Metab Disord 18: 99–103
5 Horton TJ, Geissler CA (1991) Aspirin potentiates the effect of ephedrine on the thermogenic response to a meal in obese but not lean women. Int J Obes 15: 359–366
6 Liu YL, Toubro S, Astrup A, Stock MJ(1995) Contribution of beta 3-adrenoceptor activation to ephedrine-induced thermogenesis in humans. Int J Obes Relat Metab Disord 19: 678–685
7 Toubro S, Astrup AV, Breum L, Quaade F (1993) Safety and efficacy of long-term treatment with ephedrine, caffeine and an ephedrine/caffeine mixture. Int J Obes Relat Metab Disord 17 Suppl 1: S69–S72
8 Lewin L (1981) Phantastica. Neuauflage der Ausgabe von 1927, Stilke Verlag Hamburg
9 (OV, 1988) Kardiomyopathie nach Ephedrin-Mißbrauch aufgetreten. Die Neue Ärztliche, 26.10.88
10 (OV, 1988) Ephedrin in Heilpflanzen. In: Trainers Digest, Leistungssport 3/88

Coffein

Coffein ist ebenfalls ein altbekanntes Anregungsmittel. Es ist in Tee und Kaffee enthalten. Im täglichen Leben ist heute besonders der Kaffee als Stimulans nicht mehr wegzudenken. Das war nicht immer so. Aus den arabischen Ländern kommend, eroberte das bittere schwarze Getränk ab dem 15. Jahrhundert schnell Kleinasien und Europa. Doch hierzulande zog der Kaffeegenuß in vergangenen Jahrhunderten zum Teil drastische Strafen nach sich. So erklärte der Fürstbischof Wilhelm von Paderborn 1777 das Kaffeetrinken für ein Privilegium des Adels, der Geistlichkeit und des höheren Beamtenstandes. Bürgern und Bauern war es streng verboten. Es gab hohe Belohnungen für Denunzianten, die Kaffeetrinker anzeigten; in einigen Regionen Deutschlands wurde Kaffeetrinkern sogar Stockprügel angedroht.[1]

Für den Sportler hat die Einnahme von Coffein (1,3,7 Trimethylxanthin) in Form von Kaffee, Tee oder Tabletten mehrere Vorzüge. Es erregt alle Teile des zentralen Nervensystems, besonders das Großhirn. Coffein bewirkt eine Erhellung des Bewußtseins, verkürzt das Reaktionsvermögen, hebt Müdigkeit und Schläfrigkeit auf. Die motorischen Aktivitäten nehmen zu. Das Herzschlagvolumen erhöht sich, die Blutgefäße werden erweitert. Coffein mobilisiert mehrere Hormone, verbessert die Kontraktionsfähigkeit der Muskeln und erhöht die Metabolisierungsrate von Fetten und Kohlenhydraten zur Energiegewinnung. Während der Einfluß des Coffeins auf den Energiestoffwechsel (verbesserte Aufnahme freier Fettsäuren durch die Muskelzellen und verstärkter Abbau muskeleigener Triglyzeride haben insgesamt einen glycogensparenden Effekt) vor allem Ausdauersportlern zugute kommt, sind die Auswirkungen auf Reaktionsvermögen, Muskelkontraktion und Trainingsintensität auch für Kraftsportler von Vorteil. In der Kraftsportszene ist daher der Gebrauch von Coffein sehr verbreitet.

Die stimulierenden Effekte von Coffein sind dabei abhängig vom Befinden des Sportlers. So treten die aktivierenden Wirkungen umso deutlicher in Erscheinung, je größer die Ermüdung bzw. Erschöpfung des Athleten ist. Die Effekte werden auch vom gewohnheitsmäßigen Coffein-Genuß beeinflußt. Wer täglich 5-6 Tassen Kaffee trinkt, erfährt in der Regel von einer zusätzlichen Coffein-Dosis kaum noch eine Stimulation. Entsprechende Studien zeigen, daß in solchen Fällen jeglicher Coffeinkonsum für mindestens vier Tage eingestellt werden muß, um wieder in den Genuß der leistungssteigernden Wirkungen von Coffein zu kommen. Daher führt auch die – bei vielen Kraftsportlern beliebte – regelmäßige Anwendung von Coffein vor dem Training schnell zu immer schwächeren Effekten.

Obwohl Coffein in unserer Gesellschaft weit verbreitet ist, ist die Substanz nicht frei von Nebenwirkungen. Wer als gewohnheitsmäßiger, starker Kaffeetrinker für einige Tage den Coffein-Konsum auf Null reduziert, kann dabei leichte Entzugserscheinungen wie Müdigkeit, Kopfschmerzen und vegetative Störungen entwickeln. Die Nebenwirkungen des Coffeingebrauchs in Megadosen beinhalten ein teilweise extremes Ansteigen des Blutdrucks, Kopfschmerzen, Schizophrenie, Vergrößerungen der Prostata, Akne, Irritationen, Schlaflosigkeit und sozial auffälliges Verhalten. [2]

Auch wenn die Theorie einer erhöhte Freisetzung von Fettsäuren durch Coffein schlüssig scheint, ein merklicher Fettverlust kommt nur bei einem gleichzeitigen Kaloriendefizit in der Ernährung zustande. Darüber hinaus ist Coffein als fettverbrennende Substanz allein wenig hilfreich. Seine diesbezüglichen Wirkungen entfaltet es erst in Kombination mit Ephedrin (siehe hierzu unter Ephedrin). Die Kombination mit Ephedrin erhöht allerdings auch die Gefahr möglicher Nebenwirkungen. Daher sollte, wenn überhaupt, Coffein nur mit Ephedrin, nicht aber mit anderen Stimulantien kombiniert werden.

Darüber hinaus wirkt Coffein entwässernd. Wer also viel Kaffee trinkt, sollte auf eine ausreichende Flüssigkeitszufuhr achten. Sportler, die Coffein zur Leistungssteigerung einsetzen, müssen bedenken, daß sich ein durch Coffein-Zufuhr ausgelöster Wasserverlust langfristig leistungsmindernd auswirken kann, besonders wenn bei hohen Außentemperaturen trainiert wird.

Wegen seinen deutlichen Auswirkungen auf die körperliche Leistungsfähigkeit ist Coffein vom IOC seit 1984 als Dopingmittel eingestuft. Dafür wurde zum ersten Mal ein Mengenlimit festgesetzt. Ab einer Konzentration von 15mcg/ml Harn wurde ein Dopingtest positiv bewertet. Später wurde die Grenze auf den noch heute gültigen Wert von 12mcg/ml Harn gesenkt. Doch diese Grenze ist immer noch relativ hoch angesetzt. Schwarten und Baron führten 1986 eine Studie mit 13 Fußballspielern durch. Eine Gruppe erhielt 240mg Coffein in Form von Kaffee, die andere 600mg in Tablettenform. Sie stellten fest, daß sich die moto-

novagenics Datenblatt Coffein

Positive Effekte	stimuliert das zentrale Nervensystem; verbessert das Reaktionsvermögen und die Kontraktionsfähigkeit der Muskeln; leichter Kraftzuwachs im Training, verbesserte Ausdauerleistungsfähigkeit, erhöhte Freisetzung von Fettsäuren
Unbedenklichkeit	sicher in angegebener Dosierung
Biologische Verfügbarkeit	1. Wahl: Coffein (Kaffee oder in Tablettenform) 2. Wahl: Guarana (für Personen mit Magenproblemen besonders zu empfehlen)
Optimale Dosierung	200-300mg, 30 bis 60 Minuten vor dem Training einnehmen
Nebenwirkungen	in angegebener Dosierung unwahrscheinlich; bei höheren Dosierungen (individuelle Empfindlichkeit verschieden) bei empfindlichen Personen Magenprobleme möglich, ansonsten Herzklopfen, Blutdruckerhöhung, Kopfschmerzen, Nervosität, feines Fingerzittern, Unruhe, Schlaflosigkeit, vermehrtes Schwitzen, Herzrhythmusstörungen
Wechselwirkungen	Coffein verstärkt die Wirkung anderer Stimulantien; synergistische Wirkung mit Ephedrin zur Förderung des Fettabbaus im Verhältnis 10:1
Besondere Hinweise	in Mengen ab 12mcg/ml Urin als Dopingmittel eingestuft

risch anregende Wirkung einer hohen Dosis Coffein (600mg) kaum von einer niedrigeren unterscheidet. Es sei daher nicht erforderlich bzw. ratsam, dem Athleten zur Leistungssteigerung extrem hohe Dosen zu verabreichen. [3]

Die Gefahr eines positiven Dopingtest ist bei dem aktuellen Grenzwert von 12mcg/ml Harn unwahrscheinlich (zum Zeitpunkt der Untersuchung galt noch die Grenze von 15mg/ml Harn, die Autoren empfahlen damals, den Grenzwert zu senken, da er »deutlich zu hoch angesetzt sei«), es wären nur vier Fußballspieler aus der Tablettengruppe (600mg) als positiv getestet worden. In der 240mg-Gruppe hätten alle den Dopingtest bestanden.

Die effektive Dosierung von Coffein als erlaubtes ergogenes Mittel ist daher mit 200 bis 300mg anzusetzen, was etwa zwei bis drei Tassen Kaffee entspricht. Ein positiver Dopingtest bei dieser Menge ist sehr unwahrscheinlich. Der Serumspiegel im Blut erreicht nach etwa 30 bis 60 Minuten seinen Höchststand, weshalb die Coffeinzufuhr innerhalb dieses Zeitraums vor dem Training erfolgen sollte. Die Halbwertzeit im Körper beträgt etwa 4 Stunden. Hatfield [4] empfiehlt zur gesteigerten Nutzung von Fettsäuren aus den Depots im Körper 2,5 bis 3mg Coffein pro kg Körpergewicht vor dem Training. Das entspräche einer Dosis von 250 bis 300mg für einen 100kg schweren Athleten. Coffein darf zu diesem Zweck aber nicht mit Niacin, einem Vitamin der B-Gruppe, kombiniert werden, da Niacin die Freisetzung von Fettsäuren aus den Fettzellen hemmt. Niacinamid dagegen hat keinen Einfluß auf den Fettstoffwechsel. Sportler, die an Magengeschwüren leiden, sollten Coffein ganz meiden, da es die Produktion von Magensäure stark anregt. [3]

1 Lewin L (1981) Phantastica. Neuauflage der Ausgabe von 1927, Stilke Verlag Hamburg
2 Chinery, S (1984) In Quest Of Size. L&S Research, Tom's River
3 Schwarten K, Baron D (1986) Untersuchungen über den Einfluß von Coffein auf die körperliche Leistungsfähigkeit. Leistungssport 2/86
4 Hatfield FC (1987) Ergogenesis – Peak Athletic Performance Without Drugs. Contemporary Books, Chicago

Mate

Mate ist ein Getränk, das aus den Blättern des lateinamerikanischen Baumes Ilex Paraguariensis zubereitet wird. Es wird in Argentinien und Paraguay als Anregungsmittel verwendet. Es enthält das sog. Matein, eine Form des Coffeins, sowie die Vitamine C, B1 und B2.

Mate eignet sich als Anregungsmittel für Training und Wettkampf. Matein wirkt stärker als Coffein, ohne jedoch wie dieses bei höherer Dosierung Handzittern und Unruhe hervorzurufen. [1] Mate dürfte, ebenso wie Kaffee oder Tee, Konzentration und Koordination, wie auch die Ausdauerleistung fördern. Über die exakte Dosierung zur Leistungssteigerung ist nichts bekannt; sie dürfte durch Ausprobieren aber schnell herausgefunden werden. Mate ist nicht toxisch und in moderaten Dosierungen als sicher anzusehen. [2]

Mate ist nicht als Dopingmittel eingestuft, doch eine Wirkstoffkonzentration nahe am für Coffein festgesetzten Mengenlimit könnte u.U. einen positiven Dopingtest nach sich ziehen.

1 Hatfield, FC (1991) Yerba Mate. Muscle & Fitness 11/91
2 Griffith, HW (1988) The Complete Guide To Vitamins, Minerals & Supplements. Fisher Books, Tuscon

novagenics Datenblatt Mate

Positive Effekte	stimuliert das zentrale Nervensystem; verbessert das Reaktionsvermögen und die Kontraktionsfähigkeit der Muskeln; leichter Kraftzuwachs im Training, verbesserte Ausdauerleistungsfähigkeit, erhöhte Freisetzung von Fettsäuren
Unbedenklichkeit	sicher in moderater Dosierung zur Steigerung der Trainingsmotivation
Biologische Verfügbarkeit	1. Wahl: Matein 2. Wahl: Auszüge in Form von Tees, Saft oder Kapseln
Optimale Dosierung	nicht bekannt; individuelle Verträglichkeit selbst herausfinden
Nebenwirkungen	in hohen Dosen ähnlich dem Coffein (individuelle Empfindlichkeit verschieden) bei empfindlichen Personen Magenprobleme möglich, ansonsten Herzklopfen, Blutdruckerhöhung, Kopfschmerzen, Nervosität, Schlaflosigkeit, vermehrtes Schwitzen, Herzrhythmusstörungen
Wechselwirkungen	Matein verstärkt die Wirkung anderer Stimulantien; vermutlich synergistische Wirkung mit Ephedrin zur Förderung des Fettabbaus, ähnlich dem Coffein
Besondere Hinweise	selbst kein Dopingmittel, doch als coffeinverwandte Substanz vermutlich wie Coffein einzustufen, das auf der Dopingliste steht

6. KAPITEL

SUBSTANZEN MIT EINFLUSS AUF DEN HORMONSTOFFWECHSEL

Tribulus terrestris

Das erste Produkt, das Tribulus terrestris enthielt, war das bulgarische Tribestan. Schnell folgten andere Firmen, die ebenfalls Extrakte dieser Pflanze anboten. Heute bietet praktisch jede namhafte Sporternährungsfirma im Ausland, aber auch einige Firmen in Deutschland ein Tribuluspräparat an.

Das Originalprodukt Tribestan wird in Osteuropa seit den späten 70er Jahren als Sexualtonikum, als Aphrodisiakum und zur Behebung einer Keimdrüsenunterfunktion eingesetzt [2, 3]. Zwar ist der endgültige Wirkmechanismus noch nicht geklärt, doch scheint es bei Gabe von Tribulus zu einer Erhöhung des LH-Spiegels im Körper zu kommen, mit nachfolgendem Testosteronanstieg. So konnte in einer Studie von Milanov et al. [1] gezeigt werden, daß eine fünftägige Zufuhr von Tribestan zu einer Erhöhung des LH-Spiegels um 72%, des Testosteronspiegels um 40% und des Östrogenspiegels um 81% führte.

Bei Frauen kam es unter Tribestan zu einem Anstieg des FSH- und des Östrogenspiegels, bei Männern wurde eine Erhöhung der Spermienproduktion, des Ejakulatvolumens und eine Steigerung der Libido festgestellt. Davon berichten auch Bodybuilder, die Tribestan ausprobiert haben. Andere Effekte, die bei Milanov et al. erwähnt werden, sind ein Rückgang des Cholesterinspiegels bei einigen Versuchspersonen, sowie ein verbessertes Wohlbefinden. Es darf allerdings nicht unerwähnt bleiben, daß alle diese Untersuchungen von der Tribestan-Herstellerfirma Sopharma finanziert wurden. Das macht sie nicht wertlos, doch sollte man bei der Interpretation der Ergebnisse Vorsicht walten lassen.

Desweiteren, und das ist der entscheidende Punkt, wurden diese Ergebnisse nur bei der Verabreichung des Originalprodukts Tribestan beobachtet. Es existiert nicht eine Studie, die das Tribulus-Präparat einer anderen Firma auf seine Wirkungen untersucht hat. Allerdings gibt es eine Untersuchung von Tribulus-Supplements verschiedener Hersteller auf deren Wirkstoffgehalt (durchgeführt auf Veranlassung von »Bodybuilding-Guru« Jeff Feliciano). Dabei wurde festgestellt, daß die Wirkung vor allem davon abhängt, ob ein Tribulus terrestris-Extrakt vorliegt. Viele Firmen verwenden lediglich zermahlene Bestandteile dieser Pflanze. Der wirksame Extrakt hat eine rötlich-braune Farbe und liegt als feines Pulver vor. Bei Felicianos Untersuchung wurde der Gehalt an Protodioscin und Protogracillin, beides Substanzen, die für die pharmakologischen Wirkungen von Tribestan verantwortlich gemacht werden, untersucht. Während Tribestan zwischen 51% und 57% des Extraktes enthielt, wiesen alle anderen getesteten Präparate nur Bruchteile davon auf, teilweise sogar weniger als 1%. Selbst die Tribulus-Präparate namhafter US-Firmen, die ansonsten für gute Qualität bürgen, schnitten erheblich schlechter ab als das Originalpräparat. Das erklärt auch, warum so viele Sportler, die Tribulus-Präparate verwendet haben, eine Enttäuschung erlebten; nur wenige konnten subjektiv von einer Wirkung berichten. Doch selbst in

novagenics Datenblatt **Tribulus terrestris**

Positive Effekte	erhöht den Gonadotropin- und Testosteronspiegel bei Männern, zusätzlich mild entwässernder Effekt
Unbedenklichkeit	sicher in angegebener Dosierung
Biologische Verfügbarkeit	1. Wahl: Protodioscin, Protogracillin (Tribestan)
Optimale Dosierung	750-1500mg pro Tag (abhängig vom Körpergewicht), aufgeteilt auf 3-4 Einzelgaben zu den Mahlzeiten
Nebenwirkungen	bei empfindlichen Personen östrogenbedingte Nebenwirkungen wie Wasserspeicherung und Gynäkomastie möglich
Wechselwirkungen	keine bekannt
Besondere Hinweise	Frauen sollten das Präparat wegen einer möglichen Überstimulation der Eierstöcke auf keinen Fall einnehmen

diesen Fällen dürfte es sich vermutlich um eine Placebowirkung gehandelt haben.

So bleibt festzuhalten, daß bis zum Beweis des Gegenteils allein Tribestan, dem bulgarischen Originalprodukt, eine meßbare Wirkung zugeschrieben werden kann. Hierbei muß man sich vor Augen halten, daß Tribulus terrestris-Bäume, die für die Tribestan-Herstellung verwendet werden, nur in einer Region in Bulgarien wachsen und nur zu einer ganz bestimmten Jahreszeit geerntet werden. Weiterhin hat der Hersteller Sopharma diese Pflanzen so gezüchtet, daß sie einen besonders hohen Gehalt an den aktiven Wirkstoffen Protodioscin und Protogracillin enthalten. Und selbst von diesen hochpotenten Pflanzen werden 3kg benötigt, um nur eine Packung Tribestan herzustellen.

Es bleibt zu hoffen, daß bald auch andere namhafte Sporternährungsfirmen wirksame Tribuluspräparate anbieten. Bis dahin kann dem an Tribulus interessierten Sportler nur zur Verwendung des Originalpräparats Tribestan geraten werden. Das ist allerdings nicht einfach zu beschaffen. Eine Bestellung über das Internet geht zwar problemlos vonstatten, doch stellt sich wieder einmal die lästige Klassifizierungs-Hürde. Der sicherste Weg ist die Bestellung mit Rezept über eine Apotheke.

Die empfohlene Dosierung von Tribestan beträgt 750-1500mg pro Tag. Diese Dosis sollte wegen der kurzen Halbwertzeit des Produkts (ca. 2,5 Stunden) auf drei bis vier Einzelgaben aufgeteilt werden. Am wirkungsvollsten scheint Tribestan den Berichten von Sportlern nach dann zu sein, wenn die körperliche LH-Produktion erniedrigt ist, z.B. bei Übertraining oder nach einer Steroid- oder Prohormon-Einnahme. In solchen Fällen scheint sich durch Zufuhr von Tribestan das körpereigene Hormonsystem deutlich schneller zu regenerieren. Bei jenen Sportlern, die das Originalpräparat verwendet haben, genießt Tribestan übrigens auch zur Steigerung der Libido einen guten Ruf, so daß es zu diesem Zweck von zunehmend mehr Nichtsportlern eingesetzt wird. Bei manchen Sportlern wirkt Tribestan schwach diuretisch (entwässernd), was ein Bodybuilder eher positiv bewerten dürfte.

In den USA liegt der Preis für Tribestan bei 30-40 Dollar pro Packung mit 90 Tabletten, so daß eine Tribestan-Einnahme recht teuer werden kann. Die meisten Sportler wenden es daher in Zyklen an, z.B. 4 Wochen Einnahme, gefolgt von einer ebenso langen Pause. So wird auch einer Gewöhnung des Körpers an das Produkt und einem eventuellen Wirkungsverlust vorgebeugt. Der bei Gabe von Tribestan neben dem

Testosteronanstieg gleichzeitig erfolgende Östrogenanstieg kann allerdings zu den bekannten Nebenwirkungen führen, z.B. vermehrter Wasserspeicherung oder Gynäkomastie. Bei Einnahme von anderen Tribuluspräparaten wurden derartige Nebenwirkungen bislang nicht berichtet, was allerdings als weiterer Hinweis auf die fehlende Potenz dieser Präparate zu werten ist. Nebenwirkungen – außer den erwähnten, östrogenbedingten Begleiterscheinungen – sind nicht dokumentiert.

Bei Frauen fördert Tribestan ebenfalls die Funktion der Keimdrüsen, doch der so im weiblichen Körper erzielte Östrogenanstieg wird zu keiner Leistungssteigerung führen. Außerdem wäre es denkbar, daß es bei längerdauernder Einnahme zu einer Überstimulation der Eierstöcke mit möglicher Zystenbildung kommen kann, so daß Frauen dieses Präparat meiden sollten.

1 Milanov S, Maleeva E, Tashkov M (1981) Tribestan effect on the concentration of some hormones in the serum of healthy subjects. Company documentation
2 Tomova M, Gyulemetova R, Zarkova S: An agent for stimulation of sexual function. Patent (11) 27584 A61K35/1978
3 Viktorov IV, Kaloynov D, Lilov A, Ziantanova L, Kasabov VI (1982) Clinical investigation on Tribestan in males with disorders in the sexual function. Scientific technical report Sopharma

Chrysin

Chrysin ist ein pflanzliches Präparat, das bei in vitro-Versuchen (Tests im Reagenzglas) eine aromatasehemmende Wirkung zeigt [1]: Es verhindert die Umwandlung von Androgenen in Östrogene und bietet damit für Bodybuilder zumindest theoretisch Vorteile. Bei Einnahme von Prohormonen und anabolen Steroiden könnte mit Hilfe von Chrysin der Östrogenspiegel niedrig gehalten und damit eine Wasserspeicherung unter der Haut oder eine Gynäkomastie (Bildung einer weiblichen Brust beim Mann durch eine Verschiebung des Hormongleichgewichts) vermieden werden.

Auch Natural-Athleten könnte eine Absenkung des Östrogenspiegels durch Hemmung der Umwandlung von natürlichem Testosteron in Östrogene zu einer Erhöhung des Androgenspiegels verhelfen, da in diesem Fall in der Hirnanhangdrüse LH und FSH als Steuerungshormone für die Keimdrüsen ansteigen. Das hängt damit zusammen, daß das Zwischenhirn empfindlicher auf Östrogene, als auf Androgene reagiert, d.h. bei einem erhöhten Östrogenspiegel kommt es noch stärker als bei einem erhöhten Androgenspiegel zu einem Abfall von LH und FSH und damit zur berüchtigten negativen Rückkopplung mit einer Verminderung der Testosteronproduktion bei Männern.

Doch scheint dies alles graue Theorie zu sein, wenn es um Chrysin geht. Es liegen keine verläßlichen Studien vor, die eine Wirksamkeit von Chrysin bei Menschen belegen; auch die Rückmeldungen der Athleten sind verhalten. Es scheint fast so, als wäre Chrysin als Aromatasehemmer kaum von Nutzen, da es im Körper nur schlecht resorbiert wird. Viele Athleten haben, trotz Zufuhren von mehreren Gramm Chrysin pro Tag, keine spürbaren Effekte erfahren.

Berücksichtigt man gleichzeitig seinen hohen Preis, so fällt eine Nahrungsergänzung mit Chrysin, vor allem bei gleichzeitiger Steroid- oder Prohormoneinnahme sehr teuer aus, so daß die meisten Athleten lieber auf bewährte synthetische Aromatasehemmer wie Anastrozol oder Aminoglutethimid zurückgreifen, oder Östrogenrezeptorenblocker wie Mesterolon, Tamoxifen oder Clomiphen verwenden. Zusätzlich ist bei hohen Dosen Chrysin neben der aromatasehemmenden Wirkung auch eine Hemmung der 5-Deiodinase möglich, was die Umwandlung des Schilddrüsenhormons T4 in das stoffwechselaktivere T3 hemmt; das

novagenics Datenblatt **Chrysin**

Positive Effekte	Aromatasehemmer; verhindert in vitro effektiv die Umwandlung von Androgenen in Östrogene
Unbedenklichkeit	sicher in angegebener Dosierung
Biologische Verfügbarkeit	1. Wahl: Chrysin
Optimale Dosierung	mindestens 1-3g pro Tag, aufgeteilt auf mehrere Einzelgaben
Nebenwirkungen	keine bekannt
Wechselwirkungen	in höheren Dosierungen Hemmung der Umwandlung des Schilddrüsenhormons T4 in das wirksamere T3 möglich
Besondere Hinweise	Wirksamkeit bisher nur im Reagenzglas nachgewiesen; aufgrund der schlechten Resorbierbarkeit im Körper beim Menschen vermutlich kaum wirksam

würde den Stoffwechsel insgesamt verlangsamen.

Wer Chrysin trotzdem ausprobieren möchte, der sollte 1-3g über den Tag verteilt zuführen, wenn Steroide oder Prohormone eingenommen werden. Ein Natural-Athlet profitiert in der Regel aufgrund der schlechten Resorption im Körper ebensowenig von einer Chrysin-Einnahme, wie der pharmazeutisch unterstützte Athlet, obwohl bei letzterem die oben dargelegte Theorie bei synthetischen Aromatasehemmern zumindest solange funktionieren dürfte, bis sich ein neues hormonelles Gleichgewicht im Körper eingestellt hat.

Chrysin ist in Deutschland bislang nicht erhältlich, kann jedoch im EU-Ausland oder in den USA erworben werden. Bei der Einfuhr nach Deutschland sind allerdings Probleme zu erwarten, da Chrysin hier wahrscheinlich apothekenpflichtig wäre, wenn nicht gar als Arzneimittel angesehen würde.

1 Kellis JT Jr, Vickery LE (1984) Inhibition of human estrogen synthetase (aromatase) by flavones. Science 225: 1032-4

Guggulsterone

Die sog. Guggulsterone aus der Pflanze Commiphora mukul (auch als Guggullipid bezeichnet) werden bereits seit Jahrhunderten in der indischen, ayurvedischen Medizin verwendet. Für den Sportler, besonders für Bodybuilder, sind Guggulsterone als effektives, diätunterstützendes Mittel interessant.

Während einer kalorienreduzierten Ernährung verlangsamt sich der Stoffwechsel im Verlauf von einigen Wochen. Diese Schutzfunktion des Körpers macht durchaus Sinn; sie wird automatisch aktiv, wenn die Nahrungsmenge sinkt. So konnte sich der Organismus des frühen Menschen gegen eine Unterversorgung mit Kalorien, mithin eine drohende Hungersnot, wehren und gleichzeitig Körperfunktionen und Leistungsfähigkeit auch in Zeiten eingeschränkter Nahrungsaufnahme sicherstellen. Heute, in einer Zeit des Nahrungsüberflusses und weitverbreitetem Übergewicht stellt diese Schutzfunktion eher ein lästiges Ärgernis dar.

Wer sich einmal einer Diät unterzogen hat, ist gewiß schon auf diese frustrierende Tatsache gestoßen: Nach anfänglichen Erfolgen beim Gewichtsverlust ist man bald gezwungen, die Nahrungsaufnahme immer mehr zu reduzieren, um weiter Fett zu verlieren. Dieser Umstand ist in erster Linie auf eine verringerte Ausschüttung von Schilddrüsenhormonen, sowie eine reduzierte Umwandlung des Schilddrüsenhormons T4 in (die wirksamere Form) T3 zurückzuführen. Hier nun greifen die Guggulsterone ein: Es wird vermutet, daß der Schilddrüsenhormonspiegel nicht so stark absinkt, bzw. daß die Umwandlung von T4 in T3 trotz Kalorienreduktion nicht so stark gedrosselt wird, wenn Guggulsterone eingenommen werden [5]. Leider existieren dazu noch keinerlei verläßliche Studien am Menschen, doch die Rückmeldungen von Bodybuildern, die Guggulsterone eingesetzt haben, sind durchweg positiv: Der Stoffwechsel bleibt »auf Trab« und der Fettverlust läuft kontinuierlicher ab; das bekannte »Einschlafen« des Stoffwechsels wird entweder deutlich hinausgezögert oder ganz verhindert. Auch wenn die Wirkung von Guggulsteronen nicht mit der von synthetischen Schilddrüsenhormonen zu vergleichen ist, so sind die Effekte doch deutlich spürbar.

Die Kombination mit Phosphaten (siehe hierzu unter Phophor) scheint die Guggulsteron-Wirkung durch synergistische Effekte noch zu verstärken. Bei vielen Bodybuildern genießt das Präparat Metabolic Thyrolean der US-Firma Prolab, das genau diese Kombination enthält, einen guten Ruf. Die Wirksamkeit von Metabolic Thyrolean konnte in einer Studie eindrucksvoll belegt werden: Eine Gruppe übergewichtiger Frauen, die das Produkt erhielten, verloren mehr als doppelt so viel Fett wie die Vergleichsgruppe, der ein Placebo verabreicht wurde [1]. Man könnte bemängeln, daß diese Untersuchung von der Herstellerfirma finanziert wurde, doch stehen die Namen der Mitautoren der Studie (Will Brink und Jose Antonio, die in der Bodybuildingszene einen guten Ruf genießen) für die Glaubhaftigkeit der Ergebnisse.

Auch ein Kombinationspräparat mit Forskolin wird mittlerweile angeboten. Dieser Pflanzenextrakt hebt den Spiegel des zahlreiche Zellvorgänge regelnden cAMP im Körper an. So ist theoretisch eine verstärkte Fettverbrennung möglich, ebenso soll die Produktion von Schilddrüsenhormonen optimiert werden.

Nach den Berichten von Bodybuildern scheint die gleichzeitige Einnahme der Ephedrin/Coffein-Kombination (siehe hierzu unter Ephedrin) und Guggulsteronen mit Phosphaten den Fettabbau geradezu dramatisch zu beschleunigen. Viele Sportler vergleichen die Wirkung mit der von Clenbuterol, kombiniert mit niedrig dosierten synthetischen Schilddrüsenhormonen.

Allerdings scheint es, entgegen den Werbeaussagen mancher Hersteller, nicht zu einer Beschleunigung des Stoffwechsels in der Aufbauphase zu kommen. Glaubt man den Sportlern, die Guggulsterone eingesetzt haben, so verhindern diese lediglich ein Absinken der Stoffwechselrate bei einer Kalorienreduktion, zu einer Beschleunigung des Stoffwechsels bei normaler Ernährung kommt es dagegen kaum.

Ein weiteres Einsatzgebiete für Guggulsterone ist z.B. Akne, wo diese sogar eine bessere Wirkung zeigten als Tetracyclin, ein Antibiotikum, das häufig zur Behandlung dieser Hauterkrankung eingesetzt wird [4]. Auch erhöhte Blutfettwerte konnten durch die Einnahme von Guggulsteronen gesenkt werden [2, 3], was ebenfalls mit der erhöhten Ausschüttung von Schilddrüsenhormonen zusammenhängen könnte.

Nebenwirkungen sind bislang nicht bekannt geworden. Da Guggulsterone lediglich den Schilddrüsenhormon-Stoffwechsel in einer Diät normalisieren, statt ihn über ein Normalmaß hinaus beschleunigen, kommt es nicht zu Symptomen wie Herzrasen, Unruhe, Schlaflosigkeit, Fingerzittern etc., die für eine Schilddrüsen-Überstimulation typisch wären. Ebenfalls unbegründet sind Ängste, daß es nach dem Absetzen des Präparates vorübergehend zu einer Unterfunktion der Schilddrüse kommt, wie dies nach der Einnahme von synthetischen Schilddrüsen-

novagenics Datenblatt **Guggulsterone**

Positive Effekte	fördert die körpereigene Produktion und Ausschüttung von Schilddrüsenhormonen, wirkt dadurch dem Absinken der Stoffwechselrate während einer Diät entgegen; senkt den Cholesterinspiegel; wirkt gegen Akne
Unbedenklichkeit	sicher
Biologische Verfügbarkeit	1. Wahl: Guggulsterone aus Commiphora mukul
Optimale Dosierung	60-90mg pro Tag, verteilt auf zwei bis drei Einzelgaben
Nebenwirkungen	keine bekannt
Wechselwirkungen	Phosphate verstärken die fettverbrennende Wirkung von Guggulsteronen; ebenso die gleichzeitige Anwendung der Ephedrin/Coffein-Kombination
Besondere Hinweise	nach Möglichkeit ein standardisiertes Präparat verwenden; brauner Extrakt gilt als wesentlich wirksamer als gelber Extrakt

hormonen häufig beobachtet wird. Weder ist dies in der wissenschaftlichen Literatur dokumentiert, noch hatte einer der Athleten, die Guggulsterone eingesetzt hatten, darunter zu leiden.

In Deutschland ist zum Zeitpunkt der Drucklegung dieses Buches nur ein Guggulsteron-Präparat (in Kombination mit Forskolin) erhältlich. Im Ausland genießen die Guggulsterone-Produkte der Firmen Syntrax und Prolab einen guten Ruf. Die Qualität von Guggulsteron-Produkten läßt sich übrigens anhand der Farbe bestimmen: Enthalten die Kapseln ein braunes Pulver, so spricht das für eine gute Qualität; gelbes Pulver gilt als deutlich weniger wirksam.

Die empfohlene Dosis liegt bei 60-90mg wirksamer Guggulsteron-Extrakt pro Tag, verteilt auf zwei oder drei Einnahmen. Meist sind diese Extrakte auf 5% oder 10% standardisiert, so daß, abhängig vom Gehalt an Guggulsteronen, 600-1800mg in Kapselform eingenommen werden. Eine Einnahme in Zyklen wäre sicherlich sinnvoll, doch da der Einsatz ohnehin nur während einer Diät Sinn macht, muß darüber nicht weiter nachgedacht werden. Die meisten Athleten verwenden Guggulsterone während der gesamten Diätphase, also bis zu drei Monaten, ohne nennenswerten Wirkungsverlust oder Probleme.

1 Kalman D, Colker CM, Antonio J, Torina GC, Brink WD, Shi Q (1999) Effects of a guggulsterones extract-phosphate salt based product on body composition and energy levels in overweight adults. Med Sci Sports Exerc 31 (Suppl): Abstract 469
2 Nityanand S, Srivastava JS, Asthana OP (1989) Clinical trials with gugulipid. A new hypolipidaemic agent. J Assoc Physicians India 37: 323–8
3 Singh RB, Niaz MA, Ghosh S (1994) Hypolipidemic and antioxidant effects of Commiphora mukul as an adjunct to dietary therapy in patients with hypercholesterolemia. Cardiovasc Drugs Ther 8: 659–664
4 Thappa DM, Dogra J (1994) Nodulocystic acne: oral gugulipid versus tetracycline. J Dermatol 21: 729–31
5 Tripathi YB, Malhotra OP, Tripathi SN (1984) Thyroid stimulating action of Z-guggulsterone obtained from Commiphora mukul. Planta Med 1: 78–80

Ipriflavon

Ipriflavon gehört zur Gruppe der Flavone; die korrekte Bezeichnung lautet 7-Isopropoxyisoflavon. In Ungarn und Italien wird dieser Wirkstoff in den Präparaten Osteochin bzw. Osteofix als Medikament gegen Osteoporose angeboten. Es verstärkt die Wirkung von Östrogen am Knochen und vermindert dadurch den Abbau von Knochenmasse bei Frauen in den Wechseljahren [1].

Die Kraftsportszene wurde auf Ipriflavon aufmersam, als Ergebnisse von Tierversuchen der entwickelnden Firma Chinoin in Ungarn bekannt wurden. Die Tiere erfuhren einen sog. Neuverteilungseffekt, ähnlich wie bei Verabreichung von Clenbuterol: Die fettfreie Körpermasse vergrößerte sich, während der Körperfettanteil eher abnahm. Das wies auf ein leistungssteigerndes Potential hin, auch wenn bis heute nicht eindeutig geklärt werden konnte, wie diese anabole Wirkung bei den Tieren zustande kam.

Allerdings scheint, wie so oft, auch hier die Übertragbarkeit der Ergebnisse auf den Menschen nicht gegeben zu sein: Die Rückmeldungen von Athleten, die Ipriflavon verwendet haben, waren fast durchweg negativ. Die wenigen, die glaubten eine positive Wirkung zu verspüren, erfuhren vermutlich nur einen Placeboeffekt.

Die therapeutischen Dosierungen von Ipriflavon liegen im Bereich von 200-600mg täglich. Bodybuilder haben bis zu zwei Gramm pro Tag eingenommen, ohne daß ein spürbarer anaboler Effekt zustande kam. Allerdings berichteten manche, daß Rückenschmerzen und andere Beschwerden am passiven Bewegungsapparat gelindert wurden, bzw.

novagenics Datenblatt Ipriflavon

Positive Effekte	vermindert den Abbau von Knochenmasse; im Tierversuch anabole Wirkung, beim Menschen allerdings nicht; evtl. hilfreich bei Überlastungserscheinungen am passiven Bewegungsapparat
Unbedenklichkeit	sicher
Biologische Verfügbarkeit	1. Wahl: 7-Isopropoxyisoflavon
Optimale Dosierung	bei Osteoporose: 200-600mg pro Tag, aufgeteilt auf 2-3 Einzelgaben zu den Mahlzeiten; für Bodybuilder mit Verletzungsproblemen: bis zu 1000mg pro Tag, Einnahme ebenso
Nebenwirkungen	Magen-/Darm-Beschwerden möglich (selten)
Wechselwirkungen	verstärkt die Wirkung von Östrogenen am Knochen
Besondere Hinweise	scheint beim Menschen keinen Neuverteilungseffekt ähnlich wie bei Clenbuterol-Gabe auszulösen; milde Wirkung beim Abheilen von Verletzungen des unteren Rückens; rezeptpflichtig

schneller abheilten. Wissenschaftliche Daten, die diese Erfahrungsberichte stützen, liegen allerdings nicht vor.

Wer Ipriflavon ausprobieren möchte, sollte sich entweder das ungarische Präparat Osteochin mit einem Rezept in der Apotheke beschaffen (das italienische Osteofix ist erheblich teurer) oder Ipriflavon in den USA (z.B. über das Internet bestellen). Hier bietet sich das (wiederum ziemlich teure) Präparat Proxylon von der Firma Syntrax an. Allerdings sind bei der privaten Einfuhr nach Deutschland Probleme zu erwarten, da Ipriflavon zumindest als apothekenpflichtig, wenn nicht gar als rezeptpflichtig eingestuft wird.

Wer Ipriflavon aufgrund der Erfahrungsberichte zur Linderung von Schmerzen im Bereich der Lendenwirbelsäule einsetzen möchte, sollte 800-1200mg täglich, verteilt auf mehrere Einzelgaben, über einen Zeitraum von 4-6 Wochen einnehmen und dann für sich selbst die Wirksamkeit beurteilen. Außer seltenen gastrointestinalen Nebenwirkungen wie Völlegefühl, Übelkeit oder Durchfall sind keine unerwünschten Begleiterscheinungen dokumentiert.

1 Kovacs AB (1994) Efficacy of ipriflavone in the prevention and treatment of postmenopausal osteoporosis. Agents & Actions 41: 86–87

Clomiphen

Clomiphen ist ein synthetisches Antiöstrogen, das in der Schulmedizin bei Frauen eingesetzt wird, um einen Eisprung auszulösen (wenn diese einen bisher unerfüllten Kinderwunsch haben und der fehlende Eisprung der Grund dafür ist). Experimentell wurde Clomiphen auch schon bei Männern eingesetzt, um die Spermienzahl und -beweglichkeit zu erhöhen [1, 2]. Der zugrunde liegende Wirkmechanismus ist die antiöstrogene Eigenschaft dieser Substanz. Bei Gabe von Clomiphen kommt es bereits nach wenigen Tagen zu einer erhöhten Sekretion der gonadotropen Steuerungshormone GnRH, LH und FSH aus dem Zwischenhirn und der Hirnanhangdrüse, wodurch der Testosteronspiegel beim Mann ansteigt [3, 4]. Dabei sind die in Studien nachgewiesenen Erhöhungen der genannten Hormonparameter durchaus beträchtlich: So konnten Winters et al. [6] LH-Erhöhungen auf den dreifachen Ausgangswert und Tenover et al. [5] einen Anstieg des freien Testosterons auf über 300% bei jungen Männern nachweisen.

Interessant ist, daß diese Effekte auch bei Männern mit normalem Testosteronspiegel nachgewiesen wurden. Die leistungssteigernden Wirkungen von Clomiphen liegen also auf der Hand: Durch die Erhöhung des Blutspiegels des männlichen Geschlechtshormons wird der Muskelaufbau begünstigt, die Regeneration gefördert und ein eventuell erwünschter Fettabbau wird erleichtert. Wegen dieser Effekte wird Clomiphen auf der Dopingliste geführt; Sportler, die sich einer Dopingkontrolle unterziehen müssen, sollten dieses Präparat meiden.

Viele Bodybuilder verwenden Clomiphen nach Beendigung einer Anabolikaeinnahme, um das körpereigene Hormonsystem schneller zu regenerieren, was ihren Berichten zufolge auch zu funktionieren scheint. Wegen seiner antiöstrogenen Wirkung verwenden manche Kraftsportler Clomiphen auch während der Einnahme anaboler Steroide, um östrogenbedingte Nebenwirkungen zu minimieren.

Natural-Athleten, die diese Substanz verwendet haben, berichten von einer leichten Zunahme der Körperkraft, einem rascheren Muskelaufbau, sowie einer verbesserten Regeneration. Die Wirkung kann nicht mit der von anabolen Steroiden verglichen werden, sie fällt deutlich geringer, aber spürbar aus. Die antiöstrogene Wirkung erleichtert, den Berichten von Sportlern nach, zusätzlich den Fettabbau.

novagenics Datenblatt **Chlomiphen**

Positive Effekte	erhöht den Gonadotropin- und den Testosteronspiegel bei Männern, wirkt als Antiöstrogen
Unbedenklichkeit	Sicherheit fraglich (Verträglichkeit individuell verschieden)
Biologische Verfügbarkeit	1. Wahl: Clomiphencitrat
Optimale Dosierung	50-100mg pro Tag
Nebenwirkungen	beide Geschlechter: Kopfschmerzen, Sehstörungen verschiedenster Art, Magen-/Darm-Beschwerden; bei Frauen: häufig Vergrößerung der Eierstöcke, Hitzewallungen, Spannungsgefühl in der Brust
Wechselwirkungen	vermindert die Wirkung von Östrogenpräparaten
Besondere Hinweise	rezeptpflichtig, steht auf der Dopingliste; Frauen sollten das Präparat grundsätzlich nur unter ärztlicher Aufsicht einnehmen

Die von Sportlern verwendeten Dosierungen liegen mit 50-100mg pro Tag im Bereich der Mengen, die in den zuvor angeführten Studien verwendet wurden. Da Clomiphen eine lange Halbwertzeit besitzt, es aber einige Zeit dauert, bis sich konstante Blutspiegel einstellen, nehmen manche Athleten am ersten Tag der Clomiphen-Zufuhr 300mg ein, um dann mit 50mg pro Tag fortzufahren; so wird die gewünschte antiöstrogene Wirkung rascher erzielt.

Wer allerdings glaubt, bei der Einnahme von Clomiphen nach dem Prinzip »viel hilft viel« handeln zu müssen, wird eine Enttäuschung erleben. Bei zu hoher Dosierung wird die antiöstrogene Wirkung so stark, daß die hormonstimulierende Wirkung des Präparates sich im Gegenzug abschwächt. Deshalb sollten 100mg pro Tag nicht überschritten werden.

Bei Frauen wird Clomiphen aufgrund einer möglichen Überstimulation der Eierstöcke mit nachfolgender Zystenbildung nur fünf Tage lang eingesetzt. Männer können das Präparat, soweit sie es vertragen, durchaus längere Zeit verwenden (in den entsprechenden Studien sind Einnahmezeiträume bis zu einem Jahr dokumentiert). Ein dabei eintretender Wirkungsverlust durch Gewöhnung des Körpers an die Substanz ist möglich, scheint aber nur in geringem Umfang einzutreten.

Die Liste der Nebenwirkungen ist lang; allerdings treten diese nur selten auf. Dazu gehören Kopfschmerzen, Sehstörungen, Übelkeit, Erbrechen, Hauterscheinungen und andere.

Clomiphen ist in Deutschland rezeptpflichtig und sehr teuer. So kosten 10 Tabletten mit jeweils 50mg in der Apotheke ca. 20,- Euro. Deshalb erwerben viele Athleten Clomiphen aus Spanien oder Griechenland auf dem Schwarzmarkt und zahlen dann zwischen einem und 1,50 Euro pro Tablette.

1 Hammami MM (1996) Hormonal evaluation in oligozoospermia: correlation with response to clomiphene citrate therapy and sperm motility. Arch Androl 36: 225–232
2 Jones TM, Fang VS, Rosenfield RL, Schoenberg HW (1980) Parameters of response to clomiphene citrate in oligospermic men. J Urol 124: 53–55
3 Kampmann JP, Jorgensen FS, Bennett EP, Johnsen SG (1976) Rise in dehydroepiandrosterone and oestrogens during clomiphene administration in normal men. Acta Endocrinol (Copenh) 83: 166–172
4 Masala A, Delitala G, Alagna S, Devilla L, Latti G (1978) Effect of clomiphene citrate on plasma levels of immunoreactive luteinizing hormone-releasing hormone, gonadotropin, and testosterone in normal subjects and in patients with idiopathic oligospermia. Fertil Steril 29: 424–427

5 Tenover JS, Matsumoto AM, Plymate SR, Bremner WJ (1987) The effects of aging in normal men on bioavailable testosterone and luteinizing hormone secretion: response to clomiphene citrate. J Clin Endocrinol Metab 65: 1118–1126
6 Winter SJ, Troen P (1985) Evidence for a role of endogenous estrogen on the hypothalamic control of gonadotropin secretion in men. J Clin Endocrinol Metab 61: 842–845

Cyclofenil

Cyclofenil ist ein schwaches Östrogen, jedoch keine Steroidverbindung (sowohl Östrogene als auch Testosteron haben die Steroidstruktur des Moleküls gemein). Cyclofenil weist strukturelle Ähnlichkeiten mit Stilben und Triphenylethylen auf. In der Schulmedizin wird es bei Frauen zur Auslösung des Eisprungs verwendet. Ein mögliches Einsatzgebiet bei Männern ist zur Erhöhung der Spermienanzahl und -qualität [1].

Im Körper wirkt Cyclofenil als Anti-Östrogen, indem es stärkere Östrogenverbindungen von den Rezeptoren verdrängt (Hormone entfalten ihre Wirkungen erst an spezifischen »Kopplungsstellen« im Organismus, den Rezeptoren). Dadurch, daß Cyclofenil auch Östrogenrezeptoren im Zwischenhirn blockiert, erhöht es beim Mann die Produktion von körpereigenen Gonadotropinen (Keimdrüsenhormonen), und zwar die des Follikelstimulierenden Hormons (FSH) und des Luteinisierenden Hormons (LH), was zu einer erhöhten Produktion von Testosteron in den Hoden führt. [2] Phillips will im Selbstversuch eine 40%ige Erhöhung der Testosteronspiegel im Blut durch Cyclofenil erfahren haben. [3] An Nebenwirkungen von Cyclofenil wären Schlaflosigkeit, vermehrte Talgproduktion der Haut und Akne zu nennen.

Für den Sportler ist ein erhöhter Testosteronspiegel mit seinen Auswirkungen auf die Proteinsynthese (Muskelaufbau), Kraft und Ausdauerleistung von entscheidender Bedeutung. Cyclofenil wäre demnach als leistungssteigerndes Mittel für alle Sportarten zu empfehlen. Es ist jedoch fraglich, ob sich seine Wirkung nicht nach einiger Zeit abschwächt. Wissenschaftliche Studien an Männern liegen dazu nicht vor, den Rückmeldungen der Athleten zufolge, die Cyclofenil ausprobiert haben, ist ein Nachlassen der Wirkung erst nach mehreren Wochen Einnahme, und selbst dann nur in leichtem Ausmaß festzustellen, so daß der Gebrauch über 8-12 Wochen oder länger üblich ist. Andere Sportler wiederum verwenden die Substanz in einem 3-On/1-Off-Rhythmus, d.h. das Präparat wird drei Wochen lang eingenommen, dann für eine Woche abgesetzt, dann wieder für drei Wochen eingenommen usw. Durch eine solche Zufuhr in Zyklen ist, glaubt man den empirischen Daten, keine längere Einnahme-Unterbrechung notwendig.

Die Ergebnisse, die mit Cyclofenil erzielt werden, fallen individuell sehr verschieden aus; in erster Linie abhängig davon, ob der Athlet schon Erfahrungen mit anabolen Steroiden gesammelt hat oder nicht. Anabolikaverwender benutzen Cyclofenil – wenn überhaupt – lediglich nach dem Absetzen der Steroide, um den Verlust an Muskelmasse zu minimieren. Natural-Athleten können mit Cyclofenil im Verlauf einiger Monate 4-5kg solide Muskelmasse aufbauen, wenn sie nach dem 3-On/1-Off-Schema vorgehen. Viele berichten dabei auch von einem leichten Körperfettabbau, was auf die antiöstrogene Wirkung von Cyclofenil zurückzuführen ist. Am meisten profitieren von dieser Substanz aber jene Sportler, die noch keine Erfahrungen mit Steroiden gesammelt haben und von Natur aus einen eher niedrigeren Testosteronspiegel aufweisen.

Nach dem Absetzen kommt es vereinzelt zu vorübergehenden Stimmungsschwankungen, einem leichten Rückgang der Körperkraft, sowie

novagenics Datenblatt **Cyclofenil**

Positive Effekte	erhöht die Gonadotropinsekretion und den Testosteronspiegel bei Männern, wirkt als Antiöstrogen
Unbedenklichkeit	Sicherheit fraglich (Verträglichkeit individuell verschieden)
Biologische Verfügbarkeit	1. Wahl: Cyclofenil
Optimale Dosierung	400-600mg/Tag, aufgeteilt auf 2-3 Einzelgaben zu den Mahlzeiten
Nebenwirkungen	beide Geschlechter: Kopfschmerzen, Sehstörungen verschiedenster Art, Magen-/Darm-Beschwerden; bei Frauen: häufig Vergrößerung der Eierstöcke, Hitzewallungen, Spannungsgefühl in der Brust
Wechselwirkungen	vermindert die Wirkung von Östrogenpräparaten
Besondere Hinweise	rezeptpflichtig, steht auf der Dopingliste; Clomiphen hat gleich starke, wenn nicht bessere Wirkung und kann länger eingenommen werden, daher eher zu empfehlen; Frauen sollten das Präparat grundsätzlich nur unter ärztlicher Aufsicht einnehmen

zu einer abgeschwächten Libido. Von der aufgebauten Muskelmasse bleibt oftmals ein Großteil erhalten. Bei den Athleten, die Cyclofenil nach dem 3-On/1-Off-Schema einnehmen, treten vorgenannte Nebenwirkungen weniger ausgeprägt auf. Festzuhalten bleibt jedoch, daß Cyclofenil nicht eingesetzt werden sollte bei erhöhtem Blutdruck, Diabetes oder anderen Erkrankungen, bei denen ein erhöhter Androgenspiegel sich nachteilig auswirkt.

Die therapeutischen Dosierungen von Cyclofenil liegen bei 100mg pro Tag, was jedoch für Kraftsportler nur selten ausreicht. Die meisten Athleten nehmen zwischen 400 und 600mg pro Tag, aufgeteilt auf mehrere Einzelgaben. Erste Effekte treten in der Regel nach 1-2 Wochen ein. Frauen sollten dieses Präparat auf keinen Fall ohne ärztliche Aufsicht einnehmen. Ebenso wie bei Clomiphen kann es bei ihnen zu einer Überstimulation der Eierstöcke mit Zystenbildung kommen.

In Deutschland ist Cyclofenil schon seit Jahren nicht mehr erhältlich. Es läßt sich lediglich mit Rezept über eine Apotheke im Ausland (z.B. Italien, Türkei, Griechenland) bestellen. Auch wenn Cyclofenil nicht explizit auf der Dopingliste steht, so fällt es doch unter die Rubrik der verbotenen testosteronstimulierenden Substanzen, die auch nachgewiesen werden können; Athleten, die sich Dopingkontrollen unterziehen müssen, sollten diese Substanz meiden.

Cyclofenil kann als effektive ergogene Substanz eingestuft werden. Doch weist es keine leistungsfördernde Eigenschaft auf, die Clomiphen nicht auch besitzt; von letzterem liegen allerdings deutlich mehr Forschungsergebnisse zum Einsatz bei Männern vor. Clomiphen kann über längere Zeiträume ohne nennenswerten Wirkungsverlust eingenommen werden und es ist leichter zu beschaffen (sie hierzu unter Clomiphen).

1 De Aloysio D, Fronticelli A, Venturoli S, Farello P, Nardi M, Flamigni C (1977) Dynamic tests with GnRH, L-dopa, clomiphene, cyclophenyl, HCG and HMG in 98 cases of dysspermia due to a variety of causes. Acta Eur Fertil 8: 1–59
2 di Pasquale MG (1993) Nebenwirkungen anaboler Steroide – Fakten, Fiktion & Behandlung. Novagenics Verlag, Arnsberg
3 Phillips WN (1991) Anabolic Reference Guide – 6. Edition, Mile High Publishing, Golden

Metformin

Metformin zählt zur Klasse der Biguanide. Es wird in der Schulmedizin zur Behandlung der Diabetes mellitus eingesetzt. Metformin senkt den Blutzuckerspiegel, insbesondere nach einer Mahlzeit, verbessert die Glucosetoleranz und die Insulinempfindlichkeit, verzögert die Glucoseaufnahme im Darm und hemmt die Gluconeogenese in der Leber. Im nüchternen Zustand hat Metformin keinen wesentlichen Einfluß auf den Blutzuckerspiegel. Nach einer Mahlzeit dagegen verläuft der Insulinausstoß bei Gabe von Metformin vermindert und verzögert ab [3].

Abgesehen von diesen Effekten wirkt sich Metformin günstig auf die Blutfette aus. So kommt es bei Einnahme von Metformin zu einem Absinken der Triglyceride, zu einer Verringerung des »schlechten« LDL-Cholesterins sowie zu einer Erhöhung des »guten« HDL-Cholesterins [1]. Häufig führt eine Therapie mit Metformin bei Diabetikern in den ersten Monaten zu einem Gewichtsverlust von einigen Kilo, einerseits zurückzuführen auf die Ökonomisierung des Insulinhaushalts, andererseits auf die direkt appetithemmende Wirkung der Substanz [2].

Auch Kraftsportler können aus diesem Wirkstoff einen Nutzen ziehen. Zunächst läßt sich festhalten, daß Metformin um so besser wirkt, je ausgeprägter die Insulinresistenz im Körper ist, d.h. je schlechter die Insulinempfindlichkeit und je höher der Nüchtern-Insulinspiegel. Bei Diabetikern mit einer Diabetes mellitus Typ II (der sog. Altersdiabetes) ist eine hohe Insulinresistenz festzustellen, woraus auch hohe Insulinspiegel resultieren. Der Körper muß einfach mehr und mehr Insulin ausschütten, damit dieses Hormon seine Aufgaben erfüllen kann, daher wirkt Metformin bei ihnen so gut.

Neben einem verringerten Proteinabbau (also einer antikatabolen Wirkung) regelt Insulin auch die Einlagerung von Körperfett, so daß es mit durch Krankheit oder hohen Kohlenhydratverzehr erhöhten Insulinspiegeln zwangsläufig zu einer gesteigerten Proteinsynthese und Fettanlagerung kommt. Bei einer Insulinresistenz führen die hohen Insulinspiegel ebenfalls dazu, daß Kohlenhydrate vermehrt als Fett statt als Glykogen gespeichert werden; auch der Einstrom von Aminosäuren in die Muskulatur, der durch Insulin gefördert wird, läuft nicht optimal ab. Deswegen sind Typ II-Diabetiker oft übergewichtig und weisen eine nur schwach ausgeprägte Muskulatur auf.

Doch die Problematik betrifft nicht nur Diabetiker. Experten gehen davon aus, daß mindestens 25% der Bevölkerung (mit steigender Tendenz) an einer sog. Glucosetoleranz-Störung leiden, der Vorstufe der Typ II-Diabetes. Viele Betroffene ahnen gar nichts von der schleichenden

Erkrankung. Zeichen für eine schlechte Glucosetoleranz sind Müdigkeit und Abgeschlagenheit nach kohlenhydratreichen Mahlzeiten, Heißhungerattacken 1-2 Stunden nach dem Essen, teilweise mit Schweißausbrüchen, sowie die Neigung, bei reichlicher Kohlenhydratzufuhr schnell Fett anzusetzen.

Kraftsportler, besonders Bodybuilder, die unter einer Glucosetoleranz-Störung leiden, könnten daher von einer Metformin-Einnahme profitieren. Die Erkrankung läßt sich durch einen Blutzuckertest leicht feststellen (siehe hierzu unter Vanadylsulfat). So berichten viele Bodybuilder, die Metformin ausprobiert haben, von einem verbesserten Pump im Training, »vollerer« Muskulatur und gesteigerter Vaskularität (dem bei Bodybuildern als Zeichen für einen niedrigen Körperfettanteil erwünschten »Hervortreten« der Adern unter der Hautoberfläche). Das zeugt von einer verbesserten Insulinempfindlichkeit, so daß dieses stark

novagenics Datenblatt Metformin

Positive Effekte	verbessert die Insulinempfindlichkeit; erhöht Glykogenspeicherung und Creatin-Einschleusung in der Muskulatur, verbessert die Blutfettwerte
Unbedenklichkeit	Sicherheit fraglich
Biologische Verfügbarkeit	1. Wahl: Metformin-HCl
Optimale Dosierung	1000-2500mg/Tag (abhängig von Körpergewicht und Kohlenhydratzufuhr, Einnahme einschleichend beginnen), verteilt auf 2-4 Einzelgaben zu den Mahlzeiten
Nebenwirkungen	Magen-/Darm-Beschwerden, Unterzuckerung, Kopfschmerzen, Müdigkeit, Schwindel, metallischer Geschmack im Mund. In seltenen Fällen Lactat-Azidose mit evtl. tödlichem Ausgang
Wechselwirkungen	hemmt die Aufnahme von Vitamin B12 und Folsäure, dadurch langfristig Anämie (Blutarmut) möglich; Alkohol und blutzuckersenkende Medikamente verstärken die Wirkung von Metformin, reichlicher Alkoholgenuß erhöht darüber hinaus das Risiko einer Lactatazidose
Besondere Hinweise	evtl. bessere Wirkung von Creatin bei gleichzeitiger Zufuhr; bei Auftreten von Unwohlsein und Bauchschmerzen Präparat sofort absetzen und Arzt aufsuchen (können Anzeichen für beginnende Lactat-Azidose sein), bei längerdauernder Einnahme regelmäßige Blutbildkontrollen nötig (Gefahr der Anämie)

anabole Hormon wieder optimal arbeiten kann. Auch der appetithemmende Effekt tritt in der Regel deutlich zutage. So berichten viele Sportler davon, sich bei Einnahme von Metformin »zum Essen zwingen zu müssen«. Daher würde sich Metformin in erster Linie für Natural-Athleten in der Wettkampfvorbereitung anbieten; hier ist die appetithemmende Wirkung erwünscht. Außerdem wird trotz reduzierter Kohlenhydratzufuhr im Training ein guter Pumpeffekt erreicht und die Muskulatur wird nicht so schnell »flacher«, wie dies häufig bei Diäten zu beobachten ist.

Zur Glykogen-Superkompensation, der Auflading mit Kohlenhydraten kurz vor dem Wettkampf, eignet sich Metformin besonders gut, da es die Glycogenspeicherung in die Muskeln erheblich verbessert. Darüber hinaus berichten viele Sportler, Metformin steigere die Wirkung von Creatinmonohydrat. Da gerade Creatin mit Hilfe von Insulin in die Muskulatur aufgenommen wird, erscheint es sehr wahrscheinlich, daß die durch Metformin verbesserte Insulinempfindlichkeit die Effekte dieses beliebten Supplements verbessert.

Metformin ist in Tabletten mit 500mg und 850mg erhältlich. Übliche Tagesdosierungen bei Diabetikern liegen zwischen 1500 und 2000mg pro Tag. Bodybuilder verwenden ähnliche Mengen: 3-5 Tabletten zu je 500mg, bzw. 2-3 Tabletten mit 850mg pro Tag. Dabei werden diese oft geteilt, um zu jeder Mahlzeit eine entsprechende Menge zuzuführen (z.B. 5 mal je eine halbe 850mg-Tablette). Tagesdosierungen von 2550mg sollten allerdings auch von schwergewichtigen Athleten nicht überschritten werden. Und selbst wenn Metformin unterhalb einer Dosis von 1500mg pro Tag nur schwach wirkt, sollte die Einnahme trotzdem »einschleichend« beginnen. Normalerweise beginnen viele Sportler mit 500 bzw. 850mg pro Tag und arbeiten sich dann langsam, im Verlauf einiger Tage, auf die erwünschte Tagesdosis hoch.

Dabei sollte die Einnahme, wenn möglich, nach der Mahlzeit erfolgen. So können die relativ häufigen Nebenwirkungen im Magen-Darm-Trakt minimiert werden. Dazu gehören Appetitlosigkeit, Völlegefühl, Übelkeit, Durchfälle und Erbrechen. Bei einer langsamen Gewöhnung an Metformin treten diese unerwünschten Begleiterscheinungen weitaus seltener auf; wenn sich trotzdem Nebenwirkungen zeigen, so verschwinden sie oft mit fortgeführter Einnahme und zunehmender Gewöhnung an die Substanz. Eine weitere, gelegentlich anzutreffende Nebenwirkung ist ein metallischer Geschmack im Mund.

Eine seltene, bei ihrem Auftreten aber in 50% der Fälle tödliche Nebenwirkung ist die Lactat-Azidose, eine Übersäuerung des Blutes. Dieser Zustand ist gekennzeichnet durch erhöhte Lactatspiegel, erniedrigten Blut-PH-Wert und Elektrolytdysbalancen. Die Gefahr einer Lactat-Azidose liegt pro Jahr bei drei Fällen je 100.000 Metformin-Patienten. Erste Symptome dafür können Unwohlsein, Bauchschmerzen, Schlaflosigkeit und Atembeschwerden sein. Bei Auftreten dieser Symptome sollte Metformin sofort abgesetzt und ein Arzt aufgesucht werden. Eine eingeschränkte Leber- oder Nierenfunktion sowie exzessiver Alkoholgenuß erhöhen übrigens das Risiko für eine Lactatazidose.

Aufgrund dieser seltenen, aber gravierenden Nebenwirkung kann eine Metformin-Einnahme grundsätzlich nicht empfohlen werden. Die meisten Athleten, die Metformin verwenden, sind sich der Gefahr einer Lactat-Azidose bewußt; sie setzen das Präparat selten, und wenn, dann zyklusweise ein, z.B. für vier Wochen, gefolgt von einer ebenso langen Pause. Andere nehmen Metformin lediglich in der Wettkampfvorbereitung. Ein weiterer, gewichtiger Grund für die Einnahme in Zyklen ist, daß Metformin die Vitamin B12-Resorption hemmt, so daß es bei ununterbrochener Verabreichung über längere Zeiträume zu einem Vitamin B12-Mangel mit Blutarmut und neurologischen Symptomen kommen kann.

1 Carlsen SM, Rossvoll O, Bjerve KS, Folling I (1996) Metformin improves blood lipid pattern in nondiabetic patients with coronary heart disease. J Intern Med 239: 227–33
2 Rouru J, Huupponen R, Pesonen U, Koulu M (1992) Subchronic treatment with metformin produces anorectic effect and reduces hyperinsulinemia in genetically obese Zucker rats. Life Sci 50: 1813–20
3 Widen EI, Eriksson JG, Groop LC (1992) Metformin normalizes nonoxidative glucose metabolism in insulin-resistant normoglycemic first-degree relatives of patients with NIDDM. Diabetes 41: 354–8

Phosphatidylserin

Phosphatidylserin (PS) ist ein Glycerophospholipid; es zählt zu einer Gruppe von Fetten, der auch das bekanntere Lecithin angehört. PS findet sich in hoher Konzentration sowohl im Gehirn, als auch in Zellmembranen des Körpers. Im Alter nimmt der Phosphatidylserin-Gehalt der Zellen ab. PS zählt eigentlich zu den »Anti-Aging-Drugs«; zahlreiche Studien zeigen bei älteren Menschen unter Zufuhr von Phosphatidylserin eine Verbesserung der geistigen Leistungsfähigkeit [1, 2, 3].

Diese Substanz zog das Interesse von Kraftsportlern auf sich, als Studien bekannt wurden, bei denen eine Nahrungsergänzung mit PS zu einem verringerten Cortisolanstieg unter körperlicher Belastung führte [5, 6]. Cortisol, das katabol wirkende Streßhormon, wird auch beim Training vermehrt ausgeschüttet, so daß Bodybuildern im Interesse einer schnelleren Regeneration daran gelegen ist, den Cortisolspiegel niedrig zu halten. Eine der beiden Studien [5] wurde mit intravenöser Verabreichung von PS durchgeführt, so daß diese für die tägliche Praxis weniger relevant ist. Die andere jedoch, mit oraler Verabreichung von 400 bzw. 800mg PS pro Tag, ließ viele Sportler aufhorchen. Dabei zeigten 400mg keinen Effekt, während es bei Gabe von 800mg pro Tag zu einer deutlichen Verminderung der ACTH-Sekretion aus dem Zwischenhirn kam (ACTH ist das Steuerungshormon für Cortisol, ähnlich wie LH für Testosteron), mit nachfolgender verringerter Cortisolausschüttung gegenüber der Vergleichsgruppe.

Das Problem bei dieser Studie liegt darin, daß das verwendete PS, wie übrigens in fast allen anderen Untersuchungen, aus Rinderhirn gewonnen wurde. Hier drängt sich die Frage auf, ob auf diese Weise der BSE-Erreger übertragen werden könnte, der beim Menschen die unheilbare Creutzfeldt-Jakob-Krankheit auslöst. Nach Meinung einiger Wissenschaftler sei dies theoretisch möglich, doch würden in der Praxis keine Hinweise darauf existieren, so daß PS aus Rinderhirnen sicher sei.

In den letzten Jahren wurde jedoch eine Methode entwickelt, PS aus Soja-Lecithin herzustellen. Bei solchen, aus Pflanzen gewonnenen Präparaten kann eine Übertragung von BSE nicht nur theoretisch, sondern mit Sicherheit ausgeschlossen werden. Alle derzeit im Handel erhältlichen PS-Präparate sind deshalb aus Soja-Lecithin hergestellt. Dennoch vertreten viele Experten die Ansicht, daß pflanzliches PS sich in der chemischen Struktur leicht von dem in den älteren Studien verwendeten, tierischen PS unterscheidet, so daß eine Übertragbarkeit der Ergebnisse, z.B. bezüglich der Cortisolabsenkung, nicht gegeben sei. 1998 allerdings konnten Fahey et al. [4] zeigen, daß auch die Zufuhr von pflanzlichem, aus Soja-Lecithin gewonnenem PS den gewünschten cortisolsenkenden Effekt unter Belastung zeigt. Bei den Versuchspersonen, die täglich 800mg pflanzliches PS erhielten, fiel der Cortisolausstoß beim Training um 50% geringer aus als in der Placebogruppe. Gleichzeitig kam es bei

PS-Einnahme zu einer Verbesserung des Wohlbefindens und zur Verringerung von Muskelkater-Symptomen.

PS kann heute als sichere und effektive Nahrungsergänzung empfohlen werden. Durch die Reduzierung der ACTH-Ausschüttung aus dem Zwischenhirn und nachfolgend des katabolen Cortisols unter Belastung wird langfristig der Muskelaufbau begünstigt. Effekte über Nacht sind allerdings nicht zu erwarten, lediglich über einen längeren Zeitraum eingenommen könnten Erholungsfähigkeit und Muskelwachstum positiv beeinflußt werden. Zu diesem Zweck erscheint die Einnahme von zweimal 400mg PS pro Tag ratsam. Ob höhere Dosierungen stärkere Wirkungen zeigen, ist wenig wahrscheinlich. Es wurde sogar dahingehend argumentiert, daß höhere Dosen gefährlich seien, da der Cortisolspiegel auch in Ruhe unter ein notwendiges Mindestmaß abfallen könnte. Es existieren jedoch keine Hinweise darauf, daß eine PS-Zufuhr den Ruhe-Cortisolspiegel beeinflußt. Lediglich der Cortisol-Anstieg unter Belastung wird vermindert.

Eine zyklusweise Einnahme ist vermutlich nicht notwendig; allerdings liegen hierzu noch keine Studien vor. Zudem ist PS in Deutschland noch kaum bekannt, nur wenige Athleten haben bislang damit ex-

novagenics Datenblatt Phophatidylserin

Positive Effekte	verringert die Ausschüttung von Cortisol unter Belastung, damit verbesserte Regeneration nach dem Training; Erhöhung der geistigen Leistungsfähigkeit bei älteren Menschen nachgewiesen
Unbedenklichkeit	sicher
Biologische Verfügbarkeit	1. Wahl: Phosphatidylserin aus Sojalecithin
Optimale Dosierung	800mg pro Tag, jeweils 400mg früh morgens und 400mg vor dem Training einnehmen
Nebenwirkungen	bei Verwendung von Phosphatidylserin aus Rinderhirn kann das Restrisiko einer BSE-Infektion nicht ausgeschossen werden
Wechselwirkungen	keine
Besondere Hinweise	keine

perimentiert, so daß auch noch keine empirischen Daten vorliegen. Da PS sehr teuer ist, dürften es die meisten Sportler ohnehin nur in Zyklen anwenden. Die bisherigen Studien zur Cortisolabsenkung sind aber durchaus vielversprechend; es ist wohl zu erwarten, daß PS mit zunehmender Verbreitung günstiger wird und dann bei vielen Sportlern einen festen Platz in der Reihe der täglichen Supplements einnehmen wird.

1 Crook TH; Tinklenberg J; Yesavage J; Petrie W; Nunzi MG; Massari DC (1991) Effects of phosphatidylserine in age-associated memory impairment. Neurology 41: 644–9
2 Cenacchi T; Bertoldin T; Farina C; Fiori MG; Crepaldi G (1993) Cognitive decline in the elderly: a double-blind, placebo-controlled multicenter study on efficacy of phosphatidylserine administration. Aging Milano 5: 123–33
3 Delwaide PJ; Gyselynck-Mambourg AM; Hurlet A; Ylieff M (1986) Double-blind randomized controlled study of phosphatidylserine in senile demented patients. Acta Neurol Scand 73: 136–40
4 Fahey TD, Pearl M (1998) Hormonal effects of phosphatidylserine during 2 weeks of intense weight training. Med Sci Sports Exerc 30 (Suppl): S35
5 Monteleone P; Beinat L; Tanzillo C; Maj M; Kemali D (1990) Effects of phosphatidylserine on the neuroendocrine response to physical stress in humans. Neuroendocrinology 52: 243–8
6 Monteleone P; Maj M; Beinat L; Natale M; Kemali D (1992) Blunting by chronic phosphatidylserine administration of the stress-induced activation of the hypothalamo-pituitary-adrenal axis in healthy men. Eur J Clin Pharmacol 42: 385–8

Gamma-Hydroxybutyrat (GHB)

Gamma-Hydroxybutyrat (GHB) wurde in den Sechziger Jahren in Europa als Schlafmittel eingeführt. Mitte der Neunziger Jahre wurde diese Substanz in der Kraftsportszene der USA wegen ihrer wachstumshormon-freisetzenden Eigenschaften sehr populär; zunehmend mehr Sporternährungsfirmen boten GHB allein und als Inhaltsstoff von sogenannten Metabolic Optimizern an. Mittlerweile ist GHB dort aufgrund vielfältiger Nebenwirkungen als verschreibungspflichtig eingestuft worden und nicht mehr frei verkäuflich.

In einer japanischen Studie aus dem Jahre 1977 wurde festgestellt, daß eine intravenöse Einzeldosis von 2,5g, verabreicht vor dem Schlafengehen, den Spiegel von Wachstumshormon (HGH) bei jungen Männern signifikant erhöht. Der Höchstwert von 40 Nanogramm/ml wurde eine Stunde nach der Verabreichung gemessen; eine weitere Stunde später wurde der Ausgangswert wieder erreicht. [3] Eine Untersuchung der

Universität von Toronto ergab, daß GHB auch bei oraler Einnahme zu einem nachweisbaren Gewichtsverlust bei den übergewichtigen Testpersonen führte, [4] ein weiterer Hinweis auf eine möglicherweise erhöhte Ausschüttung von Wachstumshormon durch GHB. Der Mechanismus der HGH-Freisetzung durch GHB ist nicht im Einzelnen geklärt; es wird vermutet, daß Gamma-Hydroxybutyrat eine Steigerung der Dopaminkonzentration im Gehirn verursacht, die dann in eine erhöhte Ausschüttung von Wachstumshormon mündet. Für den Sportler ist ein erhöhter HGH-Spiegel wegen eines gesteigerten Muskelaufbaus, verbesserter Regeneration und verstärkter Lipolyse (Fettabbau) interessant.

In der Bodybuilding-Szene ist immer wieder zu hören, GHB könne den Cortisolspiegel senken, was diese Substanz für Bodybuilder – neben den wachstumshormon-freisetzenden Eigenschaften – noch attraktiver macht. Bei genauerer Betrachtung ist allerdings festzustellen, daß GHB den Cortisolspiegel sogar anhebt [2], und der Wachstumshormonausstoß bisher bei keinem Athleten zu einem beschleunigten Muskelaufbau bzw. einem Fettabbau geführt hat, wenn man den Berichten der Sportler Glauben schenkt, die die Substanz ausprobiert haben.

Gamma-Hydroxybutyrat kommt im menschlichen Körper in vielen

novagenics   Datenblatt GHB

Positive Effekte	erleichtert das Einschlafen; entspannende, leicht euphorisierende Wirkung; verstärkt die Ausschüttung von Wachstumshormon; evtl. libidosteigernd
Unbedenklichkeit	nicht sicher; von einer Anwendung ist abzuraten
Biologische Verfügbarkeit	1. Wahl: Gamma-hydroxybutyrat
Optimale Dosierung	nicht bekannt
Nebenwirkungen	erhöht den Cortisolspiegel, löst koma-artigen Trancezustand aus, Bewußtlosigkeit, hohes Abhängigkeitspotential
Wechselwirkungen	verstärkte Wirkung durch gleichzeitigen Alkoholgenuß sowie durch Benzodiazepine (z.B. Valium)
Besondere Hinweise	mehrere dokumentierte Fälle von Notfall-Einlieferungen in Krankenhäuser nach GHB-Einnahme; Cortisol-Erhöhung wirkt leistungsmindernd

Geweben vor; es ist also eine natürliche Substanz. Im Organismus ist es ein Vorläufer und Metabolit der Gamma-Aminobuttersäure (siehe dazu unter GABA), die ihrerseits als Neurotransmitter dient. GHB wurde allerdings als Schlaf- und Beruhigungsmittel entwickelt und ist nicht frei von teilweise gefährlichen Nebenwirkungen. Die Einnahme von GHB wirkt sich in vielfältiger Weise auf Gehirn und Nervensystem aus: Einerseits kann es durch die bereits angesprochene Spiegelerhöhung des Neurotransmitters Dopamin zu Erregung und Stimmungsschwankungen kommen, andererseits vermindert es drastisch den Gehirnstoffwechsel und löst einen trance-artigen Zustand aus, der sehr schnell zu tiefem Schlaf führt. Die gesteigerte Dopaminkonzentration, vielleicht auch in Verbindung mit Änderungen im Stoffwechsel des Serotonins, einem weiteren Neurotransmitter, löst dann die erhöhte HGH-Freisetzung aus.

So warnten verschiedene Experten vor einer schlagartig einsetzenden Benommenheit bei Einnahme von GHB, die im Falle höherer Dosierungen in Bewußtlosigkeit münden kann. [3,4] Bei Überdosierungen von GHB, sowie bei Einnahme in Verbindung mit Alkohol und anderen Mitteln, die ebenfalls eine dämpfende Wirkung auf das Zentrale Nervensystem ausüben, sind in den USA bereits Fälle von Übelkeit bis hin zum Erbrechen, Atembeschwerden, sowie spasmische Lähmungen bis hin zum Koma aufgetreten. Bei Verabreichung von GHB an Menschen mit Bluthochdruck, Herz-/Kreislauf-Problemen, Epilepsie und bei Alkohol-Delirium sind ebenfalls schwere Nebenwirkungen zu erwarten. Aufgrund des trance-artigen Zustandes und der Euphorie, die diese Substanz auslösen kann, hat sie mittlerweile als Partydroge Eingang in die Nightlifeszene gefunden. Hier genießt GHB außerdem den Ruf einer »Sex-Droge«, da es angeblich Libido und sexuelle Empfindungen steigert. Dabei ist jedoch zu bedenken, daß GHB ein deutliches Abhängigkeitspotential besitzt [1], auch wenn dies von vielen Anwendern gern verneint wird. In den USA, wo der Gebrauch dieser Substanz deutlich häufiger anzutreffen ist als in Deutschland, sind bereits zahlreiche Sucht-Fälle bekannt geworden.

Aufgrund der fehlenden Wirksamkeit hinsichtlich einer sportlichen Leistungssteigerung und den zahlreichen Nebenwirkungen ist die Anwendung von GHB ausdrücklich nicht zu empfehlen. Zur Erhöhung der HGH-Spiegel gibt es weitaus sicherere Methoden.

1 Galloway GP, Frederick SL, Staggers FE Jr, Gonzales M, Stalcup SA, Smith DE (1997) Gamma-hydroxybutyrate: an emerging drug of abuse that causes physical dependence. Addiction 92: 89–9
2 Oyama T, Kudo T, Shibata S, Matsumoto F (1967) Effect of gamma-hydroxybutyrate on adrenocortical function. Agressologie 8: 441–5
3 Phillips WN (1991) Anabolic Refernce Guide – 6. Edition. Mile High Publishing, Golden
4 Deters T, Wright J (1991) GHB – Touted As A Safe Supplement. Muscle & Fitness 4/91

Gamma-Amino-Buttersäure (GABA)

GABA steht für Gamma-Amino-Butyric Acid, zu deutsch Gamma-Amino-Buttersäure. Diese Substanz wirkt als Neurotransmitter im Gehirn, dient also als Überträgerstoff zur Reizübermittlung im Synapsenspalt der Nevenzellen. Dabei wirkt GABA in erster Linie als hemmender Transmitter. Was diese Substanz für den Kraftsportler interessant macht, ist die Tatsache, daß die orale Einnahme von GABA zu einer erhöhten Ausschüttung von Wachstumshormon führen kann [1]. Bemerkenswert ist dabei, daß diese Wirkung von GABA bei oraler Gabe nachgewiesen wurde, nicht wie bei so vielen Studien mit den Aminosäuren Arginin/

novagenics Datenblatt **GABA**

Positive Effekte	erhöht die Ausschüttung von Wachstumshormon, erleichtert das Einschlafen, verbessert die Schlafqualität
Unbedenklichkeit	Sicherheit fraglich
Biologische Verfügbarkeit	1. Wahl: Gamma-Aminobuttersäure (GABA)
Optimale Dosierung	3-4g pro Tag, einmal 15-30 Minuten vor dem Schlafengehen
Nebenwirkungen	gelegentlich paradoxe Wirkung mit Unruhe, Herzrasen, Kribbeln im Gesicht und den Extremitäten, Atembeschwerden
Wechselwirkungen	Verstärkung der Wirkung durch gleichzeitigen Alkoholgenuß und Benzodiazepine (z.B. Valium)
Besondere Hinweise	bei Auftreten der genannten Nebenwirkungen GABA keinesfalls weiter verwenden

Ornithin, denen eine solche Wirkung ebenfalls zugesprochen wird, nur mittels Infusion. Dabei wurde ein erhöhter Ausstoß von Wachstumshormon mit einer Dosis von 5g GABA erzielt. Allerdings ließ die stimulatorische Wirkung auf die Sekretion von Wachstumshormon bei wiederholter Anwendung nach. Man darf deshalb keine Wunderdinge von GABA erwarten. Die Wachstumshormon-Ausschüttung dürfte kaum nennenswerte Muskelzuwächse bewirken, den Rückmeldungen der Athleten nach kommt es bei häufiger Anwendung lediglich zu einem leicht beschleunigten Fettabbau.

Dennoch nehmen zunehmend mehr Kraftsportler diese Substanz ein. Der Grund ist in der durch GABA deutlich verbesserten Schlafqualität zu suchen. So scheint GABA bei vielen, besonders bei einer »kurzen« Nacht, gut zu wirken, so daß die Sportler trotz 4-5 Stunden Schlaf am nächsten Morgen frisch und ausgeruht sind. Schlafprobleme durch hohe Trainingsbelastung sind unter Kraftsportlern nicht selten; eine bessere Erholung macht sich längerfristig durch bessere Trainingsfortschritte bemerkbar. Selbst wenn die wachstumshormonstimulierenden Eigenschaften von GABA mit wiederholter Einnahme nachlassen, scheinen sich die schlaffördernden Wirkungen nur geringfügig abzuschwächen. Als zu empfehlende Dosis gelten 3-4g GABA etwa 15-30 Minuten vor dem Schlafengehen. Im Gegensatz zu vielen anderen Aminosäuren ist eine Einnahme auf nüchternen Magen – zur vermehrten Ausschüttung von Wachstumshormon, falls gewünscht – nicht notwendig. Es kommt lediglich zu einem leicht verzögerten Wirkungseintritt, wenn vorher etwas gegessen wurde. Tagsüber sollte kein GABA eingenommen werden, da man sonst einfach zu schläfrig wird. Sog. »Überhangssymptome«, wie z.B. Müdigkeit am folgenden Tag, scheinen kaum aufzutreten. Was allerdings gelegentlich berichtet wird, ist ein Kribbeln im Gesicht oder am ganzen Körper, kurz nach der Einnahme der Substanz. Manche berichten sogar von einer leicht erschwerten Atmung, was eine allergische Reaktion auf GABA sein könnte. Schwerwiegende Nebenwirkungen sind bislang nicht bekannt geworden, doch sollte jemand, der diesen Effekt bei sich feststellt, den Gebrauch von GABA nicht weiter fortsetzen. GABA ist als Nahrungsergänzung in Deutschland nicht zugelassen, kann aber ohne Rezept in Apotheken, bzw. über Sporternährungsfirmen im EU-Ausland bestellt werden.

---

1 Cavagnini F, Invitti C, Pinto M, Maraschini C, Di Landro A, Dubini A, Marelli A

(1980) Effect of acute and repeated administration of gamma aminobutyric acid (GABA) on growth hormone and prolactin secretion in man. Acta Endocrinol Copenh 93: 149–154

Ornithin-Alpha-Ketoglutarat (OKG)

Ornithin-alpha-Ketoglutarat (OKG), auch Ornithin-2-oxo-Glutarat genannt, ist die Verbindung der Aminosäure Ornithin mit Alpha-Ketoglutarat, das die gleiche Kohlenstoffstruktur wie Glutaminsäure aufweist. Theoretisch birgt die Zufuhr von OKG eine Reihe von Vorteilen für den Sportler: Sowohl Alpha-Ketoglutarat als auch Ornithin sorgen für den Abbau von Ammoniak, einem leistungsmindernden Endprodukt des Eiweißstoffwechsels. Ornithin-alpha-Ketoglutarat führt zu einer grö- ßeren Ausschüttung von Wachstumshormon, als wenn Ornithin und Alpha-Ketoglutarat einzeln zugeführt werden. Darüberhinaus dienen Ornithin und Alpha-Ketoglutarat des OKG-Moleküls als Grundstoff zur Synthese von Glutamin, einer Aminosäure mit anabolen und immunstimulierenden Eigenschaften. OKG sorgt weiterhin für eine erhöh-

novagenics   Datenblatt OKG

Positive Effekte	erhöhte Ausschüttung von Wachstumshormon; versorgt den Körper mit Glutamin und Arginin; vermehrter Ausstoß von Insulin
Unbedenklichkeit	sicher in angegebener Dosierung
Biologische Verfügbarkeit	1. Wahl: Ornithin-alpha-Ketoglutarat (2-oxo-Glutarat) 2. Wahl: Ornithin und alpha-Ketoglutarat als Einzelsubstanzen
Optimale Dosierung	120 mg pro Kilo Körpergewicht am Tag; entweder als Einzeldosis vor dem Schlafengehen, oder 50 % vor dem Training und 50 % vor dem Schlafengehen
Nebenwirkungen	Kopfschmerzen, Durchfall
Wechselwirkungen	andere Proteine der gleichen Gruppe (basische Aminos) behindern die Aufnahme von OKG; am besten im Abstand von 3 Stunden zu anderem Protein einnehmen
Besondere Hinweise	Wirkungen von OKG sind vermutlich auf seine Rolle als Vorläufer von Glutamin zurückzuführen; die Einnahme von reinem Glutamin verspricht bessere Wirkungen

te Insulinausschüttung, was wiederum einen verstärkten Transport von Aminosäuren und Nährstoffen in die Muskelzellen auslöst; und OKG trägt über die Aufspaltung von Ornithin in zwei Argininmoleküle zur Aufstockung der Argininreserven bei, wobei Arginin wiederum die Ausschüttung von Wachstumshormon anregt. [3] Unter klinischen Bedingungen zeigte OKG bei traumatisierten Patienten eine antikatabole Wirkung; d.h. es verringerte den nach Operationen üblicherweise eintretenden Muskelabbau [1].

Colgan empfiehlt zur erhöhten Wachstumshormonausschüttung eine Tagesdosis von 120mg OKG pro Kilogramm Körpergewicht, [4] einzunehmen einmal täglich auf nüchternen Magen, im Abstand von drei Stunden zur letzten Eiweiß-Mahlzeit und zwar dann, wenn der Körper ohnehin Wachstumshormon ausschüttet. Da der größte Wachstumshormonschub etwa eine Stunde nach dem Einschlafen erfolgt, ist die Einnahme kurz vor dem Schlafengehen am sinnvollsten. Bei einem 100kg schweren Athleten wäre das eine Dosis von 12g; bei geringerem Gewicht entsprechend weniger. Obwohl Ornithin in diesen Mengen nicht giftig ist, können sich Unverträglichkeitsreaktionen wie Kopfschmerzen oder Durchfall einstellen.

Eine Alternative dazu wäre die mehrmalige Einnahme von OKG pro Tag, am besten wiederum zu den Zeiten, wo der Wachstumshormonausstoß am größten ist – eine halbe Stunde vor dem Training (im Abstand von drei Stunden zur letzten Proteinmahlzeit; ein kurzes hochintensives Training führt nach etwa einer halben Stunde zu einem starken Ausstoß von Wachstumshormon) und vor dem Schlafengehen (s.o.). Nach Feliciano kann statt OKG auch Ornithin und Alpha-Ketoglutarat (oxo-Glutarat) einzeln eingenommen werden, da OKG im Magen ohnehin in diese Bestandteile zerlegt wird. [5]

Die Rückmeldungen der Sportler, die OKG eingenommen haben fallen jedoch eher verhalten aus. Viele klagen über den widerwärtigen Geschmack der Verbindung und über eine kaum spürbare Wirkung. Abgesehen davon deuten Studienergebnisse daraufhin, daß OKG seine Wirkung dadurch entfaltet, daß Alpha-Ketoglutarat im Körper in Glutamin umgewandelt wird und erst diese Aminosäure die Effekte von OKG auslöst [2]. Diese Umwandlung läuft allerdings recht ineffektiv ab. Da sich die Zufuhr von reinem Glutamin weitaus deutlicher auswirkt (was auch von Sportlern bestätigt wird) und auch Glutamin, auf nüchternen Magen eingenommen, eine Wachstumshormon-Ausschüttung bewirkt, scheint es wesentlich sinnvoller, Glutamin statt dessen Vorstufe OKG einzunehmen (siehe hierzu unter Glutamin).

1 Cynober L (1991) Ornithine alpha-ketoglutarate in nutritional support. Nutrition 7: 313–22
2 Vinnars E, Hammarqvist F, von der Decken A, Wernerman J (1990) Role of glutamine and its analogs in posttraumatic muscle protein and amino acid metabolism. JPEN J Parenter Enteral Nutr 14(4 Suppl): 125S–129S
3 Colgan M (1993) Optimum Sports Nutrition, Advanced Research Press, New York
4 Colgan M (1994) OKG – Caveat Emptor. Muscular Development 3/94
5 Feliciano, J (1994) Ornithin-Alpha-Ketoglutarat. Muscle & Fitness 2/94

Drüsenextrakte

Drüsenextrakte (engl. Glandulars) werden in der Geriatrie (Altersheilkunde) und z.T. in der Rekonvaleszenz nach schweren Erkrankungen eingesetzt. Gewonnen werden sie aus tierischen Drüsen wie Hoden, Prostata, Thymus und anderen Geweben. Drüsenextrakten wird ein positiver Einfluß auf den Hormonhaushalt zugeschrieben, mit Auswirkungen auf den Sexualtrieb und das Wohlbefinden. Manche Sportler versprechen sich von ihrer Anwendung eine Verbesserung der körpereigenen Drüsenfunktion und damit erhöhte Hormonspiegel.

Die Theorie der Anwendung von Drüsenextrakten baut darauf auf, daß mit zunehmendem Alter oder unter Stress die Funktion der Drüsen des menschlichen Körpers nachläßt; durch die Zufuhr der Extrakte soll die Funktion des endokrinen Systems wieder normalisiert werden. Damit stehen die Advokaten dieser Theorie im Einklang mit historischen Vorläufern: Schon im antiken Griechenland aßen Läufer Gazellenfleisch und Kraftathleten bevorzugten Stierhoden, um die Schnelligkeit oder die Kraft des Tier-Vorbildes zu gewinnen.

Das Problem bei oraler Einnahme von Drüsenextrakten ist jedoch, daß sie auf ihrem Weg durch den Verdauungstrakt den Weg allen Proteins gehen. Egal ob Steak oder Drüsenextrakt als Tablette, Kapsel oder Saft, im Magen machen sich Salzsäure und Enzyme ans Werk und im Darm werden diese Eiweiße in Form von Peptiden und freien Aminosäuren resorbiert. Spätestens in der Leber werden eventuell noch intakt gebliebene Proteine zu den gerade benötigten Aminosäuren umgebaut. Als Proteinquelle sind Drüsenextrakte also von Nutzen, eine signifikante Funktion auf das menschliche Hormonsystem haben sie jedoch nicht.

6. SUBSTANZEN MIT EINFLUSS AUF DEN HORMONSTOFFWECHSEL

Auch sublinguale (unter die Zunge eingenommene) oder injizierbare Drüsen-Präparate haben, wenn überhaupt, nur einen minimalen Effekt, da sie in der Leber ebenfalls zu den gerade benötigten Aminosäuren umgebaut werden. Das Problem bei den injizierbaren oder sublingualen Drüsenpräparaten liegt aber darin, daß die von ihnen verursachten, hohen Konzentrationen an artfremden Proteinen im Blut die Bildung von Antikörpern anregen können, die auch körpereigene Hormone angreifen und in seltenen Fällen allergieartige Reaktionen mit schweren Konsequenzen nach sich ziehen können.

Die sogenannte Frischzellentherapie, eine Art »biologischer Verjüngungskur« durch die Injektion von tierischen Organextrakten, ist aus diesem Grund in Verruf geraten. Darüber hinaus birgt die Einnahme von Drüsenextrakten noch ein zusätzliches Risiko: In tierischen Organen befinden sich normalerweise höhere Konzentrationen an Schadstoffen als im übrigen Gewebe, z.B. Schwermetalle, Pestizide, Herbizide, Antibiotika usw., die man sich mit Drüsenextrakten ebenfalls einverleibt.

Drüsenextrakte sind als leistungssteigernde Mittel abzulehnen, da eine Wirkung nicht nachgewiesen ist und ihre Einnahme z.T. sogar schwerwiegende Nachteile beinhaltet.

novagenics Datenblatt Drüsenextrakte

Positive Effekte	kein Nutzen erkennbar für eine Stimulierung körpereigener Hormonsysteme
Unbedenklichkeit	Sicherheit fraglich
Biologische Verfügbarkeit	keine Empfehlung möglich
Optimale Dosierung	keine Empfehlung möglich
Nebenwirkungen	generell: Übertragung best. Erreger (z.B. BSE) bei ungenügender Sterilisation denkbar; bei oralen Präparaten vermutlich keine Nebenwirkungen (Verdauung wie bei anderen Proteinen); bei injizierbaren Präparaten Unverträglichkeitssymptome bis hin zum anaphylaktischen Schock denkbar, durch Reaktion des Körpers auf körperfremde Proteine
Wechselwirkungen	unbekannt
Besondere Hinweise	für den Sportler nutzlos

Smilax officianalis

Smilax Officianalis (Sarsaparilla) ist eine Pflanze, die in Mexico und Südamerika beheimatet ist. In der Medizin wurde sie früher zur Behandlung der Syphilis eingesetzt; aus Marokko ist der Gebrauch von Sarsaparilla in Kombination mit herkömmlichen Medikamenten gegen Lepra bekannt. Gegen Ende der Achtziger Jahre kamen (vor allem in den USA und Großbritannien) Smilax-Präparate als Sportnährmittel auf. Von ihnen hieß es, sie enthielten steroidähnliche Verbindungen, sog. pflanzliche Sterole, die die körpereigenen Testosteronlevel optimieren oder sogar erhöhen können. Viele Sporternährungsfirmen warben mit zusätzlichen Vorteilen dieser Produkte: Sie sollen der Entwässerung dienen, das Immunsystem stärken und vor allem absolut unschädlich und somit eine »gesunde« Alternative zu anabolen Steroiden sein.

Einen Einfluß auf die Produktion von Androgenen beim Menschen haben Smilax-Präparate nicht, denn sie enthalten kein Testosteron oder andere Androgene. Mit Ausnahme von Trüffeln (die das als Anabolikum unwirksame Androst-16-en-3-ol enthalten, ein Geruchsstoff, der auch im menschlichen Schweiß vorkommt), sind keine Pflanzen bekannt, die androgene Hormone enthalten. Pflanzliche Sterole, wie in Diosgenin, Sapogenin, Stigmasterol oder Sitosterol enthalten, dienen der pharmazeu-

novagenics Datenblatt Smilax officianalis

Positive Effekte	Auszüge dienen der Industrie als Grundstoff zur Herstellung von synthetischen Steroidhormonen, beim Menschen keine Auswirkung auf den Testosteronstoffwechsel; leicht euphorisierende Wirkung
Unbedenklichkeit	sicher
Biologische Verfügbarkeit	Smilax Officianalis (Sarsaparilla), Auszüge in Form von Tee, Saft oder Kapseln
Optimale Dosierung	Dosis nicht bekannt
Nebenwirkungen	nicht bekannt
Wechselwirkungen	nicht bekannt
Besondere Hinweise	keine Vorteile für den Sportler erkennbar bei einer Nahrungsergänzung mit Smilax-Präparaten

tischen Industrie teilweise als Grundstoffe zur Herstellung von Östrogenen und Testosteronen zur medizinischen Anwendungen beim Menschen. Der Umwandlungsprozeß dieser Roh-Verbindungen in biologisch aktive Hormone erfordert aber einige Schritte, die beim Menschen nicht nachvollzogen werden können. Dem menschlichen Körper fehlen die dazu notwendigen Enzymsysteme.

Colgan schreibt Smilax zwar theoretisch einen Einfluß auf das menschliche Hormonsystem zu, neuere Forschungen hätten diese Hypothesen jedoch nicht bestätigt. Es sei allerdings nachgewiesen, daß die Einnahme von Smilax eine leicht euphorisierende (die Stimmung hebende) Wirkung habe. [1] Ein leistungssteigerndes Potential ist Smilax-Präparaten definitiv abzusprechen.

1 Colgan M (1989) What's Anabolic? Muscle & Fitness 7/89

Beta Sitosterol

Beta-Sitosterol wird aus einer in Afrika wachsenden Hypoxydaceen-Art gewonnen. Es gehört zur Gruppe der Phytoöstrogene, also der pflanzlichen Östrogene. In den USA wurden gegen Ende der Achtziger Jahre, im Zuge der Einführung pflanzlicher Sterole als Sportnährmittel, eine Zeitlang auch Präparate mit Beta-Sitosterol angeboten. In der Medizin wird

novagenics   Datenblatt Beta-Sitosterol

Positive Effekte	erhöht Östrogenspiegel im Körper; wirksam gegen Prostata-Adenom
Unbedenklichkeit	sicher
Biologische Verfügbarkeit	1. Wahl: Beta-Sitosterol
Optimale Dosierung	Dosis nicht bekannt
Nebenwirkungen	nicht bekannt
Wechselwirkungen	nicht bekannt
Besondere Hinweise	keine Vorteile für den Sportler erkennbar bei einer Nahrungsergänzung mit Beta-Sitosterol; zur Behandlung einer gutartigen Prostata-Vergrößerung wäre Saw Palmetto eher zu empfehlen

die Substanz zur Behandlung von Prostataerkrankungen verwendet; in Form von Injektionen beeinflußt Beta-Sitosterol die Hormonspiegel von Tieren. Ein begünstigender Einfluß auf die körperliche Leistungsfähigkeit bei Menschen ist allerdings nicht nachgewiesen. Wenn Beta Sitosterol überhaupt eine spürbare Wirkung zeigt, dann höchstens am Östrogenrezeptor, was für Sportler, besonders für Bodybuilder, nicht erstrebenswert sein dürfte.

Gamma Oryzanol

Gamma Oryzanol wird aus Reiskleie-Öl gewonnen. Dieser Substanz wird, wie den vorgenannten Verbindungen, ein Einfluß auf die Testosteronproduktion im menschlichen Körper nachgesagt; es kam ebenfalls gegen Ende der Achtziger Jahre auf den amerikanischen Markt. Gamma-Oryzanol sollte auch den Hypothalamus beeinflussen. Ferulsäure (Ferulic Acid) wurde von verschiedenen Sporternährungsfirmen als »aktiver Bestandteil« von Gamma Oryzanol angeboten. Auch Ferulsäure wird aus Reiskleie-Öl hergestellt. Bei Gamma Oryzanol handelt es sich um das Ferulsäure-Ester von Triterpenalkohol.

Der Nutzen von Gamma-Oryzanol, bzw. Ferulsäure als leistungssteigerndes Mittel ist umstritten. Über die (besonders in Kombination mit Vitamin A) antioxidativen und die cholesterinsenkenden Fähigkeiten

novagenics   Datenblatt Gamma Oryzanol

Positive Effekte	wirkt als Antioxidans, cholesterinsenkend; antioxidative Wirkung (verstärkt in Kombination mit Vitamin A)
Unbedenklichkeit	sicher
Biologische Verfügbarkeit	1. Wahl: Ferulic Acid (aktiver Bestandteil) 2. Wahl: Gamma Oryzanol
Optimale Dosierung	20-30mg pro Tag
Nebenwirkungen	keine bekannt
Wechselwirkungen	Kombination mit Vitamin A verstärkt den antioxidativen Effekt
Besondere Hinweise	keine Vorteile für den Sportler erkennbar bei Nahrungsergänzung mit Gamma-Oryzanol

dieser Verbindungen ist man sich einig, doch eine früher vermutete Hypophysenstimulation mit erhöhtem Wachstumshormonausstoß erscheint unwahrscheinlich. Im Tierversuch zeigte sich, daß die durch Gamma Oryzanol/Ferulsäure ausgelöste erhöhte Ausschüttung der Neurotransmitter Dopamin und Norepinephrin höchstwahrscheinlich nicht zu einer erhöhten Wachstumshormonausschüttung führt, sondern – im Gegenteil – die Freisetzung von Luteinisierendem Hormon (LH) und Wachstumshormon sehr effektiv hemmt. [1] Eine ähnliche Wirkung beim Menschen ist anzunehmen. Damit hätte die Einnahme von Gamma Oryzanol oder Ferulsäure sogar anti-anabole Eigenschaften und würde die sportliche Leistungsfähigkeit herabsetzen. Phillips führt an, eine Reihe von Athleten zur Wirksamkeit beider Substanzen befragt zu haben; keiner der Sportler konnte einen Einfluß auf Muskelmasse, Kraft oder andere positive Auswirkungen bei sich feststellen. [2]

1 di Pasquale M (1990) Beyond Anabolic Steroids. MGD Press, Warkworth
2 Phillips WN (1990) Natural Supplement Review. Mile High Publishing, Golden

Saw Palmetto

Saw Palmetto bezeichnet eine Palmenart, die hauptsächlich im Südosten der USA und in der Karibik anzutreffen ist. Die wissenschaftliche Bezeichnung lautet Serenoa repens oder Sabal serrulata, zu deutsch Sägepalmenfrucht. Der wirksame Extrakt wird aus den Beeren dieser Pflanze gewonnen. In der Schulmedizin wird Saw Palmetto gegen die gutartige Prostatavergrößerungen eingesetzt. Dabei hemmt es die Bindung von Dihydrotestosteron (DHT) an dessen Rezeptor [1]. Da DHT ein wesentlicher Faktor bei der Entstehung dieses Krankheitsbildes ist, kommt es während der Behandlung mit Saw Palmetto häufig zu einer deutlichen Besserung der Beschwerden.

DHT ist als Umwandlungsprodukt des Testosterons in allen Körpergeweben, außer in der Skelettmuskulatur, das wirksame Endhormon. Neben der gutartigen Prostatavergrößerung wird es auch mit anderen androgenbedingten Nebenwirkungen in Verbindung gebracht, besonders Akne und Haarausfall nach männlichem Schema. So ist zu vermuten, daß Saw Palmetto auch bei diesen Symptomen von Vorteil sein könnte, auch wenn dazu keine exakten wissenschaftlichen Daten existieren.

Das macht die Substanz für Sportler interessant, die anabole Steroide oder Prohormone einsetzen. Hier kommt es häufig zu einem Anstieg des Androgenspiegels im Körper mit daraus resultierendem erhöhten DHT-Spiegel. Manche Steroide wirken auch direkt an den DHT-Rezeptoren in der Haut und an den Haarfollikeln und könnten dort theoretisch durch Saw Palmetto gehemmt werden. Selbst Natural-Athleten könnten von einer Nahrungsergänzung mit Saw Palmetto profitieren, wenn sie erblich bedingten Haarausfall oder einer starken Talgproduktion der Haut bzw. Aknebildung entgegen wirken wollen.

Die häufig geäußerte Meinung, Saw Palmetto hemme die Umwandlung von Testosteron in Dihydrotestosteron und verringere damit die anabolen Eigenschaften von Testosteron ist so nicht ganz richtig. Diese Wirkung von Saw Palmetto auf das stärkste männliche Geschlechtshormon wurde bislang nur in vitro (im Reagenzglas) nachgewiesen [2, 6], nicht aber bei lebenden Personen [5]. Tatsächlich kommt es beim Menschen zu keiner Veränderung des Testosteron- oder DHT-Spiegels im Körper, so daß Saw Palmetto allein eine Blockadewirkung am DHT-Rezeptor zugesprochen werden kann.

Für den Sportler bietet auch die antiöstrogene Wirkung von Saw Palmetto interessante Perspektiven [3]. Dabei kommt es nicht, wie oft behauptet wird, zu einer Hemmung des Aromatasesystems im Körper, das Androgene wie Testosteron in Östrogene umwandelt, sondern zu einer Blockade am Östrogenrezeptor selbst. Ebenso werden durch Saw Palmetto die Progesteronrezeptoren blockiert (Progesteron kann ebenso wie Östrogen zu einer Wasserspeicherung und Gynäkomastie führen. Diese Bildung einer weiblichen Brust beim Mann ist eine häufige Nebenwirkung von anabolen Steroiden). Neueren Dokumentationen zufolge entfalten auch manche anabole Steroide wie Nandrolon oder Oxymetholon ihre Nebenwirkungen nicht – wie früher angenommen – über einen Östrogenanstieg, sondern über eine direkte Wirkung am Progesteronrezeptor, so daß herkömmliche Antiöstrogene keine Linderung versprechen. Im Gegensatz dazu wäre Saw Palmetto auch bei diesen Steroid-Nebenwirkungen ein wirksames Mittel.

Die Weigerung vieler Sportler, Saw Palmetto einzusetzen, mag auch auf eine oft zitierte Studie von el-Seikh et al. [4] zurückzuführen sein, wo nachgewiesen wurde, daß Saw Palmetto die Testosteronrezeptoren blockiert. Daraus ließe sich eine Verminderung der anabolen Wirkungen dieses Hormons im Körper ableiten. Bei genauer Prüfung dieser Untersuchung wird aber deutlich, daß die Blockade nicht in der Skelettmuskulatur erfolgte. Das deckt sich mit den Erfahrungsberichten von Sportlern, die Saw Palmetto ausprobiert haben: Ihre Berichte deuten keinesfalls auf eine antiandrogene Wirkung dieser Substanz hin; nicht einer verzeichnete einen Verlust von Libido oder Muskelmasse. Dagegen waren viele dieser Sportler überzeugt, Saw Palmetto hätte sich bei ihnen positiv auf Akneprobleme oder Haarausfall ausgewirkt.

Frauen können ebenso von einer Saw Palmetto-Einnahme profitieren, wenn sie unter Akne oder übermäßiger Körperbehaarung leiden; beides Zustände, die mit überhöhten DHT-Spiegeln in Verbindung gebracht werden. Dabei dürfen Frauen während einer Nahrungsergänzung mit Saw Palmetto nicht schwanger werden, da es sonst zu einer Verweiblichung männlicher Föten kommen kann. Eine wirksame Empfängnisverhütung ist also anzuraten.

Bis sich erste positive Effekte zeigen, muß Saw Palmetto meist 2-3 Monate eingenommen werden. Eine zyklusweise Einnahme ist nicht notwendig; wäre sogar eher kontraproduktiv. Saw Palmetto ist nicht toxisch und besitzt – auch in höheren Dosierungen über einen längeren Zeitraum eingenommen – keine nennenswerten Nebenwirkungen. Die empfohlene Dosis liegt bei 320mg pro Tag. Bei der Auswahl eines geeig-

novagenics Datenblatt **Saw Palmetto**

Positive Effekte	besetzt die Rezeptoren für Dihydrotestosteron (DHT), dadurch Besserung von Prostata-Beschwerden und Verminderung DHT-bedingter Nebenwirkungen (Haarausfall, Akne, übermäßige Körperbehaarung); zusätzlich antiöstrogene und antigestagene Wirkung
Unbedenklichkeit	sicher
Biologische Verfügbarkeit	1. Wahl: Sägepalmenfrucht-Extrakt (standardisiert auf mindestens 10:1)
Optimale Dosierung	320mg pro Tag, verteilt auf 2 Einzelgaben zu den Mahlzeiten
Nebenwirkungen	selten Magenbeschwerden
Wechselwirkungen	theoretisch antiandrogene Wirkung möglich, in der Praxis aber bislang nicht nachgewiesen
Besondere Hinweise	keine

neten Präparates muß unbedingt darauf geachtet werden, einen standardisierten Extrakt zu erwerben; die Standardisierung sollte mindestens 10:1 betragen. Hochwertige Präparate findet man rezeptfrei in jeder Apotheke.

1 Carilla E, Briley M, Fauran F, Sultan C, Duvilliers C (1984) Binding of Permixon, a new treatment for prostatic benign hyperplasia, to the cytosolic androgen receptor in the rat prostate. J Steroid Biochem 20: 521–3
2 Delos S, Iehle C, Martin PM, Raynaud JP (1994) Inhibition of the activity of 'basic' 5 alpha-reductase (type 1) detected in DU 145 cells and expressed in insect cells. J Steroid Biochem Mol Biol 48: 347–352
3 di Silverio F, D'Eramo G, Lubrano C, Flammia GP, Sciarra A, Palma E, Caponera M, Sciarra F (1992) Evidence that Serenoa repens extract displays an antiestrogenic activity in prostatic tissue of benign prostatic hypertrophy patients. Eur Urol 21: 309-14
4 el-Sheikh MM, Dakkak MR, Saddique A (1988) The effect of Permixon on androgen receptors. Acta Obstet Gynecol Scand 67: 397–9
5 Strauch G, Perles P, Vergult G, Gabriel M, Gibelin B, Cummings S, Malbecq W, Malice MP (1994) Comparison of finasteride (Proscar) and Serenoa repens (Permixon) in the inhibition of 5-alpha reductase in healthy male volunteers. Eur Urol 26: 247–52
6 Sultan C, Terraza A, Devillier C, Carilla E, Briley M, Loire C, Descomps B (1984) Inhibition of androgen metabolism and binding by a liposterolic extract of "Serenoa repens B" in human foreskin fibroblasts. J Steroid Biochem 20: 515–9

Yohimbe

Yohimbe wird aus der getrockneten Rinde eines in Schwarzafrika wachsenden Baumes, der Corynanthe yohimbe, hergestellt. Der aktive Bestandteil des Extrakts ist Yohimbin, ein Indolalkylamin; es findet Verwendung als Aphrodisiakum. Seine Einnahme bewirkt unter anderem eine Erhöhung des Blutdrucks, der Schlagrate des Herzens, feines Handzittern und gesteigerte motorische Aktivität.

In der Medizin wird es zur Behandlung von Impotenz eingesetzt. Die sexualstimulierende Wirkung von Yohimbe ist aber unabhängig vom Testosteron-Stoffwechsel; die Pflanze selbst enthält auch kein Testosteron. In der Schulmedizin werden dafür Dosierungen von 10-30 mg pro Tag empfohlen. Erste Effekte sollen sich angeblich erst nach ein bis zwei Wochen zeigen; Berichten von Sportlern zufolge lösen aber auch 5-10mg Yohimbin, eingenommen 1-2 Stunden vor dem Verkehr, einen spürbaren Effekt aus.

Für den an einer Leistungssteigerung interessierten Sportler, besonders den Bodybuilder, ist Yohimbin in anderer Hinsicht interessant. Es ist ein sog. Alpha2-Antagonist [2], d.h. die Substanz blockiert (weitgehend) selektiv die entsprechenden Rezeptoren, die im Körper in zahlreichen Geweben zu finden sind, u.a. auch im Fettgewebe. Yohimbin enthält dabei kein Testosteron und wirkt auch in keinster Weise auf den Haushalt dieses Hormons ein, obwohl Werbeanzeigen oft testosteron-erhöhende Effekte versprechen. Doch eignet sich Yohimbin gut für den Fettabbau. Durch die Blockade der Alpha2-Rezeptoren kommt es zu einer erhöhten Noradrenalin-Freisetzung im Körper [2] und damit zu einem leichten Anstieg der Körpertemperatur (Thermogenese), erhöhter Stoffwechselaktivität und einem leicht verminderten Appetit [3]. Alles Effekte, die bei einer Diät den Abbau von Unterhautfettgewebe fördern, was auch durch Studien belegt ist [1, 6].

Darüber hinaus werden die Rezeptoren auch im Fettgewebe blockiert, wo sie als Hemmer der Fettverbrennung wirken (im Gegensatz zu den Beta-Rezeptoren, die bei Stimulierung die Fettverbrennung fördern). So kommt es beim Einsatz von Yohimbin auch auf diesem Wege zu einer verstärkten Fettverbrennung. Gerade Frauen profitieren von diesem Effekt, da bei ihnen besonders viele Alpha2-Rezeptoren in jenen Fettdepots zu finden sind, die sich auch durch eine Diät schwer abbauen lassen: am Gesäß und an den Oberschenkeln [4, 5].

Durch eine Blockade dieser Rezeptoren kommt es nach den Berichten vieler Frauen zu einem erleichterten Fettabbau an den genannten Stellen. Männliche Athleten berichten ähnliches: hier sind es die hartnäckigen Fettdepots am Bauch, die sonst selbst durch strenge Diäten nur schwer abgebaut werden, die durch Yohimbin-Gabe schrumpfen.

Zum gesteigerten Fettabbau am ganzen Körper trägt auch die durchblutungsfördernde Wirkung von Yohimbin bei, die sich nicht nur im Bereich der Genitalien auswirkt, sondern auch im vergleichsweise schlecht durchbluteten Fettgewebe. So wird die Freisetzung von Fettsäuren und deren Abtransport ins Blut mit nachfolgender Verbrennung erleichtert. Dabei muß jedoch betont werden, daß Yohimbin den Fettabbau nur in Verbindung mit einer kalorienreduzierten Diät fördert. Unter Beibehaltung der üblichen Ernährungsgewohnheiten wird sich dagegen kein Effekt einstellen (was übrigens für alle Substanzen zur Unterstützung des Fettabbaus gilt).

Die für den Fettabbau empfohlene Dosierung liegt bei 0,2mg pro Kilo

Körpergewicht am Tag, aufgeteilt auf mehrere Einzeldosen. Ein 75kg schwerer Sportler würde also 15mg Yohimbin einnehmen; verteilt auf drei Gaben zu 5mg. Dabei wird oft betont, Yohimbin wirke nur, wenn es auf nüchternen Magen eingenommen wird. Als Begründung heißt es, Yohimbin erhöhe den Insulinausstoß nach dem Verzehr von Kohlenhydraten; ein erhöhter Insulinausstoß wirkt sich bekanntlich nachteilig auf den Fettabbau aus. Auch wenn dieser Gedanke nachvollziehbar und richtig ist, berichten viele (männliche und weibliche) Sportler, die Yohimbin über den Tag verteilt, zwischen den Mahlzeiten eingenommen haben, von guten Erfolgen. Auf der Grundlage dieser empirischen Daten kann also empfohlen werden, die Substanz im Abstand von 1-2 Stunden zu einer Mahlzeit einzunehmen. In der Praxis nehmen manche Athleten dabei häufig 5mg Yohimbin nach dem Aufstehen auf nüchternen Magen, führen ein 30-60-minütiges Ausdauertraining zur Förderung der Fettverbrennung durch und nehmen die erste Mahlzeit dann 30-60 Minuten nach dem Ende dieses Trainings zu sich. Zwei weitere Gaben von jeweils 5mg werden nachmittags und am frühen Abend eingenommen.

---

novagenics Datenblatt **Yohimbe**

Positive Effekte	stimulierende Wirkung; unterstützt den Fettabbau, besonders an den »hartnäckigen« Stellen wie Bauch, Po und Oberschenkel, hilfreich bei Erektionsproblemen
Unbedenklichkeit	sicher in angegebener Dosierung
Biologische Verfügbarkeit	1. Wahl: Yohimbin-HCl 2. Wahl: Yohimbebark-Extrakt (auf Standardisierung achten)
Optimale Dosierung	zur Förderung des Fettabbaus: 0,2mg pro Kilo Körpergewicht, verteilt auf 3 Einzelgaben zu den Mahlzeiten; bei Erektionsproblemen: 5-10mg ca. 60 Minuten vor sexueller Aktivität
Nebenwirkungen	feines Fingerzittern, Unruhe, Nervosität, Schlafprobleme, Appetitlosigkeit, Kopfschmerzen, Blutdruckanstieg
Wechselwirkungen	verstärkt die Wirkung anderer Stimulantien
Besondere Hinweise	rezeptpflichtig

Dabei sollte die Einnahme zunächst mit einer geringen Dosis begonnen werden, die im Verlauf von 1-2 Wochen auf die empfohlene Menge gesteigert wird. So können die recht zahlreichen Nebenwirkungen vermieden werden, da der Körper sich langsam an die Substanz gewöhnt. Die Effekte von Yohimbin auf den Fettabbau lassen im Verlauf einiger Wochen nach, so daß sich auch für diese Substanz ein Einsatz in Zyklen empfiehlt: üblich ist die Einnahme über 4-6 Wochen, gefolgt von einer ebenso langen Einnahmepause.

Die Nebenwirkungen von Yohimbin sind allerdings zahlreich. So kommt es gelegentlich zu Unruhe, Nervosität, Schlaflosigkeit, Hautrötungen, vermehrtem Schwitzen, Herzklopfen, Herzrhythmus-Störungen, Angstzuständen, Appetitlosigkeit, Übelkeit, Erbrechen, bei Männern obendrein zu häufigeren Erektionen. Üblicherweise lassen die genannten Nebenwirkungen im Verlauf der ersten zwei Wochen deutlich nach; ihr Auftreten kann zudem bei einschleichender Einnahme, wie oben angeführt, fast immer vermieden werden.

Viele, die auf die stimulierenden Eigenschaften von Yohimbin empfindlich reagieren, nehmen die letzte Dosis am frühen Nachmittag, um abends problemlos einschlafen zu können. Bei manchen Sportlern kommt es bei Gabe von Yohimbin zu einer starken Beschleunigung des Herzschlages, besonders bei körperlicher Belastung. So berichten einige von Pulsfrequenzen über 150 Schlägen pro Minute, selbst bei nur geringer Anstrengung. In solchen Fällen sollte Yohimbin nicht weiter verwendet werden. Alkohol wirkt oft stärker bei Personen, die Yohimbin einnehmen, was vermutlich auf seine durchblutungsfördernden Eigenschaften zurückzuführen ist; so wird der Alkohol schneller im Körper verteilt.

Vor allem in den USA wird Yohimbe Bark Extract als Nahrungsergänzung angeboten, ein Auszug aus der Rinde des Baumes, doch diese Präparate enthalten oft nur geringste Mengen des Wirkstoffes. Effektive Yohimbin-Präparate müssen, wie alle pflanzlichen Extrakte, auf eine ausreichende Menge standardisiert sein (was auf dem Etikett vermerkt sein sollte). Ein bekanntes standardisiertes Produkt ist das Yohimbe Fuel der US-Firma Twinlab. Die meisten deutschen Athleten aber besorgen sich Yohimbin mit einem Rezept in der Apotheke, wo es standardisiert in 5mg Tabletten erhältlich ist.

1 Galitzky J, Taouis M, Berlan M, Riviere D (1988). a2-Antagonist compounds and

lipid mobilization: evidence for a lipid mobilizing effect oral yohimbine in healthy male volunteers. Eur J Clin Invest 18: 587–594.
2 Goldberg MR, Robertson D (1983) Yohimbine: a pharmacological probe for study of the a 2-adrenoceptor. Pharmacol Rev 35: 143–180.
3 Kuchio C, Jonderdo K, Piskorska D (1991) Does yohimbine act as a slimming drug? Isr J Med Sci 27: 550-556.
4 Richelsen B (1986) Increased alpha 2- but similar beta-adrenergic receptor activities in subcutaneous gluteal adipocytes from females compared with males. Eur J Clin Invest 16: 302–9
5 Wahrenberg H, Lonnqvist F, Arner P (1989) Mechanisms underlying regional differences in lipolysis in human adipose tissue. J Clin Invest 84: 458–67
6 Zahorska-Markiewiz B, Kuchio, Piskorska D (1986) Adrenergic control of lipolysis and metabolic responses in obesity. Horm Metabol Res 18: 693–697.

*

7. KAPITEL

HORMONE UND PROHORMONE

Melatonin
Melatonin wurde 1994 in den USA als Nahrungsergänzung eingeführt. Das im menschlichen Körper natürlich vorkommende Hormon sollte frei von Nebenwirkungen sein, aber gegen viele Unpäßlichkeiten ebenso helfen, wie gegen ernsthafte Erkrankungen.

Melatonin (N-Acetyl-5-Methoxytryptamin) wird in der Zirbeldrüse des Gehirns unter Einfluß von Sonnenlicht aus der Aminosäure Tryptophan synthetisiert. Das Maximum der körpereigenen Produktion findet sich nachts zwischen 2 und 3 Uhr. Nach dem 30. Lebensjahr nimmt die Melatonin-Synthese im Körper beständig ab. Im Alter von 70 bis 80 Jahren wird fast nichts mehr von diesem Hormon produziert. Im Gegensatz zum Adrenalin, das aktivierend wirkt, entfaltet Melatonin eine beruhigende Wirkung: Die Herzfrequenz sinkt und der Muskeltonus nimmt ab. Daher findet Melatonin häufig Anwendung zur Bekämpfung von Schlafstörungen und zur erleichterten Umstellung auf andere Tagesrhythmen, wie z.B. bei Jet-Lag oder Schichtarbeit. Andere mögliche Einsatzgebiete von Melatonin werden ebenfalls diskutiert, z.B. bei Morbus Alzheimer, Depressionen, Morbus Parkinson oder zur Behandlung von Schlaganfällen, nach denen es zu einer Verarmung an Melatonin im Gehirn kommen kann [3].

Neben seiner Wirkung als MAO-Hemmer, die den Serotoninspiegel im Gehirn erhöht, zeigt Melatonin signifikante Auswirkungen auf die Blutfette. So konnten deutliche Rückgänge von Gesamtcholesterin und »schlechtem« LDL-Cholesterin bei Gabe von Melatonin beobachtet werden [3]. Weiterhin bekannt sind stark antioxidative Eigenschaften dieses

Hormons. Da sehr viele degenerative Erkrankungen zumindest teilweise auf verstärkte Oxidierungsprozesse zurückgeführt werden (u.a. auch der Alterungsprozess), eröffnet sich dadurch ein breites Spektrum von Anwendungen; allerdings liegen in diesem Bereich noch viel zu wenig Ergebnisse vor, um eine Beurteilung zu erlauben. Im Tierversuch allerdings verlängerte die Gabe von Melatonin die Lebensspanne um 20% [3].

Der Kraftsportler profitiert bei Zufuhr von Melatonin als Nahrungsergänzung von seinem schlaffördernden Effekt, was zu einer besseren Regeneration beiträgt und durch die antioxidative Wirkung, da gerade das Training verstärkt zu oxidativen Prozessen im Körper führt. Zudem hat Melatonin eine cortisolhemmende, also antikatabole Wirkung, die insbesondere unter Streßbedingungen zutage tritt, da es eine erhöhte Sekretion von Vasotocin bewirkt [1, 2]. Aufgrund dieser Wirkung wäre langfristig eine Förderung des Muskelaufbaus denkbar, auch wenn dazu noch keine wissenschaftlichen Studien existieren. Obendrein konnten viele Studien eine erhöhte Wachstumshormon-Ausschüttung bei Gabe von Melatonin feststellen. Dies war zwar nicht bei allen, doch bei der über-

---

novagenics Datenblatt **Melatonin**

Positive Effekte	fördert das Einschlafen und verbessert die Schlafqualität, vermindert Jet-lag-Beschwerden, möglicherweise Blockierung des Streßhormons Cortisol, eventuell verbesserte Blutfettwerte und erhöhte Wachstumshormon-Ausschüttung
Unbedenklichkeit	sicher in angegebener Dosierung
Biologische Verfügbarkeit	1. Wahl: N-Acetyl-5-methoxytryptamin (Melatonin)
Optimale Dosierung	gelegentlich Alpträume sowie Schläfrigkeit am darauffolgenden Tag
Nebenwirkungen	zum erleichterten Einschlafen und zur Verbesserung der Schlafqualität: 1-3mg ca. 1 Stunde vor dem Zubettgehen; gegen Jet-lag-Beschwerden: 6mg ca. 1 Stunde vor dem Zubettgehen (für zwei Tage, dann zur normalen Dosierung von 1-3mg zurückkehren)
Wechselwirkungen	keine bekannt
Besondere Hinweise	unterliegt in Deutschland dem Arzneimittelgesetz

wiegenden Zahl der Untersuchungen der Fall [3].

Der Körper des jungen Athleten kann ausreichend Melatonin selbst herstellen; die körpereigene Melatoninproduktion wird allerdings gehemmt durch Aspirin und andere sog. nichtsteroidale Antirheumatika, Kaffee, Rauchen und Alkohol.

Melatonin gilt als ungiftige und nebenwirkungsfreie Substanz. Allerdings berichten manche, die es ausprobiert haben, von einer erhöhten Schläfrigkeit am nächsten Tag, gerade bei längerdauernder Einnahme (sog. »Überhang-Effekt«). Daher empfiehlt es sich, Melatonin nur abends, ca. 30 Minuten vor dem Schlafengehen einzunehmen, und dies auch nur für 3-5 Tage pro Woche. Die übliche Startdosis beträgt 1mg; sie wird gesteigert, bis die gewünschte Optimierung der Schlafqualität erreicht wird (meist bei 3mg). Höhere Dosierungen, bis zu 6mg, werden für einige Tage zur Behebung des Jet-Lags oder bei Umstellungen in der Schichtarbeit verwendet.

Eine andere, wenn auch seltene Nebenwirkung von Melatonin scheinen Alpträume zu sein, auch bei solchen Leuten, die damit normalerweise keine Probleme haben. Einige Personen berichten von diesem Effekt schon bei den ersten Einnahmen, bei anderen stellt er sich zuweilen nach längerem Gebrauch ein. Das Auftreten von Alpträumen scheint mit steigender Dosis zuzunehmen.

Melatonin fällt in Deutschland unter das Arzneimittelgesetz, ist allerdings nicht zum Vertrieb zugelassen. Der Grund dafür ist eine bislang noch nicht nachgewiesene »Sicherheit« der Substanz. Die Zulassung als Arzneimittel (und damit ein legaler Vertrieb) in Deutschland wird aber aller Voraussicht nach nicht erfolgen, da die Substanz nicht mehr patentierbar ist. Deshalb wird wohl kein Pharma-Unternehmen die kostspielige und langwierige Zulassung beim Bundesgesundheitsamt anstreben. Ein weiterer Grund für die auffällige Zurückhaltung vieler Pharma-Firmen in Bezug auf Melatonin mag wohl auch in dem Umstand zu suchen sein, daß das sehr preisgünstige und nebenwirkungsarme Melatonin für die Vielzahl sehr profitabler Schlafmittel auf dem deutschen Markt eine echte Konkurrenz darstellen würde. So stellt sich wieder einmal die Frage, was das deutsche Arzneimittelgesetz eigentlich schützt: Die Profitmargen der Pharma-Unternehmen in Deutschland, oder den Verbraucher vor Nebenwirkungen und überhöhten Preisen. Aktuellen Schätzungen zufolge haben seit der Einführung von Melatonin etwa 40 Millionen Menschen in den USA die Substanz eingenommen; Nebenwirkungen, außer den zuvor erwähnten, sind bislang nicht bekannt geworden.

Melatonin ist in den USA und im europäischen Ausland als Nahrungsergänzung erhältlich und kann dort per Mail-Order oder über das Internet bestellt werden. Bei Lieferungen aus dem EG-Ausland an private Verbraucher in Deutschland muß mit den üblichen Problemen gerechnet werden; zu empfehlen ist die Bestellung über eine Apotheke. Wer ganz sicher gehen will, legt dort ein Privatrezept vom Hausarzt vor. Die Einfuhrumsatzsteuer sollte bedacht werden, ebenso wie ev. fällige Zollgebühren.

1 Aoyama H, Mori N, Mori W (1987) Anti-glucocorticoid effects of melatonin on adult rats. Acta Pathol Jpn 37: 1143–8
2 Maestroni GJ, Conti A, Pierpaoli W (1986) Role of the pineal gland in immunity. Circadian synthesis and release of melatonin modulates the antibody response and antagonizes the immunosuppressive effect of corticosterone.
J Neuroimmunol 13: 19–30
3 Maurizi CP (1990) The therapeutic potential for tryptophan and melatonin: possible roles in depression, sleep, Alzheimer's disease and abnormal aging.
Med Hypotheses 31: 233–42

Dehydroepiandrosteron (DHEA)

Mit der Einführung des Dietary Supplement Health and Education Act (DSHEA) wurden in den USA 1994 die gesetzlichen Voraussetzungen geschaffen, um Prohormone als Nahrungsergänzungen anzubieten. DHEA, das zuvor einen unklaren Status zwischen Medikament und Supplement inne hatte, war die erste Substanz, die nun frei im Handel erhältlich war.

DHEA (Dehydroepiandrosteron) ist das im menschlichen Körper am stärksten vertretene Androgen. Es wird von den Nebennieren produziert und ist nur zwei chemische Reaktionsschritte vom Testosteron, dem männlichen Geschlechtshormon, entfernt. Im Alter von 7 Jahren beginnt der Körper, DHEA zu produzieren; die höchsten Syntheseraten werden zwischen 20 und 24 Jahren erreicht. Danach fällt der DHEA-Spiegel konstant, um etwa 20% pro Lebensjahrzehnt und beträgt mit 80 Jahren noch etwa 10% der Werte junger Erwachsener.

Lange Zeit war unklar, ob DHEA nur als Vorläufersubstanz für andere Androgene wie z.B. Testosteron dient, oder ob es auch eigenständige Aufgaben erfüllt. Mittlerweile weiß man, daß DHEA selbst immunstimulierende Eigenschaften besitzt [3, 5], die Blutfettwerte verbessert [5], gegen bestimmte Krebsarten schützen kann [6] und die Verklumpung der Blutplättchen hemmt [2], was einen möglichen Schutzfaktor gegen Herz-/Kreislauf-Erkrankungen darstellt. DHEA ist daher weit davon entfernt, lediglich eine unbedeutende Vorläufersubstanz zu sein.

Bei Männern und Frauen führte eine tägliche, hochdosierte DHEA-Gabe von 1600mg zu einem Anstieg der Blutspiegel dieses Androgens und zu einer verbesserten Immunfunktion, allerdings nicht zu einer Erhöhung des Testosteronspiegels [5]. Gleichzeitig kam es zu einem starken Körperfettverlust. Eine weitere Studie mit Erwachsenen zwischen 40 und 70 Jahren ergab, daß es bei DHEA-Gabe zu einer Erhöhung des IGF-1-Spiegels mit einem gesteigerten Wohlbefinden der Versuchspersonen kam [4] (Insulin-like Growth Factor 1, abgekürzt IGF-1, ist eine Substanz, deren Produktion im Körper durch die Ausschüttung von Wachstumshormon angestoßen wird und die letztlich für dessen positiven Effekte wie Muskelaufbau, Fettverlust und gesteigerte Immunfunktion verantwortlich ist). Eine Studie mit jungen, übergewichtigen Erwachsenen konnte allerdings keine positiven Effekte hinsichtlich des Abbaus von Körperfett bei einer DHEA-Supplementation nachweisen [7]. Anscheinend sind die Effekte von DHEA altersabhängig, in der Weise, daß eine Zufuhr nur positive Effekte zeigt, wenn ein relativer Mangel an dieser Substanz vorliegt (so wie bei Personen über 40). Darauf deuten auch die Erfahrungsberichte von Sportlern hin.

Wie die Daten aus Versuchen mit Kraftsportlern zeigen, profitieren Athleten zwischen 20 und 40 Jahren von einer Nahrungsergänzung mit DHEA so gut wie gar nicht. Ältere Athleten (40 Jahre und darüber) berichten dagegen von mehr Vitalität, einem leichten Anstieg der Körperkraft und einem erleichterten Fettabbau, wenn DHEA in einer Dosierung von 25-100mg eingenommen wird. Mögliche Nebenwirkungen sind dabei eine vermehrte Talgproduktion der Haut, Schlaflosigkeit und Akne. Ältere Sportler sollten vor Beginn einer Supplementation ihre Prostata untersuchen lassen, da DHEA ein bestehendes Prostata-Carcinom im Wachstum fördern kann; auch während der Einnahme sollte die Prostata regelmäßig untersucht werden. Wer die Möglichkeit hat, sollte vor und nach Einnahme der Substanz seinen DHEA-Spiegel bestimmen lassen und die tägliche Dosis so wählen, daß die Blutspiegel in den Bereich junger Erwachsener gelangen. Eine zyklusweise Anwendung ist bei Männern nicht notwendig, die meisten verwenden das Präparat mehr oder weniger durchgehend.

Frauen scheinen bereits in jungen Jahren erheblich mehr von einer DHEA-Einnahme zu leistungssteigernden Zwecken zu profitieren, als Männer. So kommt es bei ihnen durch Gabe von DHEA zu einem Anstieg des Androgenspiegels, was bei Männern nicht der Fall ist [4]. Viele Athletinnen verwenden 25mg täglich und berichten von guten Erfolgen mit Steigerung der Kraft, leichtem Muskelzuwachs sowie einem beschleunigten Körperfettabbau. Allerdings treten gelegentlich Vermännlichungserscheinungen wie eine Veränderung der Stimmlage, Klitoriswachstum, Bartwuchs, ölige Haut oder Aggressivität auf; diese Nebenwirkungen sind abhängig von der Dosierung und der Dauer der Zufuhr.

---

novagenics   Datenblatt **DHEA**

Positive Effekte	Normalisierung des DHEA-Spiegels bei altersbedingtem Mangel, dadurch mäßige Förderung der Proteinsynthese sowie des Fettabbaus, immunstimulierende Wirkungen, Senkung der Blutfettwerte sowie Steigerung der Vitalität und des Wohlbefindens; junge Männer mit adäquatem Testosteron- und DHEA-Spiegel profitieren von DHEA so gut wie gar nicht. Besitzt kaum eigenes anaboles/androgenes Potential; sehr schwache Umwandlungsrate in Testosteron, unter anderem durch 17-Beta-Hydroxysteroid-Dehydrogenase; in konvertierter und unkonvertierter Form Umwandlung in Östrogen und DHT möglich
Unbedenklichkeit	sicher (für Männer mit altersbedingten Mangelerscheinungen und in angegebener Dosierung)
Biologische Verfügbarkeit	1. Wahl: Dehydroepiandrosteron (DHEA)
Optimale Dosierung	25-50mg täglich für Männer, max. 25mg täglich für ein bis zwei Wochen für Frauen
Nebenwirkungen	bei Männern: Förderung des Wachstums eines bereits bestehenden Prostata-Carcinoms, zu Beginn der Einnahme vorübergehend Unruhe und Schlaflosigkeit möglich; bei Frauen: Virilisierungserscheinungen bei längerer Einnahme möglich
Wechselwirkungen	Abschwächung der Wirkung von Kontrazeptiva (der »Pille«) möglich
Besondere Hinweise	DHEA steht auf der Dopingliste. Bei Männern über 45 Jahren ist die Einnahme von DHEA unter ärztlicher Aufsicht zu empfehlen; die Dosierung sollte den körpereigenen Testosteronspiegel auf das Niveau junger Erwachsener anheben

Daher beschränken viele Frauen ihre DHEA-Zufuhr auf 4 Wochen und warten ebenso lange bis zur nächsten Einnahme.

DHEA steht seit 1996 auf der Dopingliste. Auch wenn es bei Männern unter DHEA-Zufuhr nicht zu einer Veränderung des Testosteron/Epitestosteron-Quotienten zu kommen scheint [1], so bleibt dennoch fraglich, wie der Einzelne auf die Substanz reagiert und ob höhere Dosierungen nicht doch in ein positives Testergebnis münden. Athleten, die sich Dopingtests unterziehen müssen, insbesondere weibliche Sportler, bei denen ein positives Ergebnis sehr viel wahrscheinlicher ist, als bei Männern, sollten DHEA meiden.

1 Bosy TZ, Moore KA, Poklis A (1998) The effect of oral dehydroepiandrosterone (DHEA) on the testosterone/epitestosterone (T/E) ratio in human male volunteers urine. J Anal Toxicol 22: 455–9
2 Jesse RL, Loesser K, Eich DM, Qian YZ, Hess ML, Nestler JE (1995) Dehydroepiandrosterone inhibits human platelet aggregation in vitro and in vivo. Ann NY Acad Sci 29: 281–90
3 Khorram O, Vu L, Yen SS (1997) Activation of immune function by dehydroepiandrosterone (DHEA) in age-advanced men. J Gerontol A Biol Sci Med Sci 52: M1–7
4 Morales AJ, Nolan JJ, Nelson JC, Yen SS (1994) Effects of replacement dose of dehydroepiandrosterone in men and women of advancing age. J Clin Endocrinol Metab 78: 1360–7
5 Nestler JE, Barlascini CO, Clore JN, Blackard WG (1988) Dehydroepiandrosterone reduces serum low density lipoprotein levels and body fat but does not alter insulin sensitivity in normal men. J Clin Endocrinol Metab 66: 57–61
6 Schwartz AG, Pashko L, Whitcomb J (1986) Inhibition of tumor development by dehydroepiandrosterone and related steroids. Toxicol Pathol 14: 357–62
7 Usiskin KS, Butterworth S, Clore JN, Arad Y, Ginsberg HN, Blackard WG, Nestler JE (1990) Lack of effect of dehydroepiandrosterone in obese men. Int J Obes 14: 457–63

Charakteristika der Prohormone

Kurz nach der Markteinführung von DHEA wurde in den USA auch Androstendion als Nahrungsergänzung angeboten. Weitere Prohormone folgten: 4-Androstendiol, 19-Norandrostendion, 19-Norandrostendiol und 5-Androstendiol sind neben dem Androstendion die heute erhältlichen Vertreter dieser Substanzklasse.

Die Andro-Verbindungen (Androstendion, 4-Androstendiol und 5-Androstendiol) werden in der Leber und zu einem geringen Teil auch in anderen Organen zu Testosteron umgebaut, die Norandro-Verbindungen (19-Norandrostendion und 19-Norandrostendiol) dagegen zu Nortestosteron (diese Verbindung ist besser bekannt als Nandrolon, ein anaboles Steroid, das unter dem Handelsnamen Deca-Durabolin erhältlich ist). Das zeigt bereits, auf welche Weise Prohormone wirken: Durch eine Erhöhung der körpereigenen Spiegel des männlichen Geschlechtshormons Testosteron, bzw. des körpereigenen Steroids Nandrolon sollen Aufbauprozesse im Körper gefördert und das Muskelwachstum beschleunigt werden.

Nach der Einnahme von Prohormonen kommt es zu einem Anstieg von Testosteron bzw. Nandrolon, der etwa drei Stunden lang nachweisbar ist, die höchsten Blutspiegel werden nach etwa 60 Minuten erreicht.

In den USA gelten Prohormone neben Creatin als die am besten verkauften Nahrungsergänzungen, was als Hinweis auf ihre Wirksamkeit gewertet werden kann. Prohormone werden eingesetzt zur Förderung des Muskelaufbaus, in der Diät zum Schutz vor einem Verlust an Muskelsubstanz, besonders die Andro-Verbindungen werden gern zur Steigerung der Trainingsmotivation verwendet; eine bessere Trainingsleistung wirkt sich positiv auf das Muskelwachstum aus. Wer Anabolika gebraucht, nutzt Prohormone zwischen den Steroidzyklen, um die dann auftretende, verringerte Eigenproduktion von Androgenen auszugleichen; das führt zu geringeren Muskel- und Kraftverlusten nach dem Absetzen der Steroide. Unter Nichtsportlern erfreuen sich die Andro-Verbindungen zunehmender Beliebtheit als schnell wirksames Sexualtonikum; sie werden sowohl von Männern, als auch von Frauen eingesetzt.

4-Androstendion

Androstendion als direkter Testosteronvorläufer kam gleich nach DHEA auf den amerikanischen Markt. In der Natur findet sich diese Substanz in einer schottischen Kiefernart. Androstendion wurde 1935 das erste Mal isoliert, doch erst 1950 wurde entdeckt, daß es im menschlichen Körper in Testosteron umgewandelt wird. Eine erste Studie mit weiblichen Versuchspersonen [2] ergab, daß nach Gabe von 100mg Androstendion der Testosteronspiegel doppelt so stark anstieg, wie nach DHEA-Gabe; 60 Minuten nach der Einnahme lag der weibliche Testosteronspiegel im Bereich männlicher Werte. Bei Männern zeigte Androstendion noch dramatischere Effekte: Einer Studie des Patentinhabers für diese

Substanz zufolge kam es nach Gabe von 100mg Androstendion zu einem 211-237%igen Anstieg des Testosteronspiegels bei Männern. Diese Werte werden gern in der Werbung für dieses Prohormon angeführt, doch sind sie vermutlich als weit überhöht anzusehen. Einer noch unveröffentlichten Studie zufolge führen 100mg Androstendion beim Mann zu einem – immer noch respektablen – Anstieg des Testosteronspiegels von ca. 15% [Ziegenfuss, Lambert, Lowery; Eastern Michigan University].

---

novagenics Datenblatt **Androstendion**

Positive Effekte	erhöht für einige Stunden nach der Einnahme den Testosteronspiegel im Körper, dadurch Förderung der Trainingsmotivation, Kraftzuwachs, schnellere Regeneration, gesteigerte Proteinsynthese und Fettabbau möglich. Mäßige Umwandlungsrate in Testosteron durch 17-Beta-Hydroxysteroid-Dehydrogenase; Umwandlung in Östrogen und DHT in konvertierter und unkonvertierter Form möglich
Unbedenklichkeit	Sicherheit fraglich (dosisabhängig)
Biologische Verfügbarkeit	1. Wahl: 4-Androsten-3,17-dion
Optimale Dosierung	zur Steigerung der Trainingsmotvation: 100-300mg 30-60 Minuten vor Trainingsbeginn; zur Förderung des Muskelaufbaus: 2-4 x 100-300mg über den Tag verteilt einnehmen (optimal: mit einer Mahlzeit, die eine geringe Menge Fett enthält)
Nebenwirkungen	beim Mann: Androgenbedingte Nebenwirkungen wie Haarausfall, Akne, Gereiztheit, und Verschlechterung der Blutfettwerte möglich, besitzt von allen Prohormonen das stärkste Potential für östrogenbedingte Nebenwirkungen (Gynäkomastie, vermehrte Wasser und Fettspeicherung). Bei der Frau: Virilisierungserscheinungen wie Stimmvertiefung, Klitoriswachstum, vermehrte Körperbehaarung etc. möglich; östrogenbedingte Nebenwirkungen: Brustvergrößerung, vermehrte Wasser- und Fettspeicherung möglich. Für beide Geschlechter gilt: Die Gefahr von Nebenwirkungen steigt mit der Dosis
Wechselwirkungen	keine
Besondere Hinweise	Wenn es als Cyclodextrinkomplex auf den Markt kommt, vermutlich noch effektiver. Synergistische Wirkung bei Kombination von 4-Androstendiol und 4-Androstendion, da unterschiedliche Umwandlungsenzyme zum Einsatz kommen; 5-Androstendiol wirkt zusätzlich unterstützend. Kombination verschiedener Prohormone erhöht die Gefahr von Nebenwirkungen. Prohormone stehen auf der Dopingliste!

In den frühen achtziger Jahren wurde Androstendion in der DDR in Form von Nasenspray zur Leistungssteigerung verwendet. Es galt als ideales Dopingmittel zur Überbrückung der »steroidfreien« Zeit vor einem Wettkampf, da es nur etwa einen Tag lang (durch eine Veränderung des Testosteron:Epitestosteron-Quotienten) nachweisbar war. [1]

Androstendion wird größtenteils in der Leber mittels des Enzyms 17-Beta-Hydroxysteroid-Dehydrogenase in Testosteron umgewandelt. Dabei wird durch die Leber auch ein erheblicher Teil wieder inaktiviert (der sog. First-Pass-Effekt), was den moderaten Anstieg des Testosterons in der Studie der Eastern Michigan University schlüssig erklärt. Zudem muß bedacht werden, daß die 17-Beta-Hydroxysteroid-Dehydrogenase nur begrenzte Mengen von Androstendion umwandeln kann. Hohe Dosierungen dieses Prohormons machen deshalb wenig Sinn; der Körper kann sie nicht in das wirksame Testosteron konvertieren.

Frauen besitzen, bedingt durch ihre höheren Progesteronspiegel, mehr von diesem Enzym, so daß bei ihnen die Umwandlung effizienter abläuft und die resultierenden Testosteronanstiege höher ausfallen. Dies liegt natürlich auch darin begründet, daß Frauen – im Vergleich zu Männern – wesentlich niedrigere Testosteronspiegel aufweisen, so daß der prozentuale Anteil des Anstiegs durch Gabe von Androstendion höher ausfällt.

17-Beta-Hydroxysteroid-Dehydrogenase als Umwandlungsenzym für Androstendion in der Leber arbeitet überdies in Abhängigkeit von ATP (Adenosintriphosphat, dem Energielieferanten auf zellulärer Ebene), so daß davon auszugehen ist, daß bei einem verringerten Gehalt an Leberglykogen (z.B. während einer Diät) die Umwandlung von Androstendion zu Testosteron behindert wird.

Wie alle Androgene kann auch Androstendion im Körper aromatisieren; d.h. außer zu Testosteron kann es auch zu Östron, einem Östrogen, umgebaut werden. Neben dem Östradiol, das beim Anstieg des Testosteronspiegels über die normale Höhe hinaus durch Aromatisierung des »überschüssigen« Testosterons gebildet wird, kann Östron als zusätzliches Östrogen zu einer deutlichen Anhebung des Spiegels der weiblichen Geschlechtshormone im Körper führen. Das führt zu den entsprechenden Nebenwirkungen wie Wasserspeicherung unter der Haut oder Gynäkomastie bei Männern. Auch eine Beeinträchtigung der Eigenhormon-Produktion kann auftreten, da die Hirnanhangdrüse und der Hypothalamus gerade bei einem Anstieg des Östrogenspiegels mit einer verringerten Sekretion der Testosteron-Steuerungshormone LH und GnRH reagieren.

Eine direkte Umwandlung von Androstendion in Dihydrotestosteron (DHT) ist ebenfalls möglich. Durch die Gabe von Androstendion steigt der DHT-Spiegel im Körper an; einmal durch die vermehrte Zahl von Testosteronmolekülen, die zu DHT abgebaut werden, sowie durch die direkte Umwandlung von Androstendion. Deshalb muß bei Einnahme von Androstendion auch mit DHT-bedingten Nebenwirkungen gerechnet werden, z.B. mit vorzeitigem Haarausfall (falls eine ererbte Veranlagung dafür vorliegt), Prostatavergrößerung und Akne.

Einnahmeschemata und Dosierungen sind im Abschnitt über die »Anwendung der Prohormone« aufgeführt.

1 Berendonk B (1992) Doping – Von der Forschung zum Betrug. Rowohlt Taschenbuch Verlag GmbH, Reinbek bei Hamburg
2 Mahesh VB, Greenblatt RB (1962) The in vivo conversion of dehydroepiandrosterone and androstendione to testosterone in the human.
Acta Endocrinologica 41: 400–406

4-Androstendiol

4-Androstendiol kommt im menschlichen Körper in geringsten Mengen vor. Es wird oft als »König der Prohormone« bezeichnet und unterscheidet sich in einigen Punkten vom verwandten Androstendion. So hat 4-Androstendiol im Gegensatz zu Androstendion auch in unkonvertierter Form eine starke anabole und androgene Wirkung. Die Umwandlung in Testosteron erfolgt zudem über ein anderes Enzymsystem; mittels der 3-Beta-Hydroxysteroid-Dehydrogenase (Androstendion wird durch 17-Beta-Hydroxysteroid-Dehydrogenase in das männliche Geschlechtshormon konvertiert). Dadurch bietet sich eine kombinierte Einnahme beider Substanzen an, was zumindest theoretisch in einem höheren Testosteronspiegel resultieren müßte, als die einzelne Gabe jeder Substanz, da beide Enzyme im Körper parallel genutzt werden können. Die 3-Beta-Hydroxysteroid-Dehydrogenase arbeitet übrigens unabhängig vom Glykogengehalt der Leber, so daß Androstendiol eher für die Anwendung während einer Diät empfohlen werden kann, als Androstendion.

Die Umwandlung von 4-Androstendiol läuft in vitro (im Reagenzglas) etwa dreimal effektiver ab, als die von Androstendion [1]. Vorab-Ergebnisse von Ziegenfuss et al. scheinen dies auch beim lebenden Objekt, in diesem Fall männlichen Versuchspersonen, zu bestätigen: So führte eine

novagenics Datenblatt **Androstendiol**

Positive Effekte	erhöht für einige Stunden nach der Einnahme den Testosteronspiegel im Körper, dadurch Förderung der Trainingsmotivation, Kraftzuwachs, schnellere Regeneration, gesteigerte Proteinsynthese und Fettabbau möglich. Besitzt eigenes androgenes Potential (4-Androstendiol deutlich mehr als 5- Androstendiol); bei 4-Androstendiol gute Umwandlungsrate in Testosteron durch 3-Beta-Hydroxysteroid-Dehydrogenase, 5-Androstendiol wird kaum umgewandelt. Umwandlung in Östrogen und DHT nur in konvertierter Form möglich, doch 5-Androstendiol besitzt auch in nichtkonvertierter Form östrogenes Potential
Unbedenklichkeit	Sicherheit fraglich (dosisabhängig)
Biologische Verfügbarkeit	1. Wahl: 4-Androstendiol als Cyclodextrinkomplex 2. Wahl: 4-Androstendiol 3. Wahl: 5-Androstendiol
Optimale Dosierung	herkömmliches Androstendiol: zur Steigerung der Trainingsmotivation 100-300mg 30-60 Minuten vor Trainingsbeginn; zur Förderung des Muskelaufbaus 2-4 x 100-300mg über den Tag verteilt (optimal: mit einer Mahlzeit einnehmen, die eine geringe Menge Fett enthält). Androstendiol als Cyclodextrinkomplex: zur Steigerung der Trainingsmotivation 25mg 30-60 Minuten vor Trainingsbeginn; zur Förderung des Muskelaufbaus 2-4x 25mg über den Tag verteilt.
Nebenwirkungen	beim Mann: Androgenbedingte Nebenwirkungen wie Haarausfall, Akne, Gereiztheit, Verschlechterung der Blutfettwerte etc. möglich. Mäßiges Potential (größer bei 5-Androstendiol) für östrogenbedingte Nebenwirkungen wie Gynäkomastie, vermehrte Wasser- und Fettspeicherung. Bei Frauen: Virilisierungserscheinungen wie Stimmvertiefung, Klitoriswachstum, vermehrte Körperbehaarung etc. möglich. Östrogenbedingte Nebenwirkungen: Brustvergrößerung, vermehrte Wasser und Fettspeicherung möglich. Für beide Geschlechter gilt: Die Gefahr von Nebenwirkungen steigt mit der Dosis; das geringste Potential für östrogenbedingte Nebenwirkungen weist (in angegebener Dosierung) 4-Androstendiol als Cyclodextrinkomplex auf.
Wechselwirkungen	keine
Besondere Hinweise	synergistische Wirkung bei Kombination von 4-Androstendion und 4-Androstendiol, da unterschiedliche Umwandlungsenzyme zum Einsatz kommen. 5-Androstendiol wirkt zusätzlich unterstützend. Kombination verschiedener Prohormone erhöht die Gefahr von Nebenwirkungen. Prohormone stehen auf der Dopingliste!

Gabe von 100mg 4-Androstendiol zu einer Erhöhung des Testosteronspiegels von 49% (zum Vergleich: 100mg Androstendion löste beim Mann einen Testosteronsanstieg von nur 15% aus). Auch wenn keine Daten bezüglich der Dauer des Testosteronanstiegs nach Androstendiol-Gabe vorliegen, so ist davon auszugehen, daß dieser ebenfalls im Bereich von etwa drei Stunden liegen wird.

Im Gegensatz zum Androstendion kann 4-Androstendiol auch nicht direkt in DHT oder Östrogen umgewandelt werden, sondern lediglich in Testosteron. Dadurch sind bei Einnahme von 4-Androstendiol seltener östrogen- und DHT-bedingte Nebenwirkungen zu erwarten.

Einnahmeschemata und Dosierungen sind im Abschnitt über die »Anwendung der Prohormone« aufgeführt.

1 Blaquier J, Forchielli E, Dorfman RI (1967) The amount of testosterone formed upon incubation in human blood. Acta Endocrinol 99: 309–313

5-Androstendiol

Dieses Prohormon ist manchem Bodybuilder unter der Bezeichnung Methandriol bekannt, ein anaboles Steroid, nur noch in Australien für die Veterinärmedizin erhältlich; es stand in dem Ruf, die Wirkung anderer Steroide zu verstärken, doch es wurde selbst nie als besonders effektiv eingestuft.

Chemisch eng verwandt mit DHEA, wirkt 5-Androstendiol ebenfalls immunstimulierend. Es ist ein ziemlich ineffizienter Testosteronvorläufer, da es zunächst isomerisiert (in eine andere Molekülform gebracht) werden muß, bevor es zu Testosteron umgewandelt werden kann. In unkonvertierter Form wirkt es mild anabol und nur schwach androgen, was es für weibliche Athleten attraktiv macht. Allerdings agiert es auch mäßig stark am Östrogenrezeptor, so daß östrogenbedingte Nebenwirkungen bei 5-Androstendiol häufiger auftreten, als bei den Norandro-Verbindungen. Damit ist wiederum – wenn auch nicht so deutlich wie bei Androstendion – mit einer Beeinträchtigung der Eigenhormon-Produktion zu rechnen, da Hirnanhangdrüse und Hypothalamus bei einem Anstieg des Östrogenspiegels mit einer verringerten Sekretion der Testosteron-Steuerungshormone LH und GnRH reagieren.

Zum Datenblatt siehe unter Androstendiol. Einnahmeschemata und Dosierungen sind bei »Anwendung der Prohormone« aufgeführt.

novagenics   Datenblatt **19-Norandrostendion**

Positive Effekte	erhöht nach der Einnahme für einige Stunden den Nandrolonspiegel im Körper, dadurch mäßige Förderung der Trainingmotivation, mäßiger Kraftzuwachs, schnellere Regeneration, gesteigerte Proteinsynthese und Fettabbau möglich. Besitzt kein eigenes anaboles/androgenes Potential; mäßige Umwandlungsrate in Nandrolon durch 17-Beta-Hydroxysteroid-Dehydrogenase; in konvertierter Form sehr geringes androgenes Potential, schwache Umwandlung in Östrogene möglich, aber keine Umwandlung in DHT
Unbedenklichkeit	Sicherheit fraglich (dosisabhängig)
Biologische Verfügbarkeit	1. Wahl: 19-Norandrostendion
Optimale Dosierung	zur Steigerung der Trainingsmotivation 100-300mg 30-60 Minuten vor Trainingsbeginn; zur Förderung des Muskelaufbaus 2-4x 100-300mg über den Tag verteilt einnehmen (optimal: mit einer Mahlzeit, die eine geringe Menge Fett enthält)
Nebenwirkungen	beim Mann: selten mäßige androgenbedingte Nebenwirkungen wie Haarausfall, Akne, Gereiztheit, Verschlechterung der Blutfettwerte etc. möglich. Geringes Potential für östrogenbedingte Nebenwirkungen (Gynäkomastie, vermehrte Wasser- und Fettspeicherung), doch Nandrolon als Umwandlungsprodukt wirkt am Progesteronrezeptor und kann dadurch bei empfindlichen Personen ebenfalls eine Gynäkomastie und Wasserspeicherung auslösen. Bei Männern Verringerung des Geschlechtstriebes möglich. Bei Frauen: selten treten mäßige Virilisierungserscheinungen wie Stimmvertiefung, Klitoriswachstum, vermehrte Körperbehaarung auf, geringes Potential für östrogenbedingte Nebenwirkungen (Brustvergrößerung, vermehrte Wasser und Fettspeicherung). Für beide Geschlechter gilt: Die Gefahr von Nebenwirkungen steigt mit der Dosis.
Wechselwirkungen	keine
Besondere Hinweise	synergistische Wirkung bei Kombination von 19-Norandrostendion und 19-Norandrostendiol (am besten als Cyclodextrinkomplex), da unterschiedliche Umwandlungsenzyme zum Einsatz kommen; 5-Androstendiol wirkt zusätzlich unterstützend. Kombination verschiedener Prohormone erhöht die Gefahr von Nebenwirkungen. Prohormone stehen auf der Dopingliste!

7. HORMONE UND PROHORMONE

novagenics Datenblatt **19-Norandrostendiol**

Positive Effekte	erhöht nach der Einnahme für einige Stunden den Nandrolonspiegel im Körper, dadurch mäßige Förderung der Trainingmotivation, aber guter Kraftzuwachs, schnellere Regeneration, gesteigerte Proteinsynthese und Fettabbau möglich. Besitzt kein eigenes anaboles/androgenes Potential; gute Umwandlungsrate in Nandrolon durch 3-Beta-Hydroxysteroid-Dehydrogenase; in konvertierter Form sehr geringes androgenes Potential, schwache Umwandlung in Östrogen möglich, aber keine Umwandlung in DHT
Unbedenklichkeit	Sicherheit fraglich (dosisabhängig)
Biologische Verfügbarkeit	1. Wahl: 19-Norandrostendiol als Cyclodextrinkomplex 2. Wahl: 19-Norandrostendiol
Optimale Dosierung	herkömmliches 19-Norandrostendiol: zur Steigerung der Trainingsmotivation 100-300mg 30-60 Minuten vor Trainingsbeginn; zur Förderung des Muskelaufbaus 2-4x 100-300mg über den Tag verteilt. 19-Norandrostendiol als Cyclodextrinkomplex: zur Steigerung der Trainingsmotivation 25mg 30-60 Minuten vor Trainingsbeginn; zur Förderung des Muskelaufbaus 2-4x 25mg über den Tag verteilt (optimal: mit einer Mahlzeit, die eine geringe Menge Fett enthält)
Nebenwirkungen	beim Mann: selten mäßige androgenbedingte Nebenwirkungen wie Haarausfall, Akne, Gereiztheit, Verschlechterung der Blutfettwerte möglich. Geringes Potential für östrogenbedingte Nebenwirkungen (Gynäkomastie, vermehrte Wasser und Fettspeicherung), doch Nandrolon als Umwandlungsprodukt wirkt am Progesteronrezeptor und kann dadurch bei empfindlichen Personen ebenfalls eine Gynäkomastie und Wasserspeicherung auslösen. Bei Männern Verringerung des Geschlechtstriebes möglich. Bei Frauen: selten treten mäßige Virilisierungserscheinungen wie Stimmvertiefung, Klitoriswachstum, vermehrte Körperbehaarung auf. Geringes Potential für östrogenbedingte Nebenwirkungen (Brustvergrößerung, vermehrte Wasser und Fettspeicherung). Für beide Geschlechter gilt: Die Gefahr von Nebenwirkungen steigt mit der Dosis.
Wechselwirkungen	keine
Besondere Hinweise	synergistische Wirkung bei Kombination von 19-Norandrostendiol (am besten als Cycloodextrinkomplex) und 19-Norandrostendion, da unterschiedliche Umwandlungsenzyme zum Einsatz kommen; 5-Androstendiol wirkt zusätzlich unterstützend. Kombination verschiedener Prohormone erhöht die Gefahr von Nebenwirkungen. Prohormone stehen auf der Dopingliste!

19-Norandrostendion und 19-Norandrostendiol

Diese beiden Prohormone werden im Körper in 19-Nortestosteron (Nandrolon) umgewandelt; 19-Norandrostendiol, so ist anzunehmen, dabei wiederum dreimal effektiver als die Dion-Form. Im Gegensatz zum Testosteron fällt die androgene Wirkung von Nandrolon allerdings deutlich schwächer aus, so daß androgenbedingte Begleiterscheinungen kaum auftreten. Insbesondere Nebenwirkungen wie Haarausfall oder Akne sind sehr selten, da Nandrolon in der Haut und in den Haarfollikeln der Kopfhaut in Dihydro-Nandrolon umgewandelt wird, ein noch deutlich schwächer androgenes Steroid als Nandrolon selbst. Aufgrund der weniger ausgeprägten androgenen Wirkung zeichnen sich die Norandro-Verbindungen auch durch eine mildere Stimulation des zentralen Nervensystems aus, so daß diese Substanzen für die Steigerung der Trainingsmotivation weniger geeignet sind. Entsprechend nimmt der Geschlechtstrieb bei Einnahme der Norandro-Verbindungen eher ab.

Wegen ihrer nur schwach androgenen Wirkung werden die Norandro-Verbindungen von weiblichen Athleten bevorzugt, die Virilisierungserscheinungen (Vermännlichung) vermeiden wollen. Auch Männer, die androgenbedingte Nebenwirkungen, besonders Haarausfall fürchten, ziehen die Norandro-Verbindungen den Andro-Verbindungen vor. Ein Nachteil der Norandro-Verbindungen liegt darin, daß sie deutlich teurer sind; der Grundstoff zur ihrer Herstellung kostet bereits erheblich mehr als die Ausgangssubstanzen für die Andro-Verbindungen.

Einnahmeschemata und Dosierungen sind im Abschnitt über die »Anwendung der Prohormone« aufgeführt.

Anwendung der Prohormone

Die üblicherweise verwendeten Prohormon-Dosierungen liegen bei Männern zwischen 100mg einmal täglich und 1000mg, aufgeteilt auf 2-4 Einzeldosen pro Tag. Manche Sportler setzen Prohormone nur zur Steigerung der Trainingsmotivation ein, dafür werden 100-200mg in der Regel 40-60 Minuten vor dem Training zugeführt. Andere nehmen 200-300mg mehrmals täglich ein, um den Testosteronspiegel andauernd zu erhöhen. Die mehrmalige Einnahme hoher Dosen ist dabei nötig, da das durch die Prohormone gewonnene, »überschüssige« Testosteron relativ schnell inaktiviert wird; ein Testosteronanstieg nach einmaliger Gabe ist nur für etwa 3 Stunden nachweisbar.

Eine höhere Einzeldosis als 300mg macht allerdings wenig Sinn, da die Umwandlungsenzyme für Prohormone nur eine begrenzte Kapazität besitzen. Ein Ausweg wäre, Diole und Dione zu kombinieren, um die jeweils unterschiedlichen Umwandlungsenzyme parallel zu nutzen. Bewährte Kombinationen sind Androstendion mit Androstendiol zur Optimierung des Testosteronspiegels; bzw. Norandrostendion und Norandrostendiol zu Maximierung des Nandrolonspiegels. 5-Androstendiol kann beiden Kombinationen zugefügt werden, um deren Wirkung zu verstärken.

Athleten, die Prohormone bislang eingesetzt haben, berichten von gesteigerter Aggressivität im Training und beschleunigtem Muskelaufbau. Dabei scheinen die Erfolge aber davon abzuhängen, ob ein Sportler zuvor mit Steroiden experimentiert hat. Athleten, die noch nie Anabolika eingenommen haben, sprechen in der Regel deutlich besser auf Prohormone an. (Das Phänomen einer abgeschwächten Wirkung tritt auch bei wiederholter Einnahme von anabolen Steroiden auf: In der Regel muß mit jedem neuen Zyklus die Dosis erhöht werden, um die gleiche Wirkung zu erzielen.)

Ebenso, und im Einklang mit dieser Vermutung, scheinen die Resultate von der Höhe der Dosierung abhängig zu sein. Den Rückmeldungen zufolge scheint eine effektive Tagesdosis für Natural-Athleten bei 200-500mg pro Tag zu liegen. Sportler, die schon einmal Prohormone oder anabole Steroide eingenommen haben, nehmen für spürbare Effekte oft 400-800mg oder mehr pro Tag ein. In beiden Fällen wird die Gesamtdosis auf mehrere Einzeldosen verteilt, die früh morgens, mittags, vor dem Training und eventuell noch einmal vor dem Schlafen eingenommen werden, um eine einigermaßen konstante Testosteronerhöhung zu gewährleisten. Frauen verwenden erfahrungsgemäß geringere Dosierungen, im Bereich von 50 bis 200mg pro Tag; dabei bevorzugen sie die Norandro-Verbindungen wegen der geringeren androgenen Wirkung.

Neben den bereits angesprochenen DHT- und östrogenbedingten Nebenwirkungen kommt es – ebenso wie bei einer Einnahme von anabolen Steroiden – auch durch Prohormone zu einer Unterdrückung der Eigenhormonproduktion, wenn die Dosierungen höher ausfallen. Niemand weiß genau, ab welcher Dosierung diese Suppression auftritt, vermutlich ist dies auch individuell verschieden. Es scheint jedoch ratsam, nach 16 oder 17 Uhr keine Prohormone mehr einzunehmen, um so den natürlichen Hormonschwankungen im Körper zu folgen. Beim Mann kommt es für gewöhnlich am Abend und in der Nacht zu einem Abfall des Testosteronspiegels, bei gleichzeitigem Anstieg des LH-Spiegels, so daß am nächsten Morgen wieder ein Höchststand des männlichen Geschlechtshormons erreicht wird. Werden am Abend aber Androstendion oder andere Prohormone zugeführt, so kommt es leichter zu einer Unterdrückung der LH-Produktion, als bei einer Einnahme am Tage.

Um bei Prohormon-Einnahme den Einfluß auf die körpereigene Hormonproduktion so gering wie möglich zu halten, folgen manche Sportler auch festen Einnahme-Zyklen: Gängige Schemata, die bei der Einnahme von Androstendion und anderen Prohormonen verwendet werden sind z.B. 2 Wochen Einnahme, 2 Wochen Pause (2 on/2 off), oder entsprechend 4 Wochen on / 4 Wochen off; 3 Wochen on / 1 Woche off oder sogar 8 Wochen on / 4 Wochen off.

Typische androgenbedingte Nebenwirkungen, die bei Frauen auftreten können, sind neben Haarausfall und Akne ein verstärkter Haarwuchs am Körper, Bartwuchs, Stimmveränderungen, Klitorisvergrößerung und Veränderungen der Hauttextur (grobporige Haut). Diese Begleiterscheinungen treten individuell unterschiedlich ausgeprägt auf, abhängig von der Dosis und der Länge der Einnahme, sowie von der Art des verwendeten Prohormons (am häufigsten bei 4-Androstendiol).

Prohormone als Cyclodextrinkomplexe

Seit einiger Zeit werden in den USA auch Prohormone als sog. Cyclodextrinkomplexe, d.h. eingebunden in ein Transportsystem, angeboten; die zugrunde liegende Technologie ist früher schon bei Testosteronpräparaten verwendet worden. Dabei werden die Substanzen 4-Androstendiol (Cyclo-Diol) und 19-Norandrostendiol (Cyclo-NorDiol) in diesen Cyclodextrinkomplex »eingebaut«, der nach außen hin wasserlöslich, nach innen hin fettlöslich ist. Die Tabletten werden im Mund unter die Zunge plaziert, wo sie sich auflösen; der Wirkstoff wird dann über die – gut durchblutete – Mundschleimhaut aufgenommen (auch sublinguale Einnahme genannt).

Der entscheidende Vorteil der sublingualen Einnahme liegt darin, daß die Leber als Ort der Inaktivierung von Prohormonen beim sog. First-Pass-Effekt umgangen wird, so können höhere Blutspiegel sowohl an Prohormonen, als auch an Testosteron und Nandrolon erreicht werden. Erste Studienergebnisse mit 4-Androstendiol, verabreicht als Cyclodextrinkomplex, scheinen dies zu bestätigen [T. Ziegenfuss et al., Eastern Michigan University, präsentiert auf der Weightlifting Conference in Lahti, Finnland, November 1998]: So kam es bereits 10 Minuten nach der Einnahme zu einem Testosteronanstieg von über 80%. Der höchste Wert wurde nach 40 Minuten mit einem Anstieg von 125% erreicht. Selbst zwei Stunden nach der Einnahme lag der Testosteronspiegel noch mehr als 60% über dem Ausgangswert und damit deutlich höher, als der stärkste Testosteronanstieg bei Gabe von 4-Androstendiol in herkömmlicher Form.

Bemerkenswert ist auch, daß die durch Cyclodextrinkomplexe erzielten Testosteronanhebungen im Vergleich der einzelnen Versuchspersonen weit weniger Schwankungen unterlagen, als bei der herkömmlichen Einnahmeform, wo der Testosteronanstieg zwischen 25% und 100% betrug. Die höchst unterschiedliche Wirkung herkömmlicher Präparate – einige Versuchspersonen konnten das Prohormon immerhin viermal effektiver in Testosteron umsetzen, als andere – wird auf eine individuell unterschiedliche Resorption im Darm und die individuell stark ausgeprägte Inaktivierungsfähigkeit der Leber zurückgeführt. Mit einer sublingualen Zufuhr von Prohormonen als Cyclodextrinkomplex werden also nicht nur erheblich höhere Testosteronanstiege erzielt, sondern auch deutlich konstantere Ergebnisse.

Die verwendeten Dosierungen von 4-Androstendiol als Cyclodextrinkomplex, 25mg und 50mg, fielen zudem erheblich geringer aus, als bei den Studien mit der herkömmlichen Einnahmeform. Dabei ergab sich im Hinblick auf den Testosteronanstieg kein signifikanter Unterschied zwischen den beiden Dosierungen. Es scheint so, als sei die Aufnahmefähigkeit der Mundschleimhaut begrenzt und mit 25mg bereits voll ausgelastet. Theoretisch möglich wäre auch, daß die Transportkapazität des Cyclodextrinkomplexes schon bei Dosierungen unter 25mg an ihre Grenzen stößt; vielleicht bringen auch noch geringere Einnahmen die gleichen Ergebnisse. Hierzu liegen allerdings noch keine Untersuchungen vor.

Für den Sportler, der Prohormone einsetzen möchte, bieten die Cyclodextrinkomplexe demnach entscheidende Vorteile: Gerade das hochwirksame 4-Androstendiol (Cyclo-Diol) kann damit – bei besserer Wirkung – in erheblich geringerer Dosierung zugeführt werden. Dadurch, wie auch durch die Vermeidung des First-Pass-Effekts, ist mit geringeren androgen- und östrogenbedingten Nebenwirkungen zu rechnen. Allerdings wird dieser Vorteil durch die höheren Testosteronspiegel im Blut wieder eingeschränkt; das »überschüssige« Testosteron wird schließlich auch wieder zu DHT, bzw. Östrogenen abgebaut. In der Pharmazie aber gilt die alte Regel des Paracelsus: dosis facit venum – die Dosis macht das Gift. Es kann also davon ausgegangen werden, daß weniger Wirkstoff auch eine verringerte Häufigkeit und Ausprägung von Nebenwirkungen bedeutet.

Es muß allerdings angemerkt werden, daß besagte Studie zu den Cyclodextrinkomplexen von LPJ Research und Substrate Solutions, zwei Vertreiber-, bzw. Herstellerfirmen für Prohormone, finanziert wurde. Das macht die Ergebnisse nicht wertlos, doch müssen sie von weiteren, unabhängigen Untersuchungen bestätigt werden. Erste Erfahrungsberichte von Athleten, die Prohormone als Cyclodextrinkomplex ausprobiert haben, fallen allerdings sehr positiv aus. Die üblicherweise verwendeten Dosierungen liegen entsprechend niedriger als bei den herkömmlichen Formen der Prohormone: Der Sportler verwendet zumeist 25mg der Cyclodextrinform pro Einnahme, so daß die Tagesdosierungen für Männer, je nach Häufigkeit der Zufuhr, meist zwischen 50mg und 150mg liegen.

Beim Kauf der neuen Prohormonpräparate sollte der Athlet aber Vorsicht walten lassen: Es werden zwei verschiedene Cyclodextrinkomplexe angeboten: Das preiswerte und ziemlich unwirksame Beta-Cyclodextrin und das teurere, aber deutlich wirksamere Hydroxypropyl-Beta-Cyclodextrin. Letzterem ist der Vorzug zu geben.

In Europa sind Cyclodextrin-Prohormone zum Zeitpunkt der Drucklegung dieses Buches noch nicht erhältlich. Für den Bezug aus den USA empfiehlt sich daher der übliche Weg für die Bestellung von Medikamenten aus dem Ausland: Vom Arzt ein Rezept ausstellen lassen und über einen Apotheker bestellen. Dieser kann die Sendung dann unter Vorlage des Rezepts beim örtlichen Zollamt abholen; allerdings wird neben – nicht unbeträchtlichen Versandkosten – die Einfuhrumsatzsteuer fällig, eventuell auch Zollgebühren.

Seit 1998 werden DHEA und alle Prohormone auf der Dopingliste geführt. Die Andro-Verbindungen führen grundsätzlich – abhängig von der Dosierung – zu einer Erhöhung des Testosteron:Epitestosteron-Quotienten. Alten DDR-Studien und Insiderberichten zufolge ist diese Erhöhung für 1-2 Tage nachweisbar, so daß unangekündigte Trainingskontrollen positiv ausfallen können.

Die Norandro-Verbindungen dagegen sind sehr lange nachzuweisen. Nandrolon wird im Körper zu verschiedenen, fettlöslichen Metaboliten umgewandelt, die eine lange Halbwertzeit besitzen. Im Gegensatz zur verbreiteten Auffassung wird bei einem Dopingtest nicht auf Nandrolon, sondern auf dessen fettlösliche Metabolite geprüft; ein positiver Test ist deshalb auch noch viele Monate nach der Einnahme von Norandro-Verbindungen möglich. Auch erfahrene Athleten unterschätzen die Nachweisbarkeit von Nandrolon immer wieder, wie die aktuellen Beispiele der Leichtathleten Merlene Ottey und Linford Christie zeigen; beide wurden positiv darauf getestet. Injizierbares Nandrolon kann sogar bis zu zwölf Monaten nachgewiesen werden. Und selbst wenn aus Insiderkreisen zu erfahren war, daß die Norandro-Verbindungen aufgrund einer geringeren Umwandlungrate in die fettlöslichen Metabolite nur eine Woche nachweisbar seien, sollte sich darauf niemand verlassen. Sportler, die sich regelmäßigen Dopingkontrollen unterziehen müssen, sollten die Norandro-Verbindungen besser meiden.

Die Kontroverse um Prohormone

Im Juli 1999 erschienen in den USA erstmals Studien, die die Wirksamkeit von Androstendion in Verbindung mit Krafttraining untersuchten [3, 4, 5, 7, 8]. Für großen Wirbel sorgte eine Studie, die im renommierten Journal of the American Medical Association (JAMA) [5] veröffentlicht wurde und zu dem Ergebnis kam, daß die tägliche Gabe von 300mg Androstendion bei gesunden Männern in Verbindung mit Gewichtstraining zu keinem signifikanten Zuwachs an Kraft- oder Muskelmasse führt. Auch ein Anstieg des Testosteronspiegels konnte von den Autoren nach einmaliger Verabreichung nicht festgestellt werden. Angesichts des großen Gewichts, die eine Veröffentlichung im JAMA in Fachkreisen genießt, sind dazu einige klärende Worte nötig. Um es gleich vorweg zu nehmen: Die Autoren dieser Untersuchung sind offensichtlich klar gegen Prohormone eingestellt; anders sind die Fehler im Design der Studie und bei der Interpretation der Ergebnisse nicht zu erklären. Für den Sportler wichtige Ergebnisse dieser Studie sind:

- Nach acht Wochen Androstendion-Zufuhr wurde kein Abfall der Gonadotropine LH und FSH beobachtet.

- Es wurden keine körperlichen Nebenwirkungen festgestellt.
- Die Leberfunktion blieb unbeeinträchtigt.
- Das »gute« HDL-Cholesterin sank leicht ab, eine typische androgenbedingte Nebenwirkung, die auch bei der Einnahme von anabolen Steroiden (hier allerdings viel deutlicher) auftritt.
- Die Androstendion-Gruppe verlor knapp 2,5kg Fett, die Vergleichsgruppe weniger als ein Kilo.
- Der Kraftzuwachs fiel in beiden Gruppen mit ca. 30% gleich aus, ebenso der Zuwachs an Muskelmasse.
- Beide Gruppen legten in acht Wochen etwa drei Kilo fettfreie Körpermasse zu.
- Der Östrogenspiegel lag bei der Androstendiongruppe nach acht Wochen etwa 40% über dem Ausgangswert.

Das sind eigentlich deutliche Hinweise auf die Wirksamkeit des Prohormons Androstendion. Allerdings wurden diese Ergebnisse wie folgt interpretiert:

- Der Testosteronanstieg nach Einmalgabe von Androstendion wurde lediglich graphisch, ohne vergleichende Zahlenangaben gegenüber der Vergleichsgruppe dargestellt und als nicht signifikant bezeichnet. Bei genauerer Betrachtung zeigt sich aber, daß die Probanden der Androstendion-Gruppe mit ihrem Testosteron-Ausgangswert von 110ng pro Deziliter Blut bereits über dem oberen Normbereich für gesunde Männer lagen, ebenso beim Östrogenwert. Aufgrund dieses hohen Wertes war kaum ein weiterer Testosteronanstieg zu erwarten, ein Östrogenanstieg jedoch schon, da es sich offenbar um Männer handelte, bei denen ein relativ hoher Anteil der Androgene in Östrogene umgewandelt wurde. Die Personen der Vergleichsgruppe dagegen wiesen einen Testosteronspiegel im Normbereich auf. Überdies wurde der Wert des männlichen Geschlechtshormons nach Gabe von 100mg Androstendion erst sechs Stunden später gemessen, obwohl den Wissenschaftlern eigentlich bewußt sein mußte, daß ein Anstieg des Testosteronspiegels nach Verabreichung von Prohormonen nur etwa drei Stunden anhält; klar, daß nach so langer Zeit kein Unterschied zwischen den Gruppen zu erwarten war. Interpretiert man die graphische Darstellung im Hinblick auf die rasche Inaktivierung des »überschüssigen« Testosterons, so läßt sich durchaus ein

Anstieg des Testosteronspiegels um ca. 20% für 3-4 Stunden nach Androstendion-Gabe herauslesen.
- Bei den Probanden in beiden Versuchsgruppen handelte es sich um untrainierte Personen. Jeder Kraftsportler weiß, daß der Muskel- und Kraftzuwachs bei Aufnahme eines Gewichtstrainings bereits ohne Supplements so groß ausfällt, daß eine Einnahme von Prohormonen erwartungsgemäß kaum Vorteile bringt. Doch auch wenn es in beiden Gruppen zu einem gleich großen Zuwachs an Muskelmasse kam, so fällt doch der signifikant höhere Fettverlust bei der Androstendion-Gruppe ins Auge, ein weiterer Hinweis auf die Wirksamkeit des Prohormons; was bei der Zusammenfassung der Ergebnisse aber nicht weiter beachtet wurde.
- Die Ernährung der Probanden wurde nicht vorgegeben, sie sollten einfach ihre üblichen Ernährungsgewohnheiten beibehalten. Jeder seriöse Wissenschaftler weiß, daß er nicht Äpfel mit Birnen vergleichen darf; natürlich können uneinheitliche Ernährungsgewohnheiten die Ergebnisse einer Studie verfälschen. Überdies nahmen die Probanden beider Gruppen im Durchschnitt nur 85-98g Protein täglich zu sich. Jeder Kraftsportler weiß, daß dies ziemlich wenig ist, wenn man Muskeln aufbauen möchte. Es ist durchaus denkbar, daß die zu geringe Proteinzufuhr einen limitierender Faktor beim Muskelzuwachs darstellte, so daß Androstendion keine Wirkung zeigen konnte.
- Die Anzahl der Versuchspersonen lag insgesamt bei zwanzig (zehn pro Gruppe), eine recht geringe Zahl, was die statistische Bedeutung der Ergebnisse einschränkt.
- Überdies waren die statistischen Verfahren zur Auswertung der Ergebnisse ungeschickt gewählt. Anders ausgedrückt, um einen signifikanten, positiven Effekt bei Gabe von Androstendion nachzuweisen, hätte die Andro-Gruppe in den acht Wochen knapp zwei Kilo mehr Muskelmasse als die Vergleichsgruppe zulegen müssen; ein Fortschritt, der am oberen Ende der Skala des Möglichen liegt und damit selten ist, wie erfahrene Kraftsportler wissen. Zudem war die Einteilung der Probanden in die beiden Gruppen zufällig, anstatt nach dem »matched-pairs«-Verfahren vorgenommen worden (matched pairs, zu deutsch: gleiche Paare, das bedeutet, man ordnet jeweils einen von zwei vergleichbaren Personen – in diesem Fall hätte sich gleiche Körpergröße bzw. gleiches Gewicht angeboten – der Andro-

Gruppe und einen der Placebo-Gruppe zu, um vergleichbare Ergebnisse zu erhalten), was bei einer so geringen Zahl von Versuchspersonen üblich gewesen wäre.
- Als wäre das alles noch nicht genug, um die Ergebnisse zu verfälschen, es wurden auch noch überdurchschnittlich dicke Personen für diese Studie ausgewählt (21% oder mehr Körperfett). Wer schon länger Kraftsport betreibt, weiß sehr wohl, daß ein hoher Körperfettanteil die Umwandlung von Androgenen in Östrogen fördert, da die Aromatisierung in erster Linie im Fettgewebe stattfindet. Der bei der Studie beobachtete hohe Östrogenanstieg in der Androgruppe wäre bei gut trainierten Sportlern mit niedrigem Körperfettanteil vermutlich weniger deutlich ausgefallen.

Zusammenfassend kann man feststellen, daß diese Studie exakt daraufhin angelegt wurde, die Zufuhr von Androstendion als unwirksam erscheinen zu lassen und die möglichen Östrogenanstiege zu betonen. Interessanterweise wurde die Untersuchung von einer amerikanischen Supplementfirma gesponsert, die bei einigen Experten in der Bodybuilding-Szene als »Anti«-Prohormon eingestellt gilt. Der Leser kann anhand der aufgezählten Fakten seine eigenen Schlüsse ziehen.

Das Produkt »Andro 6« der US-Firma EAS wurde in anderen Studien untersucht [1, 2, 3, 4, 5], jeweils ohne, das eine Leistungssteigerung festgestellt wurde. Neben Androstendion enthält es Saw Palmetto, DHEA, Indol-3-Carbinol, Tribulus terrestris und Chrysin. Wie bei der JAMA-Studie wurde ein Östrogen- und DHT-Anstieg verzeichnet, sowie ein Abfall des »guten« HDL-Cholesterins. Da bei Drucklegung dieses Buches die Ergebnisse jeweils nur als »Abstract« (kurze Zusammenfassung der Studienergebnisse) vorgelegen haben, konnte keine genaue Prüfung auf eventuell vorhandene, methodische Mängel erfolgen, so daß auch diese Ergebnisse mit der nötigen Vorsicht interpretiert werden sollten.

Zur Wirksamkeit von Prohormonen bleibt abschließend zu sagen, daß wissenschaftliche Ergebnisse Androstendion bislang als unwirksam einstufen, wobei die JAMA-Studie diesbezüglich allerdings kaum verwertbar erscheint und die Ergebnisse der anderen Untersuchungen erst einmal als vorläufig gelten sollten. Denn die Berichte von Sportlern lassen sehr wohl darauf schließen, daß Prohormone eine Wirkung entfalten; zwar ist sie nicht mit der von anabolen Steroiden zu vergleichen, aber deutlich spürbar.

Widersprüche dieser Art, also unterschiedliche Einschätzungen der Effizienz von Substanzen hinsichtlich ihrer leistungsfördernden Wirkung sind übrigens in einem ähnlichen Fall bereits vorgekommen: Auch die anabolen Steroide wurden vom medizinischen Establishment lange nach der Devise behandelt, »es darf nicht sein, was nicht sein soll...«; entsprechend wurde diesen starken Dopingmitteln in vielen wissenschaftlichen Untersuchungen entweder gar keine, oder nur eine geringe Wirksamkeit unterstellt. Gleichzeitig wurden einseitig Untersuchungen zu deren Nebenwirkungen angestrebt, offensichtlich mit dem Ziel, anabole Steroide in den Augen vieler Sportler unattraktiv werden zu lassen.

Nun, Millionen Sportler haben anabole Steroide bisher eingenommen, und können deren Effizienz für den Muskel- und Kraftaufbau bestätigen (in etlichen Fällen auch deren unerwünschte Begleiterscheinungen, die hier nicht verharmlost werden sollen). Die moderne Sportmedizin wurde in diesem Fall »mit heruntergelassenen Hosen« erwischt, wie der US-Mediziner Taylor im Vorwort eines seiner Bücher zum Thema [6] treffend bemerkte. Eine Sportmedizin, die ihre wissenschaftliche Unvoreingenommenheit auf dem Altar (sport-)politischer Überzeugungen opfert, verliert in den Augen der Sportler – zu Recht – ihre Glaubwürdigkeit. Man kann nur hoffen, daß sich die Geschichte im Fall der Prohormone nicht wiederholt.

1 Brown GA, Reifenrath TA, Uhl NL, Sharp RL, King DS (1999) Oral anabolic-androgenic supplements during resistance training: Effects on glucose tolerance insulin action and blood lipids. Med Sci Sports Exerc 31 (5) Suppl
2 King DS, Sharp RL, Brown GA, Reifenrath TA (1999) Oral anabolic-androgenic supplements during resistance training: Effects on serum testosterone and estrogen concentrations. Med Sci Sports Exerc 31 (5) Suppl
3 King DS, Sharp RL, Vukovich MD, Brown GA, Reifenrath TA, Uhl NL, Parsons KA (1999) Effects of oral Androstenedione on serum testosterone and adaptations to resistance training in young men. JAMA 281: 2020–2028
4 Parsons KA, Sharp RL, Brown GA, Reifenrath TA (1999) Acute effects of oral anabolic-androgenic supplements on blood androgen and estrogen levels in man. Med Sci Sports Exerc 31 (5) Suppl
5 Reifenrath TA, Sharp RL, Brown GA, King DS (1999) Oral anabolic-androgenic supplements during resistance training: Effects on body composition and muscle strength. Med Sci Sports Exerc 31 (5) Suppl
6 Taylor WN (1985) Hormonal Manipulation. McFarland & Co., Jefferson

*

8. KAPITEL

NOOTROPIKA

Die Bezeichnung »Nootropika« stammt aus dem Griechischen und bedeutet »auf das Gehirn wirkend«. Als erstes Nootropikum wurde das Piracetam in den Sechziger Jahren in Labors des belgischen Pharma-Unternehmens UCB entdeckt. Während Nootropika als kognitive Stimulantien, d.h. zur Steigerung der Konzentration vor allem in den USA von immer mehr Menschen regelmäßig eingenommen werden, finden sich auch einige Anwendungen im Sport. Aus den Zeiten der DDR ist bekannt, daß Nootropika dem Athleten Vorteile bringen, der komplizierte neue Bewegungsabläufe erlernt oder trainiert (etwa im Hochsprung, Weitsprung, Boxen oder anderen Kampfsportarten, etc.), oder wo ein gesteigertes Reaktionsvermögen gefragt ist. Nootropika sind im allgemeinen sehr gut verträglich und so gut wie nebenwirkungsfrei.

Piracetam
Piracetam (2-Oxo-Pyrrolodin-Acetamid), ein Derivat der Gamma-Amino-Buttersäure, ist chemisch eng verwandt mit der Aminosäure Pyroglutamat. In der Medizin wird Piracetam zur Behandlung von Alkoholismus, Schlaganfällen, seniler Demenz, Dyslexie, gesteigerter Ermüdbarkeit, Antriebsmangel, Gedächtnisstörungen und Konzentrationsschwäche eingesetzt. In Einzelfällen kann es dabei allerdings zu gesteigerter motorischer Aktivität (Bewegungsdrang), Schlafstörungen, sexueller Erregung und Aggressivität kommen, ebenso wie zu Gewichtszunahme, depressiver Verstimmung, Schwindel, Schwankungen des Blutdrucks und Magen-Darm-Störungen.[1] Piracetam verstärkt die Wirkungen von Amphetaminen, Psychotropika und Hydergin. Vorsicht also bei gleichzeiti-

ger Anwendung dieser Stoffe.

Piracetam steigert die kognitiven Hirnfunktionen bei einer Unterversorgung des Gehirns mit Sauerstoff, die Gedächtnisleistung sowie die Lernfähigkeit und erhöht den Informationsfluß zwischen der rechten und der linken Gehirnhälfte. In einem Laborversuch wurde an Mäusen beobachtet, daß die Gabe von Piracetam über einen Zeitraum von zwei Wochen die Anzahl der cholinergen Rezeptoren im Gehirn um 30-40% steigern konnte. [2]

Wissenschaftler der ehemaligen DDR führten in den Jahren 1986 und 1987 Untersuchungen an Boxern und Gewichthebern durch und kamen zu dem Schluß, daß Piracetam »...in allen gewählten Dosierungen gut verträglich« war. Ein positiver Einfluß des Medikaments auf den Dopaminstoffwechsel war ebenso nachweisbar wie eine mobilisierende Noradrenalin-Freisetzung. Nach elf Wochen traten allerdings »in der Tendenz« Änderungen im Wachstumshormon- und Dopaminstoffwechsel auf (welche, wird an dieser Stelle nicht ausgeführt; wahrscheinlich aber leistungsmindernde). Die Wissenschaftler schlossen auf eine »Begünstigung des zentralnervalen Energiestoffwechsels ohne Auslösung von Erregungsvorgängen« und eine »Unterstützung des Adaptionsprozesses in der psychophysischen Belastungsverarbeitung« bei der Gabe von Piracetam. Eine exakte Leistungssteigerung ließ sich allerdings nicht feststellen; die »Vorteile einer Piracetam-Behandlung bestanden eher im Sinne der Unterstützung für eine erfolgreiche Bewältigung der Trainingsbelastung.« Überdies war der biologische Effekt noch zwei bis drei Wochen nach Absetzen des Medikaments nachweisbar. [3]

Unter den Sportlern dürften besonders diejenigen von einer Piracetam-Einnahme profitieren, die entweder explosive Bewegungen durchführen (z.B. Kugelstoßer, Hammerwerfer oder Sprinter) bzw. Athleten, die mit hohen Gewichten und wenigen Wiederholungen trainieren. Verläßliche Studien bezüglich der leistungssteigernden Effekte von Piracetam liegen bislang nicht vor. Doch den Berichten von Athleten zufolge kommt es bei Gabe von Piracetam häufig zu einer leichten Verbesserung der Maximalkraft sowie einer gesteigerten Explosivität der Bewegung. Sprinter berichten von einer verkürzten Reaktionszeit; Kraftdreikämpfer erfahren einen geringeren Kraftabfall im Verlauf mehrerer Sätze, wenn Piracetam eingenommen wird.

Mittlerweile wurden eine Reihe von Piracetamverbindungen entwickelt, die z.T. eine stärkere Wirksamkeit aufweisen als das Original: Pramiracetam, Oxiracetam und Aniracetam. All diese Nootropika wirken nach dem Schwellwert-Prinzip: Bei zu hoher Dosierung können sich die positiven Wirkungen ins Gegenteil verkehren: Statt erhöhter Gedächtnisleistung und Konzentration stellen sich Verwirrung und Gedächtnisstörungen ein. [4]

Piracetam ist in Dosierungen von 400 bis 800mg erhältlich; die übliche Tagesdosis liegt nach Dean/Morgenthaler bei 2400-4800mg pro Tag, verteilt auf drei Gaben von 800-1600mg. In der oben angeführten DDR-Studie wurde mit relativ hohen Dosierungen gearbeitet, doch empfiehlt es sich im Hinblick auf die Schwellwert-Charakteristik des Wirkstoffes, die Dosierung niedrig zu halten.

Ebenso berichten Dean und Morgenthaler, daß sich die Wirkungen von Piracetam bei gleichzeitiger Gabe von DMAE, Centrophenoxin, Cholin oder Hydergin steigern lassen. [2] Die Kombination von Cholin und Piracetam hat sogar synergetische Wirkungen, d.h. der Gesamteffekt ist größer als die Summe der Einzelwirkungen, und die Wirkung der Kombination von Piracetam und Hydergin soll sich nach Cherkin um den Faktor fünf gegenüber den Einzelwirkungen erhöhen.[2]

novagenics Datenblatt **Piracetam**

Positive Effekte	steigert die Lern-, Konzentrations- und Gedächtnisleistung; unterstützt die psychophysische Belastungsverarbeitung, leichte Steigerung der Maximalkraft und verbesserte Explosivität der Bewegung
Unbedenklichkeit	sicher in angegebener Dosierung
Biologische Verfügbarkeit	1. Wahl: Piracetam
Optimale Dosierung	2400-4800mg pro Tag, verteilt auf 3 Gaben
Nebenwirkungen	in angegebener Dosierung sehr selten; vereinzelt Bewegungsdrang, Schlafstörungen, sexuelle Erregung, Gewichtszunahme, Schwindel, Magen-/Darm-Störungen, Blutdruckschwankungen
Wechselwirkungen	Piracetam verstärkt die Wirkung von Amphetaminen, Psychotropika und Hydergin
Besondere Hinweise	synergetische Wirkung durch Kombination von Cholin und Piracetam bzw. Hydergin und Piracetam; Piracetam-Dosis kann bei gleichzeitigem Einsatz dieser Substanzen auf die Hälfte reduziert werden

Gute Ergebnisse lassen sich erzielen mit 400mg Piracetam, kombiniert mit je einer Tablette Hydergin, zwei bis dreimal täglich eingenommen. Es kann allerdings mehrere Wochen dauern, bis sich die positiven Effekte von Piracetam zeigen.

1 Aufzählung nach dem Beipackzettel von Piracetam-ratiopharm 800
2 Dean W, Morgenthaler J (1990) Smart Drugs And Other Nutrients. B&J Publications, Santa Cruz
3 Berendonk, B (1991) Doping Dokumente. Springer-Verlag Heidelberg
4 Erlich J (1992) Brain Gain: Drugs That Boost Intelligence. Omni 9/92

Hydergin

Hydergin (Dihydroergotoxin Mesylat) ist eine Kombination aus verschiedenen Wirkstoffen des Mutterkorns: Dihydroergokryptin, Dihydroergocornin und Dihydroergocristin. Zu Beginn der Vierziger Jahre von Hofmann bei Sandoz in Basel entdeckt, wurde Hydergin zunächst auf eine Verwendung als Medikament gegen Bluthochdruck getestet. Als sich dann aber seine positiven Auswirkungen auf die kognitiven Fähigkeiten beim Menschen abzeichneten, wurde in dieser Richtung weitergeforscht.

Hydergin steigert die Versorgung des Gehirns mit Blut und Sauerstoff; es sorgt für erhöhte Stoffwechselaktivität in den Gehirnzellen; es wirkt als Antioxidans (hemmt freie Radikale); es beschleunigt den Abbau von Lipofuscin (Alterspigmenten) im Gehirn; es vermag Intelligenz, Gedächtnisleistung, Lernfähigkeit und Erinnerungsvermögen zu steigern; es normalisiert den systolischen Blutdruck; es kann in Einzelfällen abnorm erhöhte Cholesterinspiegel senken; es wirkt Müdigkeit entgegen und vermindert die Symptome von Benommenheit und Tinnitus (Ohrensausen). [1] Außerdem stimuliert Hydergin das Wachstum von Nervenfasern, so daß die Lernfähigkeit auch in Bezug auf sportliche Bewegungsabläufe verbessert wird, was ein Grund für den häufigen Einsatz dieser Substanz bei Turnern und Eiskunstläufern sein dürfte.

Hydergin wird in vielen Ländern in der Geriatrie eingesetzt, ebenso wie zur Behandlung gefäßbedingter Kopfschmerzen und peripherer Durchblutungsstörungen. Trotz seiner weitreichenden Wirkungen ist es so gut wie nebenwirkungsfrei. Der Beipackzettel von Hydergin forte (Sandoz) allerdings nennt gelegentliche Übelkeit, Brechreiz, Magen-Darm-Beschwerden sowie das Gefühl einer verstopften Nase als seltene Nebenwirkungen von Hydergin. Hydergin sollte aber nicht eingesetzt werden bei einer bekannten Überempfindlichkeit gegen Mutterkorn-Alkaloide.

Die Anwendung von Hydergin zur sportlichen Leistungssteigerung ist bislang wenig untersucht. Di Pasquale erwähnt eine gesteigerte Blutzirkulation im Gehirn sowie eine erhöhte Ausschüttung von Wachstumshormon. [2] So berichten manche Athleten von einem deutlichen Körperfettabbau bei längerer Einnahme von Hydergin, was auf die fettabbauenden Eigenschaften dieses Hormons zurückzuführen sein dürfte. Die Vorteile für den Athleten liegen außerdem in einer Verbesserung der Gedächtnisleistung und einer gesteigerten Lern- und Konzentrationsfähigkeit. In diesem Sinne empfehlen sich für Hydergin die gleichen Einsatzgebiete wie für Piracetam. Manche Athleten kombinieren die Einnahme von Stimulantien wie z.B. Ephedrin mit Hydergin und erfahren dadurch eine deutlich stärker aufputschende Wirkung. Allerdings treten dabei auch die mit der Ephedrin-Einnahme verbundenen Nebenwirkungen häufiger auf.

Die Dosierungsempfehlungen reichen von 3-9mg täglich, einzunehmen in drei Einzelgaben von je 1-3mg. Es kann bis vier Wochen dauern, bis sich erste Effekte zeigen, in Einzelfällen auch länger. Wie viele Nootropika wirkt auch Hydergin nur innerhalb eines relativ schmalen Dosie-

novagenics Datenblatt **Hydergin**	
Positive Effekte	steigert Lern-, Konzentrations- und Gedächtnisleistung, verbessert die Durchblutung in den peripheren Gefäßen und im Gehirn; eventuell mäßig erhöhter Wachstumshormonausstoß
Unbedenklichkeit	sicher in angegebener Dosierung
Biologische Verfügbarkeit	1. Wahl: Hydergin
Optimale Dosierung	3-9mg pro Tag, verteilt auf drei Gaben
Nebenwirkungen	in angegebener Dosierung selten; vereinzelt Übelkeit, Brechreiz, Magen-/Darm-Beschwerden, Gefühl einer verstopften Nase
Wechselwirkungen	Hydergin verstärkt die Wirkung von Piracetam und Ephedrin
Besondere Hinweise	Synergieeffekt durch Kombination von Hydergin und Piracetam; Dosis beider Substanzen kann auf die Hälfte reduziert werden

rungsbereichs. Bei Überdosierungen sind paradoxe (gegensätzliche) Wirkungen zu erwarten. Wegen des bereits erwähnten Synergieeffekts mit Piracetam empfiehlt sich eine Kombination beider Mittel, um die Einzeldosen niedrig zu halten.

1 Dean W, Morgenthaler J (1990) Smart Drugs And Other Nutrients. B&J Publications, Santa Cruz
2 di Pasquale MG (1990) Beyond Anabolic Steroids. MGD Press, Warkworth

*

9. KAPITEL

DIVERSE LEISTUNGS-STEIGERNDE VERBINDUNGEN

L-Glutamin

L-Glutamin ist eine der 20 natürlich vorkommenden Aminosäuren. Sie wird täglich mit der Nahrung aufgenommen, wenn auch nur in geringer Menge. Glutamin galt früher als nicht-essentielle Aminosäure, da der Körper diese Substanz selbst synthetisieren kann. Heute ist aber bekannt, daß bei hoher Belastung durch Training, Verletzung oder Infektionen der Bedarf so stark ansteigen kann, daß der Körper diese Aminosäure nicht mehr in ausreichender Menge produzieren kann. Deshalb wird Glutamin mittlerweile als semi-essentiell eingestuft.

Glutamin ist der Hauptnährstoff für alle sich schnell teilenden Zellen des Körpers, wie z.B. Schleimhautzellen (im Darm) und weiße Blutkörperchen (Bestandteil des Immunsystems). Diese Zellen decken ihren Bedarf aus der Zufuhr über die Nahrung oder, falls diese nicht ausreicht, aus den Glutaminspeichern des Körpers. Das Hauptreservoir für Glutamin sowie der Hauptproduzent im Körper ist die Skelettmuskulatur, dort ist Glutamin mit über 60% die am häufigsten vorkommende Aminosäure, was ihre Bedeutung für den Kraftsportler unterstreicht. Dabei macht Glutamin nur 6-7% der kontraktilen Proteine, d.h. der in den Muskel eingebauten Eiweiße aus, der Rest liegt frei im Gewebe vor. Eine weitere Aufgabe dieser Aminosäure ist die Unterstützung bei der Ammoniakentgiftung im Körper.[11]

Angereichert in der Muskelzelle, übt Glutamin einen osmotischen Druck aus, d.h. Glutamin hält Wasser im Muskel und schafft dadurch die Bedingungen für eine optimale Proteinsynthese. Sinkt umgekehrt der Glutaminspiegel im Muskel und damit auch der Wassergehalt, so werden katabole Prozesse eingeleitet. Entsprechend konnte in Studien nachgewiesen werden, daß die Muskelzelle bei Gabe von Glutamin in einen anabolen Zustand versetzt wird. Bei einem Abfall des Glutamin-Spiegels und damit des intrazellulären Wassergehaltes kam es dagegen zu einem vermehrten Proteinabbau [3, 4, 6, 7]. Bei intensiver Belastung findet jedoch genau dieser für Kraftsportler unerwünschte Vorgang statt, so daß die Zufuhr von Glutamin als Nahrungsergänzung höchst sinnvoll erscheint.

Im Allgemeinen führen alle Streßsituationen, d.h. neben psychischen Belastungen auch Training, Verletzungen und Erkrankungen zu einem erhöhten Glutamin-Bedarf des Körpers, da durch die Ausschüttung des Streßhormons Cortisol eine Freisetzung von Glutamin aus der Muskulatur bewirkt wird, um den erhöhten Bedarf des Körpers zu decken. Ebenso besteht ein erhöhter Glutamin-Bedarf bei Infekten – auch dies ist Streß für den Körper, da diese Aminosäure ein wichtiger Nährstoff für die sich dann stark vermehrenden Immunzellen ist. So legen die Ergebnisse von Castell et al. [2] nahe, daß eine gezielte Glutamin-Zufuhr nach körperlicher Belastung die Infektanfälligkeit bei Sportlern verringern kann. Bei schwerkranken Patienten unter stationären Bedingungen konnte eine Verringerung des Muskelabbaus durch Glutamingabe festgestellt werden [5]. Diese Beobachtungen führten zu ersten Spekulationen darüber, ob auch Sportler von einer Glutamin-Zufuhr profitieren würden. Diese Annahmen bestätigten sich, als eine Studie mit gesunden Versuchspersonen, die Glutamin nach einer Belastung erhielten, eine verstärkte Glykogenspeicherung in der Muskulatur nachwies [9]. Überdies empfiehlt sich die Nahrungsergänzung mit Glutamin auch zur Prophylaxe, d.h. zur vorsorglichen Stärkung des Immunsystems, da die Synthese von Glutathion, eines der wichtigsten Antioxidantien des Körpers, von der Glutamin-Verfügbarkeit abhängt [1].

Leider gibt es keine klaren Richtlinien für die optimale Glutamin-Zufuhr beim Kraftsportler, sowohl in Bezug auf die optimale Menge, als auch für ein geeignetes Einnahmeschema. Zunächst muß man sich vor Augen halten, daß Glutamin nur in relativ geringer Menge in der Nahrung vorkommt; es macht etwa 4-8% des aufgenommenen Proteins aus [8]. Bei einer Proteinzufuhr von 200g pro Tag wären dies also 8-16g Glutamin. Der Bedarf für Bodybuilder ist schwer zu schätzen und dürfte individuell sehr variabel sein, abhängig von der Trainingsintensität und -häufigkeit. Die Schätzungen für eine wirksame Dosierung bei intensiv trainierenden Bodybuildern reichen von 10-40g pro Tag. Wer von den Wissenschaftlern für die untere Grenze votiert, hält eine Glutaminzufuhr über die verzehrte Proteinmenge hinaus nicht für erforderlich. Hierbei wird allerdings nicht berücksichtigt, daß Glutamin sehr hitze-instabil ist, so daß z.B. in gekochtem oder gebratenem Fleisch kaum noch Glutamin enthalten sein dürfte. Deshalb dürfte die tägliche Zufuhr über die Nahrung niedriger liegen, als von vielen angenommen. Die Mehrzahl der Experten hält deshalb die Zufuhr von reinem Glutamin gerade in intensiven Trainingsphasen für angebracht und empfiehlt die Nahrungsergänzung mit 10-30g pro Glutamin pro Tag.

Auch bezüglich eines optimalen Einnahmeschemas ist das letzte Wort noch nicht gesprochen. So wird oft angeführt, oral zugeführtes Glutamin würde nicht oder nur zu einem sehr geringen Teil ins Blut gelangen, da die Darmschleimhautzellen als einer der Hauptkonsumenten dieser Substanz sämtliches Glutamin aufbrauchen würden, bevor es ins Blut übergehen könne. Dies wurde aber durch eine Studie, bei der die (sehr geringe) Zufuhr von nur 2g Glutamin zu einer Blutspiegelerhöhung von 19% führte, klar widerlegt [9]. Interessanterweise kam es bei dieser Studie ebenfalls zu einer Erhöhung des anabol und fettverbrennend wirksamen Wachstumshormons, sowie des Plasmabikarbonatspiegels, einem wichtigen Säurepuffersystem des Körpers. Bikarbonat hilft, eine Lactatanhäufung in der Muskulatur, wie sie beim Training stattfindet, zu verringern, so daß vom Kraftsportler, der Glutamin vor dem Training zuführt, mehr Wiederholungen bewältigt werden können. In einer anderen Studie wurden Blutspiegel über 200% mit einer Glutamin-Zufuhr von 40g, über den Tag verteilt, erzielt [10]. Diese Ergebnisse zeigen, daß oral zugeführtes Glutamin sehr wohl zu einer Erhöhung des Plasmaspiegels führt, wenn auch nicht in direkter Relation zur Dosis. So legen diese Zahlen nahe, daß mit steigender Zufuhr der daraus resultierende Glutamin-Anstieg im Blut immer geringer ausfällt. Wahrscheinlich kommt bei zu hoher Zufuhr die Leber als Filtersystem verstärkt ins Spiel, die einen Teil des resorbierten Glutamins aufnimmt und abbaut.

Ausgehend von diesen Thesen erscheint es sinnvoll, entweder mehrmals am Tag eine geringe Menge Glutamin zuzuführen, oder nur dann größere Dosen einzunehmen, wenn der Bedarf des Körpers ansteigt, wie z.B. in zeitlicher Nähe zum Training, da die erschöpften Glutaminspeicher in der Muskulatur vorrangig wieder aufgefüllt werden, noch bevor ein erhöhter Abbau in der Leber stattfindet. Aufgrund der Rückmeldun-

9. DIVERSE LEISTUNGSSTEIGERNDE VERBINDUNGEN

gen von Athleten, die Glutamin eingesetzt haben, scheinen folgende Einnahmeschemata ratsam:

- Über den Tag verteilt 4-6 Dosierungen von jeweils 2-4g Glutamin, dabei eine Einnahme direkt nach dem Aufstehen, sowie eine vor dem Schlafengehen, um die Ausschüttung von Wachstumshormon anzuregen, oder…
- vor und nach dem Training jeweils 5-10g Glutamin, oder…
- die Zufuhr von 10-15g Glutamin sofort nach dem Training, sowie eineinhalb bis zwei Stunden später noch einmal 10-15g.

Bei Einnahme von Glutamin erfährt der Sportler eine verbesserte Regeneration, einen besseren »Pump« im Training, sowie eine leichte Zunahme der Körperkraft. Bei einigen Athleten kommt es innerhalb der ersten Einnahmetage auch zu einem Anstieg des fettfreien Körpergewichts, ähnlich, aber geringer, als bei der Zufuhr von Creatin. Dies dürfte auf die

novagenics	**Datenblatt L-Glutamin**
Positive Effekte	stärkt das Immunsystem, erhöht die Glykogenspeicherung in der Muskulatur, hat zellvolumisierende Effekte, steigert die Pufferkapazität des Blutes, stimuliert die Ausschüttung von Wachstumshormon
Unbedenklichkeit	sicher
Biologische Verfügbarkeit	1. Wahl: Glutaminpeptid 2. Wahl: L-Glutamin
Optimale Dosierung	zur Stärkung des Immunsystems: 5g pro Tag als einmalige Dosis morgens oder abends; zur Förderung der Wachstumshormon-Ausschüttung: 2-5g auf möglichst nüchternen Magen; zur Steigerung des Zellvolumens und der Glykogenspeicherung in der Muskulatur: 10-30g pro Tag, aufgeteilt auf mehrere Einzelgaben, davon eine mit 5-15g gleich nach dem Training
Nebenwirkungen	keine bekannt
Wechselwirkungen	keine
Besondere Hinweise	in Flüssigkeit gelöst, zerfällt L-Glutamin sehr schnell und wird damit unwirksam, d.h. Zubereitungen müssen sofort verzehrt werden; Glutaminpeptid ist dagegen stabil

verstärkte Glykogeneinlagerung, sowie einen erhöhten Wassergehalt in der Muskulatur zurückzuführen sein.

Glutamin ist als Pulver oder in Kapseln erhältlich; deutlich preiswerter ist die Pulverform. Es ist nahezu geschmacklos und löst sich nur schlecht in Wasser. Viele Sportler nehmen daher einen Teelöffel dieser Aminosäure in den Mund und spülen das Ganze mit Flüssigkeit hinunter, um zu verhindern, daß nach unvollständiger Lösung in Wasser noch Reste im Glas zurückbleiben. Diese Art der Einnahme bietet auch den Vorteil, das Glutamin weitgehend intakt aufzunehmen, da in Flüssigkeit gelöstes Glutamin rasch in Harnstoff und Pyroglutamat zerfällt und seine Wirksamkeit verliert. Deshalb sollten Glutaminzubereitungen immer gleich verzehrt werden.

Glutamin ist ebenfalls in Peptidform erhältlich (z.B. in Verbindung mit Alanin oder Glycin als Dipeptid). In dieser Form ist es relativ gut löslich und stabil; es kann z.B. Proteinshakes zugesetzt werden, die erst später getrunken werden. Allerdings ist der Geschmack von Glutamin in Peptidform bestenfalls als bescheiden zu bezeichnen, so daß es oft in Saft oder Proteinshakes gelöst wird. Bei Glutaminpeptid beträgt der Gehalt an reinem Glutamin nur etwa 60% (die restlichen 40% sind dem Alanin- bzw. Glycinrest zuzuschreiben), so daß 16g Peptid zugeführt werden müssen, um 10g Glutamin aufzunehmen. Allerdings glauben manche Experten, daß die Peptidform besser vom Körper aufgenommen wird [8], da die Aufnahme von Peptiden im Darm generell effizienter abläuft, als die von freien Aminosäuren. Der Athlet ist angehalten, selbst auszuprobieren, welche Einnahmeform, welches Zufuhrschema und welche Dosis ihm persönlich die besten Erfolge bringt.

Nebenwirkungen sind bei Sportlern mit intakter Leber- und Nierenfunktion auch in hoher Dosierung nicht zu erwarten, so daß Glutamin als sehr sicheres, aber trotzdem effektives Supplement eingestuft werden kann.

1   Amores-Sanchez MI, Medina MA (1999) Glutamine, as a precursor of glutathione, and oxidative stress. Mol Genet Metab 67: 100–105
2   Castell LM, Poortmans JR, Newsholme EA (1996) Does glutamine have a role in reducing infections in athletes? Eur J Appl Physiol 73: 488–490
3   Fürst P, Stehle P (1995) Glutamine and glutamine-containing dipeptides. In: L.A. Cynober (Ed.) Amino acid metabolism and therapy in health and nutritional disease (pp 373–383). CRC Press, Boca Raton
4   Häussinger D (1993) Control of protein turnover by the cellular hydration state.

Ital J Gastroenterol 25: 42–48
5 Hammerqvist F, Wernerman J, Ali R, Von Der Decken A, Vinnars E (1989) Addition of glutamine to total parenteral nutrition after elective abdominal surgery spares free glutamine in muscle, counteracts the fall in muscle protein synthesis, and improves nitrogen balance. Ann Surg 209: 455–461
6 Millward DJ, Jepson MM, Omer A (1989) Muscle glutamine concentrations and protein turnover in vivo in malnutrition and endotoxemia Clin Nutr 8, 80 (Abstr)
7 Rennie MJ, McLennan PA, Hundal HS, Weryk B, Smith K, Taylor PM, Egan C, Watt PW (1989) Skeletal muscle glutamine transport, intramuscular glutamine concentration, and muscle-protein turnover. Metabolism 38 (Suppl 1): 47–51
8 Souba WW (1992) Glutamine physiology, biochemistry and nutrition in critical illness. RG Landes Company, Austin
9 Varnier M, Leese GP, Thompson J, Rennie MJ (1995) Stimulatory effect of glutamine on glycogen accumulation in human skeletal muscle. Am J Physiol 269: E309–E315
10 Wellbourne TC (1995) Increased plasma bicarbonate and growth hormone after an oral glutamine load. Am J Clin Nutr 61: 1058–1061
11 Welbourne TC, Weber M, Bank N (1972) The effect of glutamine administration on urinary ammonium excretion in normal subjects and patients with renal disease. J Clin Invest 51: 1852–1860

Beta-Hydroxy-Beta-Methylbutyrat (HMB)

Beta-Hydroxy-Beta-Methylbutyrat (HMB) wird im Körper bei der Verstoffwechslung der Aminosäure Leucin gebildet. Leucin ist eine sog. essentielle (lebensnotwendige) Aminosäure, die in allen natürlichen Proteinen vorkommt und zur Gruppe der verzweigtkettigen Aminosäuren (BCAAs) zählt. Im Körper wird Leucin zunächst in Ketoisocaproat (KIC) und dann in HMB umgewandelt. Dabei werden jedoch nur etwa 5% des zugeführten Leucins zu HMB konvertiert.

Bereits seit langem ist die wichtige Rolle des Leucins bei der Steuerung der Proteinsynthese im Körper bekannt. Weitere Forschungsergebnisse zeigten, daß auch die alleinige Zufuhr von KIC die positiven Effekte von Leucin auslösen kann. Daraus ergab sich die Frage, ob die Wirkungen von dieser Aminosäure und KIC nicht auf ein weiteres Stoffwechselprodukt im Abbauweg von Leucin zurückzuführen sind. So entstand die Hypothese, daß HMB für die proteinsparenden und antikatabolen Effekte verantwortlich sei, die bei extrem hoher Leucin-Zufuhr beobachtet wurden. Zunächst wurden zahlreiche Tierstudien mit HMB durchgeführt. Hier zeigten sich in der Tat vielversprechende Ergebnisse. So kam es zu einem beschleunigten Muskelwachstum bei den Tieren, einer verbesserten Immunfunktion und einer Senkung des Cholesterinspiegels im Blut. Bemerkenswert war vor allem die erhöhte Zunahme des fettfreien Körpergewichts im Tierversuch, selbst wenn die Tiere starkem Stress ausgesetzt waren.

Daraufhin wurden erste Versuche am Menschen durchgeführt, die beweisen sollten, daß durch HMB der Proteinabbau unter Streß (z.B. durch Training) reduziert und so der Muskelaufbau gefördert würde. Eine erste Studie mit untrainierten Versuchspersonen schien dies zu bestätigen [3, 5]. Hier kam es bei einer täglichen Gabe von 3g HMB zu einer größeren Zunahme an Muskelmasse und Kraft sowie zu einer deutlichen Reduzierung des Körperfetts gegenüber der Placebogruppe. Auch untrainierte Frauen und ältere Versuchspersonen scheinen Studien zufolge von einer HMB-Einnahme zu profitieren, wenn sie ein körperliches Training aufnehmen [4, 7].

Bei Ausdauersportlern zeigte sich eine gesteigerte Sauerstoffaufnahme sowie eine geringere Milchsäurebildung, was auf eine Verbesserung der Ausdauerleistungsfähigkeit hindeutet [6]. Bei einer Studie, die Footballspieler, also trainierte Versuchspersonen, untersuchte [3, 5] kam es ebenfalls zu einer signifikant größeren Zunahme an Muskelmasse gegenüber der Placebogruppe. Unter HMB-Zufuhr zeigten sich zudem ver-

novagenics Datenblatt **HMB**

Positive Effekte	hat im Tierversuch antikatabole Wirkung, ebenso bei untrainierten Personen bei Beginn eines körperlichen Trainings, verbessert eventuell die Ausdauerleistung
Unbedenklichkeit	sicher
Biologische Verfügbarkeit	1. Wahl: Beta-hydroxy-beta-methylbutyrat (HMB)
Optimale Dosierung	3-6g pro Tag, aufgeteilt auf 2-3 Einzelgaben zu den Mahlzeiten
Nebenwirkungen	keine bekannt
Wechselwirkungen	bei längerdauernder hochdosierter Einnahme von Calcium-HMB Ungleichgewichte im Mineralstoffhaushalt möglich
Besondere Hinweise	anabole Wirkung bei trainierten Sportlern unwahrscheinlich

ringerte Werte von 3-Methylhistidin im Urin, sowie Creatinkinase (CK) und LDH im Blut. Dies deutet auf einen verringerten Muskelabbau gegenüber der Vergleichsgruppe hin, was die Theorie einer antikatabolen Wirkung von HMB zu stützen scheint. Weitere Studien von anderen Arbeitsgruppen, ebenfalls mit trainierten Versuchspersonen, konnten die positiven Wirkungen von HMB jedoch nicht bestätigen [1, 2]. Hier war kein positiver Effekt einer HMB-Zufuhr, selbst bei einer Gabe von 6g pro Tag, festzustellen.

Zusammenfassend läßt sich feststellen, daß untrainierte Personen durchaus von einer HMB-Einnahme profitieren könnten. Es erscheint jedoch wenig sinnvoll, bereits in diesem Stadium HMB einzunehmen, da der Trainingseffekt bei Anfängern auch ohne Nahrungsergänzungen deutlich spürbar sein wird. Bei trainierten Sportlern sind die Untersuchungsergebnisse allerdings nicht eindeutig. Aufgrund der zahlreichen negativen Rückmeldungen von Athleten, die diese Substanz – auch in erhöhter Dosis von bis zu 6g pro Tag – eingenommen haben, ist wohl davon auszugehen, daß zumindest bei Bodybuildern kein leistungsfördernder Effekt durch die Zufuhr von HMB zu erwarten ist.

Wer HMB trotzdem ausprobieren möchte, der sollte 3-6g pro Tag, verteilt auf zwei bis drei Einzeldosen, davon eine vor dem Training, einnehmen. Ob eine Einnahme in Zyklen Vorteile bringt, ist noch nicht geklärt. Wenn überhaupt, so erscheint eine Nahrungsergänzung mit HMB in Phasen ungewohnt hoher Trainingsbelastung (z.B. bei Änderung des Trainingsplans) sinnvoll. Wenn HMB eine spürbare Wirkung zeigen sollte, dann eventuell unter solchen Bedingungen. HMB ist ein ziemlich teures Supplement; eine Monatsration kann durchaus mit 50,- Euro zu Buche schlagen.

Nebenwirkungen sind bei einer HMB-Einnahme nicht zu erwarten. Da die Substanz wasserlöslich ist, wird ein Überschuß mit dem Urin ausgeschieden. In Tierversuchen konnten auch bei extrem hohen Dosierungen keine negativen Begleiterscheinungen festgestellt werden. Die bisherigen Studien am Menschen ergaben ebenfalls keine Nebenwirkungen von HMB. Da diese Substanz meist als Calcium-HMB verkauft wird, ist allerdings denkbar, daß es bei lang andauernder und hochdosierter Einnahme zu einem Ungleichgewicht im Mineralstoffhaushalt aufgrund der hohen Calciumzufuhr kommen kann. Eine zusätzliche Einnahme von Magnesium und Phosphor wäre in diesem Fall sinnvoll.

1 Kreider R, Ferreira M, Wilson M et al (1997) Effects of calcium beta-HMB supplementation during training on body composition and strength. 4th International Olympic Committee World Congress on Sport Sciences; 1997 Oct 22-25: Monte Carlo. Lausanne: Sportec Organization

2 Kreider R, Ferreira M, Wilson M et al (1997) Effects of calcium beta-HMB supplementation with or without creatine during training on body composition alterations [abstract]. FASEB J 11: A374

3 Nissen S, Panton L, Wilhelm R, Fuller JC (1996) Effect of ß-hydroxy ß-methylbutyrate (HMB) supplementation on strength and body composition of trained and untrained males undergoing intense resistance training FASEB J. 10: A287.

4 Nissen S, Panton L, Fuller J, Rice D, Sharp R (1997) Effect of feeding ß-hydroxy ß-methylbutyrate (HMB) on body composition and strength of women [abstract]. FASEB J. 11: A150.

5 Nissen S, Sharp R, Ray M, Rathmacher JA, Rice D, Fuller JC Jr, Connelly AS, Abumrad N (1996) Effect of leucine metabolite beta-hydroxy-beta-methylbutyrate on muscle metabolism during resistance-exercise training. J Appl Physiol 81:2095-2104

6 Vukovich MD, Adams GD (1997) Effect of ß-hydroxy ß-methylbutyrate (HMB) on VO2 peak and maximal lactate in endurance trained cyclists [abstract]. Med. Sci. Sports Exerc. 29.5: S252.

7 Vukovich MD, Stubbs NB, Bohlken RM, Desch MF, Fuller JC, Rathmacher JA (1997) The effect of dietary ß-hydroxy ß-methylbutyrate (HMB) on strength gains and body composition changes in older adults [abstract]. FASEB J 11.3: A376.

Clenbuterol

Clenbuterol wurde erstmals gegen Ende der achtziger Jahre von Sportlern zur Leistungssteigerung eingesetzt. Das Interesse an dieser Substanz wurde geweckt durch Tierversuche, die bei Clenbuterol-Verabreichung eine Zunahme des Körpergewichts bei gleichzeitigem Fettverlust nachweisen konnten [2, 6, 7, 8]. Die Öffentlichkeit und der Großteil der Bodybuilder wurde durch die »Krabbe-Affäre« 1992 auf diese Substanz aufmerksam.

Damals hatte der (mittlerweile verstorbene) Dopingexperte Manfred Donike bei Katrin Krabbe, einem der größten Talente der deutschen Leichtatlethik, die Verwendung von Clenbuterol nachgewiesen. Die daraufhin einsetzende Hetzjagd in den Medien und die drastische Strafe, die der Deutsche Leichtathletikverband verhängte (2 Jahre Wettkampfsperre), führten schließlich dazu, daß Katrin Krabbe sich aus dem aktiven Sport zurückzog. Die Affäre hinterließ bei vielen Sportinteressierten einen bitteren Nachgeschmack, da zum Zeitpunkt von Krabbes positivem Dopingtest Clenbuterol noch nicht auf der Dopingliste des

IOC geführt wurde. Damit war es, allen moralischen Einwänden zum Trotz, ein international nicht verbotenes, mithin erlaubtes Mittel. Und da die deutschen Sportverbände selbst bei gravierenderen Verstößen (z.B. »versehentlicher« Gebrauch definitiv verbotener Mittel, Nichtantreffen eines Sportlers beim unangemeldeten Dopingtest durch »verspätete« Meldung des neuen Aufenthaltsortes, etc.) in der Vergangenheit immer wieder »ein Auge zugedrückt« hatten, kam die harte Bestrafung der Katrin Krabbe für viele überraschend. Nun, egal wie man diesen Vorgang bewertet; das daraus resultierende, wochenlange Medienspektakel trug jedenfalls erheblich zur Verbreitung von Clenbuterol als leistungssteigernde Substanz in Deutschland bei, die 1996/97 ihren Höhepunkt erreichte. Seither hat Clenbuterol unter Sportlern deutlich an Popularität verloren.

Clenbuterol zählt zu einer neuen Generation der Beta-2-adrenergenen Agonisten. Unter diesen ist es bislang das einzige Mittel, das oral wirksam ist. Daneben gibt es auch andere Vertreter dieser Gruppe, wie z.B. Terbutalin und Salbutamol, die ebenfalls als Tablette erhältlich sind, aber ein schwächeres leistungssteigerndes Potential aufweisen. Die meisten Verbindungen aus dieser Gruppe werden als Injektion oder Inhalation angewandt. Obwohl chemisch eng verwandt, sind die anabolen und lipolytischen Effekte der verschiedenen Beta-Agonisten unterschiedlich. Clenbuterol entfaltet in niedrigen Dosierungen eine entspannende Wirkung auf die glatte Muskulatur und wird daher in der Medizin zur Behandlung von Asthma und bei vorzeitigen Wehen zur Hinauszögerung der Geburt eingesetzt.

Um signifikante anabole und fettabbauende Effekte zu erzielen, müssen allerdings höhere Dosierungen eingesetzt werden. Während es gesichert scheint, daß die fettabbauenden Eigenschaften von Clenbuterol über eine Stimulation der Beta-Rezeptoren mit erhöhter Wärmebildung im Körper (Thermogenese) vermittelt werden [4], so ist immer noch nicht eindeutig geklärt, wie seine anabolen Wirkungen zustande kommen. Einerseits wird eine antikatabole Wirkung angeführt [5]; andererseits konnte die anabole Wirkung von Clenbuterol durch den gleichzeitigen Einsatz eines Beta-Blockers verhindert werden [1, 3], was darauf hindeutet, daß die durch Clenbuterol stimulierten Beta-Rezeptoren nicht nur für den beschleunigten Fettabbau, sondern auch für die muskelaufbauende Wirkung verantwortlich sind. Die anabole Wirkung von Clenbuterol scheint auf die schnell-oxidierenden Muskelfasern beschränkt zu sein [9] und verspricht Vorteile in den Sprint- und Kraftsportdisziplinen, wo eine explosive Leistung über einen kurzen Zeitraum gefordert ist.

Obwohl keine verläßlichen Studien zum Nachweis einer Leistungssteigerung durch Clenbuterol existieren, lassen die Erfahrungsberichte vieler Sportler und die Tatsache, daß die Substanz auf der Dopingliste zu finden ist, eine Leistungssteigerung vermuten. In den Jahren von 1992 bis 1995 haben viele Athleten durch Clenbuterol einen deutlichen Kraftzuwachs, einen milden anabolen Effekt und einen beschleunigten Körperfettabbau erfahren. Athleten ohne Steroiderfahrungen konnten dabei am meisten von der Substanz profitieren. Hier kam es teilweise – selbst bei Athleten mit langer Trainingserfahrung – zu Muskelzuwächsen von 2-4kg innerhalb von acht Wochen, bei gleichzeitigem Körperfettverlust. Wettkampf-Bodybuilder berichteten von einem teilweise dramatischen Körperfett-Abbau durch Clenbuterol in den letzten Wochen vor einer Meisterschaft. Verwender von Anabolika nahmen Clenbuterol nach dem Absetzen der Steroide ein und verloren weitaus weniger Muskelmasse, als ohne dessen Einsatz. Frauen konnten mit Clenbuterol endlich ihren Körperfettanteil bis in den einstelligen Bereich reduzieren und Muskel-

novagenics Datenblatt **Clenbuterol**

Positive Effekte	stimulierende Wirkung, deutliche protein-anabole und fettverbrennende Effekte, erweitert die Bronchien
Unbedenklichkeit	Sicherheit fraglich
Biologische Verfügbarkeit	1. Wahl: Clenbuterol-HCl
Optimale Dosierung	40-120mcg täglich; Einnahme in Zyklen zu empfehlen, um vorzeitigem Wirkungsverlust vorzubeugen
Nebenwirkungen	Unruhe, Schlaflosigkeit, Blutdruckanstieg, Herzrhythmusstörungen, Herzrasen, feines Fingerzittern, vermehrtes Schwitzen, Anstieg des Blutzuckerspiegels, Glykogenabbau in der Muskulatur, Erniedrigung des Blutkaliumspiegels, Muskelkrämpfe, Übelkeit, Erbrechen
Wechselwirkungen	verstärkt die Wirkung von MAO-Hemmern und Antidepressiva, schwächt die Wirkung blutzuckersenkender Medikamente ab
Besondere Hinweise	verliert mit jeder weiteren Anwendung an Wirkung; steht auf der Dopingliste, Langzeitschäden im Bereich des Herz-/Kreislauf-Systems nicht auszuschließen

masse aufbauen, ohne Vermännlichungs-Erscheinungen wie beim Einsatz von anabolen Steroiden in Kauf nehmen zu müssen.

Heute wird Clenbuterol von Sportlern kaum noch eingesetzt. Das liegt darin begründet, daß ausnahmslos alle Clenbuterol-Anwender mit jeder neuen Verabreichung einen drastischen Wirkungsverlust erfuhren. Bei der ersten Einnahme fiel die Clenbuterol-Wirkung stets phänomenal aus, beim zweiten Anwendungszyklus aber nur noch mäßig und spätere Versuche mit dem Mittel blieben zumeist von wenig Erfolg gekrönt. Anscheinend kam es bei fast allen Anwendern zu einer starken, langdauernden »Down-Regulation« der durch Clenbuterol stimulierten Beta-Rezeptoren, so daß Clenbuterol auch nach einigen Wochen Einnahmepause nicht mehr so gut wirken konnte.

Nur wenige Sportler setzen die Substanz noch ein, selbst dann auch nur einmal im Jahr für 2-3 Wochen, z.B. in der Endphase einer Diät, oder um Plateaus im Training zu überwinden und berichten selbst bei diesem sporadischen Einsatz von nur mäßigen Erfolgen. Bereits nach einigen Wochen Anwendung wird Clenbuterol völlig wirkungslos.

Die übliche Dosierung von Clenbuterol liegt bei 60-160mcg pro Tag, das entspricht 3-8 Tabletten, verteilt auf mehrere Einzelgaben. Dabei wird in der Regel nach 16 Uhr kein Clenbuterol mehr eingenommen, um einer möglichen Schlaflosigkeit vorzubeugen (s.u.). Eine Substanz, die derart signifikante Auswirkungen auf den Organismus hat, kann allerdings nicht frei von Nebenwirkungen sein. Clenbuterol ist da keine Ausnahme. Di Pasquale berichtet von Kopfschmerzen und Nervosität schon bei einer Dosierung von 80mcg zweimal täglich (etwa dem Doppelten der Menge, die zur Asthmabehandlung eingesetzt wird), sowie erhöhtem Blutdruck. [10] Weiterhin möglich sind Übelkeit, Kopfschmerzen, Herzklopfen, Herzrhythmusstörungen, Schweißausbrüche, Schlaflosigkeit, Nervosität und Muskelkrämpfe. Im Tierversuch hat eine längerdauernde Überdosierung zu einem Absterben von Blutgefäßen im Herzmuskel und einer deutlich verringerten Lebenserwartung geführt. [9]

Für den Erstverwender ist Clenbuterol sicherlich eine interessante, leistungssteigernde Substanz, die allerdings ein hohes Potential für Nebenwirkungen aufweist. Wer Clenbuterol dagegen schon häufiger eingenommen hat, wird bestätigen, daß die Effekte von Mal zu Mal schwächer werden. Festzuhalten bleibt, daß eventuelle Langzeitfolgen einer Clenbuterol-Einnahme noch immer nicht abzuschätzen sind; der Einsatz dieses Mittels kann deshalb nicht empfohlen werden. Clenbuterol wird auf der Dopingliste geführt und sollte daher von Sportlern, die sich regelmäßigen Dopingkontrollen unterziehen müssen, nicht verwendet werden.

1 Choo JJ, Horan MA, Little RA, Rothwell NJ (1992) Anabolic effects of clenbuterol on skeletal muscle are mediated by beta 2-adrenoceptor activation. Am J Physiol 263: E50–E56
2 Emery PW, Rothwell NJ, Stock MJ, Winter PD (1984) Chronic effects of ß2-adrenergic agonists on body composition and protein synthesis in the rat. Biosci Rep 4: 83–91
3 MacLennan PA, Edwards RHT (1989) Effects of clenbuterol and propanolol on muscle mass: evidence that clenbuterol stimulates muscle beta-adrenoceptors to induce hypertrophy. Biochem J 264: 573–579
4 Mersmann HJ (1988) Potential mechanisms for repartitioning of growth by ß-adrenergic agonists. In: Martin RJ, Hausmann GC, Campion RV (Eds) Current Concepts of Animal Growth Regulation. Plennen Press New York, pp 337–351
5 Reeds PJ, Hay SM, Dorwood PM, Palmer RM (1986) Stimulation of growth by clenbuterol. Lack of effect on muscle protein biosynthesis. Br J Nutr 56: 249–258
6 Reeds PJ, Hay SM, Dorward PM, Palmer RM (1988) The effect of beta-agonists and antagonists on muscle growth and body composition of young rats (Rattus sp.). Comp Biochem Physiol C 89: 337–341
7 Rothwell NJ, Stock MJ (1985) Modification of body composition by clenbuterol in normal and dystrophic (mdx) mice. Biosci Rep 5: 755–760
8 Rothwell NJ, Stock MJ (1987) Effect of a selective ß2-adrenergic agonist (clenbuterol) on energy balance and body composition in normal and protein deficient rats. Biosci Rep 7: 933–940
9 (OV, 1993) Clenbuterol. Trainers Digest, Leistungssport 5/93
10 di Pasquale (1990) Beyond Anabolic Steroids. MGD Press, Warkworth

Konjugierte Linolsäure (CLA)

CLA steht für Conjugated Linoleic Acid, zu deutsch »konjugierte Linolsäure«. Dabei handelt es sich um die essentielle Fettsäure Linolsäure, bei der die Atombindungen im Molekül leicht verändert (konjugiert) vorliegen. Im Gegensatz zur natürlichen Linolsäure ist CLA keine essentielle, d.h. lebensnotwendige Fettsäure. Sie kommt in der Nahrung in sehr geringen Mengen vor, hauptsächlich in Fleisch und Milch; allerdings nur im Milligrammbereich. Man müßte diese Nahrungsmittel kiloweise verzehren, um auf eine nennenswerte Zufuhr von CLA, die im Bereich von mehreren Gramm pro Tag liegt, zu kommen. Die durchschnittliche tägliche Zufuhr liegt vermutlich bei einem Gramm oder weniger.

Seit 1997 wird CLA als Nahrungsergänzung angeboten. Dabei wird auf mögliche anabole, sowie fettverbrennende Effekte der Substanz hingewiesen. Das Interesse an CLA geht auf Tierstudien zurück, die bei verschiedenen Rassen einen rascheren Zuwachs an fettfreier Körpermasse und einen verringerten Körperfettanteil feststellten, wenn dem Futter CLA beigemischt wurde [2]. Dabei wurde spekuliert, daß CLA durch eine Blockierung von katabolen Hormonen, wie z.B. Cortisol, wirken könnte. Weitere Ergebnisse aus Tierversuchen deuten auf eine stark antioxidative Wirkung von CLA hin (ähnlich oder sogar stärker als die von Vitamin E), sowie auf eine anticancerogene Wirkung, die bei Krebserkrankungen das Wachstum von Tumoren verlangsamt.

Es existiert bislang keine anerkannte Studie, die sich mit der Wirksamkeit von CLA bezüglich Muskelaufbau bzw. Fettabbau beim Menschen befaßt. Eine interne Studie von Kreider et al. [1] mit 24 erfahrenen Kraftsportlern soll angeblich positive Ergebnisse einer CLA-Zufuhr ergeben haben. Doch den Rückmeldungen von Sportlern zufolge ist diese Substanz für den Muskelaufbau wohl eher als nutzlos einzustufen. Manche berichten jedoch bei einer Dosierung von 3-5g pro Tag von einem leicht gesteigerten Fettabbau; wobei angemerkt werden muß, daß ähnliche Dosierungen (umgerechnet auf Milligramm pro Kilo Körpergewicht) auch im Tierversuch eine solche Wirkung gezeigt haben.

In Anbetracht des hohen Preises von CLA muß der Athlet sich fragen, ob es Sinn macht, diese Substanz einzusetzen. Wer es trotzdem ein-

novagenics	**Datenblatt CLA**
Positive Effekte	im Tierversuch anabole und lipolytische (fettverbrennende) Wirkung, anticancerogene und antioxidative Effekte beim Menschen nachgewiesen
Unbedenklichkeit	sicher
Biologische Verfügbarkeit	1. Wahl: konjugierte Linolsäure (CLA)
Optimale Dosierung	3-5g pro Tag zu den Mahlzeiten
Nebenwirkungen	keine bekannt
Wechselwirkungen	keine
Besondere Hinweise	Wirksamkeit beim Menschen als anabole Substanz fraglich

mal probieren möchte, sollte bedenken, daß CLA in Kapselform oder als Öl nie 100% rein vorliegt, sondern meist nur zu 40-70%. Daher sollte von diesem Öl bzw. diesen Kapseln pro Tag 8-10g, verteilt auf mehrere Einzelgaben, zugeführt werden, um auf eine effektive Tagesdosis an CLA zu kommen. Eine Einnahme in Zyklen ist sicherlich nicht nötig, da CLA eine natürlich vorkommende Fettsäure ist, bei dessen Einnahme auch im Grammbereich keine Nebenwirkungen dokumentiert sind.

Aus gesundheitlicher Sicht ist diese Fettsäure aufgrund der nachgewiesenen antioxidativen und anticancerogenen Wirkung sicherlich interessant. Doch für den vorrangig an Muskelaufbau, bzw. Fettabbau interessierten Kraftsportler ist CLA nur eingeschränkt zu empfehlen.

1 Pariza M, U.S. Patent 5,385,616, A method of enhancing weight gain and feed efficiency in an animal which comprises administering to the animal a safe and effective amount of conjugated linoleic acid.
2 Kreider R (1997) Effects of conjugated linleic acid (CLA) supplementation during resistance training on body composition and strength. J Strength Cond Res

Glycerin

Glycerin ist ein süß schmeckender, dreiwertiger Alkohol, der zusammen mit drei Fettsäuren ein Fettmolekül bildet. Es kommt in vielen Nahrungsfetten vor, allerdings in viel zu geringen Mengen, als daß im Körper ein Effekt wie bei einer Nahrungsergänzung mit reinem Glycerin zustande käme.

Im Ausdauersport wird Glycerin dazu verwendet, um eine »Hyperhydration« zu erreichen, d.h. um die Wasserspeicher des Körpers maximal zu füllen. Glycerin erhöht das Blutvolumen, so wird die Herzfrequenz unter Belastung gesenkt, die Temperaturregulation im Körper günstig beeinflußt und eine Dehydratation (Wasserverlust) verzögert. Gerade bei Ausdauerleistungen in heißem Klima, die zu hohen Flüssigkeitsverlusten durch Schwitzen führen, profitieren Sportler von diesem Effekt. Insbesondere Radsportler machen sich dies zunutze, indem sie am Vorabend eines Wettkampfes Glycerin, mit Wasser gemischt, konsumieren. Ebenso kann Glycerin nach der Belastung verwendet werden, um die Wasserspeicher im Körper möglichst schnell wieder zu füllen.

Auch wenn die Studien hinsichtlich positiver Effekte einer Glycerin-Zufuhr bei Radfahrern uneinheitliche Ergebnisse zeigen [1, 2, 3], so scheint eine Nahrungsergänzung für diese Disziplin doch einen Versuch wert zu sein. Ob Läufer ebenso davon profitieren, ist fraglich, da sich hier ein Anstieg des Körpergewichts durch die Wasserspeicherung negativ bemerkbar machen würde. Untersuchungen dazu existieren jedoch nicht. Radfahrer nehmen erfahrungsgemäß etwa 1g, bzw. 1ml Glycerin pro Kilogramm Körpergewicht, zusammen mit der 20fachen Menge Wasser ein. Ein 70 kg schwerer Radsportler würde also 70g bzw. 70ml Glycerin, verdünnt mit 1,4 Liter Wasser trinken.

Auch Kraftsportler könnten von einer Nahrungsergänzung mit Glycerin profitieren. Es liegen bislang keine Studien, aber empirische Daten vor, die den Einsatz von Glycerin für verschiedene Zwecke im Kraftsport rechtfertigen würden. Interessant ist diese Substanz besonders für Wettkampf-Bodybuilder als sog. »Plasmaexpander«: Glycerin erhöht, wie bereits erwähnt, in erster Linie das Blutvolumen im Körper. Zu einer Wasserspeicherung unter der Haut kommt es dabei nicht.

Würde ein Bodybuilder 1g, bzw. 1ml Glycerin pro Kilogramm Körpergewicht aufnehmen, aber weniger dazu trinken, also statt der zwanzigfachen Menge Wasser nur die zehnfache Menge zuführen, so kommt es zu einem »plasmaexpandierenden« Effekt. Dabei zieht das Glycerin Wasser aus dem Interstitium (dem zwischenzellulären Raum) in den Blutkreislauf. So wird beim Bodybuilder der Wasseranteil unter der Haut reduziert, was Muskelhärte und Definition verbessert; gerade im Wettkampf ein entscheidender Vorteil. Glycerin würde sich, besonders bei dopinggetesten Meisterschaften, als guter Ersatz für die häufig verwendeten Diuretika empfehlen. Manche Bodybuilder nehmen Glycerin sogar in Kombination mit entwässernden Mitteln ein. In diesem Fall tritt die Glycerin-Wirkung jedoch nicht mehr so deutlich zutage, da das Wasser unter der Haut bereits ausgeschwemmt ist.

Das Mischungsverhältnis von 10 Teilen Wasser auf 1 Teil Glycerin sollte zu diesem Zweck jedoch nicht unterschritten werden. Bei einer zu geringen Wasserzufuhr (deutlich weniger als die zehnfache Menge Wasser) kommt es nämlich zur »Wanderung« des Wassers aus dem intrazellulären Raum (also auch aus der Muskulatur) in den Blutkreislauf, so daß der Athlet »flacher« wirkt. Den Rückmeldungen der Athleten zufolge erreicht man die besten Effekte bezüglich einer verbesserten »Härte« bei einer Einnahme von 70-100ml bzw. 70-100g Glycerin, eingerührt in 0,5-1 Liter Wasser. Die unangenehm süße Mischung wird 1-2 Stunden vor dem ersten Bühnenauftritt getrunken. Den Erfahrungsberichten zufolge bleibt der Effekt – individuell sehr verschieden – 4 bis 12 Stunden erhalten. Deshalb wiederholen manche Bodybuilder nach der morgentlichen Vorentscheidung die Prozedur 1-2 Stunden vor der Entscheidung am Abend. Es empfiehlt sich dabei, den Effekt einer Glycerin-Zufuhr einige Tage vor der Meisterschaft erst einmal zu testen, um herauszufinden, welche Dosierung, bzw. welche Verdünnung die beste Muskelhärte bringt und um zu sehen, wie viele Stunden der Effekt erhalten bleibt.

In der Aufbauphase, so wird spekuliert, könne Glycerin dazu beitragen, den Körper in einem guten »Hydratationszustand« zu halten, was Aufbauvorgänge begünstigen würde. Empfohlen werden dazu 20-30ml oder 20-30g Glycerin mit einem halben Liter Wasser mehrmals täglich, insbesondere vor und nach dem Training, sowie vor dem Schlafengehen. Inwieweit Kraftsportler daraus einen Nutzen ziehen, bleibt aber fraglich; es existieren keine wissenschaftlichen Daten dazu. Experimentierfreudige Bodybuilder können jedoch ruhig einen Versuch wagen, da Glycerin an sich gut verträglich ist; die möglichen Nebenwirkungen wie

novagenics   Datenblatt Glycerin

Positive Effekte	Hyperhydration des Körpers; Blutvolumen wird erhöht, dadurch Schutz vor Leistungsabfall durch Wasserverlust (z.B. bei Training in großer Hitze); zieht Wasser aus der Haut in die Muskeln, dadurch gesteigerte Vaskularität und Definition (z.B. für Bodybuilding-Wettkampf); möglicherweise Begünstigung von anabolen Prozessen im Körper
Unbedenklichkeit	sicher
Biologische Verfügbarkeit	1. Wahl: Glycerin
Optimale Dosierung	zur Verbesserung der Definition: 50ml Glycerin in 500ml Wasser; für Erhöhung des Blutvolumens zur Steigerung der Ausdauerleistung: 50-100ml in 1000-2000ml Wasser jeweils 1-2 Stunden vor dem Wettkampf
Nebenwirkungen	Kopfschmerzen, Erhöhung des Blutdruckes bei dafür empfindlichen Personen möglich
Wechselwirkungen	Diuretika schwächen die Wirkung von Glycerin zur Definitions-Verbesserung ab
Besondere Hinweise	keine

Kopfschmerzen und Übelkeit treten eher selten auf und die Substanz ist recht preisgünstig. Allerdings sollten Personen mit Bluthochdruck Glycerin meiden, da es durch den Anstieg des Blutvolumens zu einer weiteren Erhöhung des Blutdruckes kommen kann.

Glycerin wird nur von wenigen deutschen, jedoch von mehreren ausländischen Sporternährungsfirmen angeboten, in der Regel als bereits verdünnte Lösung (im für den Ausdauersport empfohlenen Verhältnis 1:20). Ansonsten bietet sich der Gang in die Apotheke an. Dort ist Glycerin zum Einreiben als 80-90%ige Lösung erhältlich, die auch getrunken werden kann. Die konzentrierte Apothekenlösung bietet den Vorteil, daß der Athlet selbst bestimmen kann, in welchem Verhältnis er die Substanz in Wasser verdünnen möchte.

1 Lamb DR, Lightfoot WS, Myhal M (1997) Prehydration with glycerol does not improve cycling performance vs 6% CHO-electrolyte drink [abstract]. Med Sci Sports Exerc 29: S249
2 Lyons TP, Riedesel ML, Meuli LE, Chick TW (1990) Effects of glycerol-induced hyperhydration prior to exercise in the heat on sweating and core temperature. Med Sci Sports Exerc 22: 477–483
3 Montner P, Stark DM, Riedesel ML, Murata G, Roberts R, Timms M, Chick TW (1996) Pre-exercise glycerol hydration improves cycling endurance time. Int J Sports Med 17: 27–33

Aspirin
Aspirin (Acetylsalicylsäure) ist ein Medikament, das trotz seines Alters immer wieder für Schlagzeilen sorgt. Seine schmerzstillende und entzündungshemmende Wirkung ist seit langem bekannt. Seit einigen Jahren weiß man, daß Aspirin die Fließeigenschaften des Blutes verbessert, Verklumpen verhindern kann und so auch vor Herzinfarkt schützt. In Kombination mit Streptokinase erhöht Aspirin die Überlebensrate nach einem Infarkt. Neuere Untersuchungen lassen darauf schließen, daß Aspirin die körpereigene Produktion von Interleukin-2 und Interferon steigert und somit immunstimulierende und anti-virale Eigenschaften aufweist. [1]

Im Tierversuch fanden sich kürzlich gar Hinweise für eine Verbesserung der lokalen Muskelausdauer durch Aspirin: Ähnlich den anabolen Steroiden kommt es bei Aspirin-Gabe zu einer Erhöhung des Adenosin-Spiegels im Blut (Adenosin wird während der Energieproduktion der

Zellen beim Zerfall von Adenosintriphoshat freigesetzt). Adenosin wiederum regt eine erhöhte Erythropoetin-Ausschüttung an, die zu einer verbesserten Sauerstoffversorgung des Gewebes führt; zu den Langzeitwirkungen von Adenosin zählt eine verbesserte Ausbildung der Kapillaren und die Neubildung von Blutgefäßen. [2] Auf diese Weise könnte Aspirin mittelfristig die Ausdauerleistungsfähigkeit verbessern helfen.

Im Sport wird Aspirin schon länger wegen seiner schmerz- und entzündungshemmenden Eigenschaften genutzt, etwa um kurzfristig, trotz Überlastungen von Bändern und Sehnen, weiter trainieren zu können. Ein Einsatz von Aspirin zur kurzfristigen Immunstimulation bei Sportlern, die durch eine hohe Trainingsbelastung infektgefährdet sind, scheint ebenfalls denkbar, während der Gebrauch zur Steigerung der Ausdauerleistung wohl noch der Verifizierung bedarf. Zur Verhinderung einer Verklumpung der Blutplättchen und damit einer Verbesserung der Fließeigenschaften des Blutes genügt eine geringe Dosis von 100mg pro Tag. Diese Anwendung erfahren Patienten nach einem Herzinfarkt häufig; ihnen wird Aspirin zur Vorbeugung gegen einen erneuten Infarkt verschrieben. Die schmerzstillende Wirkung von Aspirin

novagenics	**Datenblatt Aspirin**
Positive Effekte	wirkt schmerzlindernd und entzündungshemmend, verbessert die Fließeigenschaften des Blutes
Unbedenklichkeit	sicher bei kurzfristigem Gebrauch und in angegebener Dosierung
Biologische Verfügbarkeit	1. Wahl: Acetylsalicylsäure 2. Wahl: Salicylate
Optimale Dosierung	verbesserte Fließeigenschaften des Blutes ab 80mg pro Tag; schmerzlindernd bei Dosierungen ab 300mg pro Tag; antientzündliche Wirkung bei 1500-2500mg pro Tag
Nebenwirkungen	Magenbeschwerden, bei längerem und/oder hochdosiertem Gebrauch Magenbluten, Magengeschwüre, Leber- und Nierenschäden möglich
Wechselwirkungen	geringe Wasserspeicherung im Körper, vermindert die Wirkung von Diuretika
Besondere Hinweise	verlängerte Blutgerinnungszeit bis zu einer Woche nach der letzten Einnahme möglich, daher vor geplanten operativen Eingriffen rechtzeitig absetzen

tritt bei Dosierungen von 500-1000mg pro Tag deutlich zutage. Die entzündungshemmenden Eigenschaften von Aspirin kommen jedoch erst bei Dosierungen von 1500-2000mg pro Tag zum Tragen.

Die Rate der Nebenwirkungen steigt mit zunehmender Dosierung und Dauer der Anwendung. Bei kurzfristiger Anwendung von Aspirin ist dieses Medikament als relativ sicher einzustufen. Höhere Dosen und/oder längerer Gebrauch können aber zu Magenblutungen, Anämie (Blutarmut), sowie Leber- und Nierenschäden führen. Empfindliche Personen sollten gepufferten Varianten der Acetylsalicylsäure den Vorzug geben, die magenfreundlicher sind.

Wichtig ist für Athleten, daß Aspirin bei Überlastungserscheinungen am Bewegungsapparat zwar die Schmerzen lindert und die Heilung unterstützt, doch darf man sich deshalb nicht dazu verleiten lassen, ungebremst weiter zu trainieren. Der verletzte Bereich sollte besser geschont bzw. ruhig gestellt werden, da es sonst trotz Aspirin-Gabe zu einer Verschlimmerung des Zustandes kommen kann. Bodybuilder mit Wettkampfambitionen müssen wissen, daß Aspirin und andere sog. nichtsteroidale Antirheumatika wie z.B. Ibuprofen oder Diclofenac zu einer leichten Wassereinlagerung im Körper führen, so daß die Definition leidet. Daher sollten solche Präparate in den letzten Tagen vor einer Meisterschaft nicht eingenommen werden.

1 Hendler SP (1991) The Doctor's Vitamin And Mineral Encyclopedia. Simon & Schuster, New York
2 Simpson RE, Phillis W (1993) Adenosin And the Adaption to Exercise. Sports Med.15/93, zitiert nach: (OV, 1993) Trainers Digest, Leistungssport 5/93

Inosin

In der Gewichtheberszene des früheren Ostblocks wurde Inosin schon früh eingesetzt. Athleten in westlichen Ländern wurden in der ersten Hälfte der achtziger Jahre auf diese Substanz aufmerksam. Inosin ist ein natürlicher Stoffwechselaktivator. Die Substanz ist schon lange bekannt, doch hielt man Inosin früher für ein Abfallprodukt des Stoffwechsels. Erst in den siebziger Jahren wurde entdeckt, daß es im Energiehaushalt des Herzens eine wichtige Rolle spielt. Seither wird es in der Kardiologie zur Behandlung von chronischer Myokardie, Herzinsuffizienz und Herzrhythmusstörungen eingesetzt.

Inosin gehört zur Gruppe der Purinnukleotide. Es durchdringt mühelos die Zellwände des Herzmuskels und der Skelettmuskulatur. In der Muskelzelle ist es an der Synthese von Adenosintriphosphat (ATP) beteiligt. Diese Substanz liefert die Energie für Muskelkontraktionen. In der Theorie denkbar ist auch eine höhere Syntheserate von DNS (Desoxyribonukleinsäure) und RNS (Ribonukleinsäure), was eine höhere Proteinsyntheserate zur Folge hätte. Diskutiert wurde auch eine durch Inosin gesteigerte Produktion von ATP über das normale Maß hinaus, sowie eine gesteigerte Sauerstoff-Aufnahme der roten Blutkörperchen. Beides ist für Sportler ausgesprochen wichtig, denn mehr ATP und Sauerstoff garantieren eine längere Belastung ohne Sauerstoffschuld – Athleten können länger in der für sie günstigsten, aeroben Energiephase trainieren. Für Kraftsportler bedeutet das in der Praxis eine, vielleicht zwei Wiederholungen mehr pro Satz.

In den USA wurde Inosin nach den enthusiastischen Beurteilungen Hatfields (»...Ich ging in die Weltmeisterschaften nach einer der besten Trainingsphasen meiner Powerliftingkarriere. Meine Körperkraft war definitiv höher als je zuvor ... die Substanz wirkt...«. [3]) in der zweiten Hälfte der Achtziger Jahre eine Zeitlang als Supplement angeboten. Auch Phillips empfahl Inosin als leistungssteigernde Substanz; von ihm befragte Athleten hätten übereinstimmend von einem merklichen Ino-

novagenics	Datenblatt **Inosin**
Positive Effekte	steigert den Energiestoffwechsel in der Zelle, erweitert die Blutgefäße; sportliche Leistungssteigerung durch Inosin bleibt aber fraglich
Unbedenklichkeit	sicher in angegebener Dosierung bei oraler Einnahme
Biologische Verfügbarkeit	1. Wahl: Hypoxanthin-Ribosid 2. Wahl: DiNatriuminosinat
Optimale Dosierung	1500-2000 mg pro Tag, 1 Stunde vor dem Training einnehmen
Nebenwirkungen	Inosin wird zu Harnsäure abgebaut und kann so zur Verschlimmerung von Gichtsymptomen führen; bei Überdosierung Kopfschmerzen möglich
Wechselwirkungen	bei oralen Präparaten keine bekannt; bei injizierbaren anaphylaktischer Schock, eventuell auch Virus-Infektionen möglich
Besondere Hinweise	für den Sportler vermutlich nutzlos

sin-»Kick« berichtet, sowie von gesteigerter Ausdauerleistung und größerer Kraft während des Trainings. Er räumte allerdings ein, daß diese Wirkungen von Inosin erst bei einem hochintensiven Training in vollem Umfang zutage treten und riet zu einer Dosis von 1500-2000mg, eine Stunde vor dem Training. [4] Die nahezu ausschließlich negativen Rückmeldungen von Athleten bestätigen diese alten Empfehlungen jedoch nicht. Das deckt sich auch mit den Erkenntnissen aus objektiven Studien, die keinerlei leistungssteigernde Wirkungen einer Inosin-Zufuhr nachweisen konnten [1, 2].

Wer Inosin trotzdem ausprobieren möchte, sollte diese Substanz nur an vier oder fünf Tagen pro Woche einnehmen, am besten an den Trainingstagen. Eine Alternative ist die Einnahme vier- bis fünfmal jede zweite Woche, jeweils an den Trainingstagen. Inosin ist in mehreren Formen erhältlich; die Substanz mit der höchsten biologischen Verfügbarkeit ist Hypoxanthin Ribosid (HXR), gefolgt von Inosin und Inosin mit Natrium kombiniert. Letzteres enthält etwas weniger Inosin (Dinatriuminosinat, zwei Natrium-Ionen gebunden an das Inosinmolekül, hat ca. 12% weniger Inosin) als die Reinformen, kostet aber nur die Hälfte. Wegen seines Natriumgehalts sollte Dinatriuminosinat nicht kurz vor Bodybuilding-Wettkämpfen eingenommen werden, da Natrium eine Wasserretention (Speicherung) begünstigt. Dies gilt nicht für die anderen Formen von Inosin.

Es empfiehlt sich, wie bei jedem neuen Supplement, mit einer geringen Dosis zu beginnen und die Wirkungen zu testen. Bei zu hohen Dosen sind Nebenwirkungen wie Irritation und Kopfschmerzen zu erwarten. Da Inosin zu Harnsäure metabolisiert wird, kann es zu einem Ansteigen des Harnsäurespiegels im Blut mit der daraus resultierenden Gefahr von Gichtanfällen kommen, wenn eine entsprechende Veranlagung dafür besteht.

1 Starling RD, Trappe TA, Short KR, Sheffield-Moore M, Jozsi AC, Fink WJ, Costill DL (1996) Effect of inosine supplementation on aerobic and anaerobic cycling performance. Med Sci Sports Exerc 28: 1193–8
2 Williams MH, Kreider RB, Hunter DW, Somma CT, Shall LM, Woodhouse ML, Rokitski L (1990) Effect of inosine supplementation on 3-mile treadmill run performance and VO2 peak. Med Sci Sports Exerc 1990 22: 517–22
3 Hatfield, FC (1985) Ergogenesis – Achieving Peak Athletic Performance Without Drugs, Fitness Systems, Canoga Park
4 Phillips, WN (1991) Anabolic Reference Guide – 6. Edition. Mile High Publishing, Golden

CoEnzym Q10

CoEnzym Q10, auch Ubiquinon genannt, wird im Körper synthetisiert und dient als Bestandteil des Energiestoffwechsels in den Mitochondrien der Zellen; es entfaltet auch antioxidative und immunstimulierende Eigenschaften. CoEnzym Q10 kommt in akzeptablen Mengen in tierischen Erzeugnissen vor, besonders in Innereien und rotem Fleisch, sowie in Nüssen und hochwertigen Speiseölen. Bisherige Untersuchungen zu CoEnzym Q10 als Nahrungsergänzung haben sich auf kardiovaskuläre Wirkungen konzentriert: Hendler berichtet von Erfolgen bei der Behandlung von Herzerkrankungen, wie einer gesteigerten Pumpleistung des Herzens durch CoEnzym Q10, erhöhter Energieproduktion im Herzmuskel, sowie verringerten Nebenwirkungen konventioneller Medikamente zur Behandlung eines Herzinfarkts.[2] Weitere Eigenschaften von Q10 sind eine deutliche Senkung erhöhter Blutdruckwerte; Atkins berichtet, daß 85% seiner Patienten keine blutdrucksenkenden Medikamente mehr benötigen, wenn sie täglich 60-100mg CoEnzym Q10 als Nahrungsergänzung erhalten [1]. In Japan wird die Substanz routinemäßig zur Vorbeugung und Behandlung von Herzerkrankungen eingesetzt. Besondere Eignung zeigte Q10 in Dosierungen von 360mg pro Tag auch zur Behandlung von Brustkrebs; eine dänische Studie beobachtete deutliche Rückbildungen von Tumoren in einer Gruppe erkrankter Frauen. [1]

novagenics Datenblatt CoEnzym Q10

Positive Effekte	Bestandteil des Energiestoffwechsel in den Mitochondrien, stärkt das Immunsystem, senkt den Blutdruck, weist antioxidative und anticancerogene Eigenschaften auf
Unbedenklichkeit	sicher
Biologische Verfügbarkeit	1. Wahl: Ubiquinon (CoEnzym Q10)
Optimale Dosierung	100-200mg pro Tag, verteilt auf 2-3 Einzelgaben
Nebenwirkungen	keine
Wechselwirkungen	verstärkt die Wirkung blutdrucksenkender Medikamente
Besondere Hinweise	bei bestehenden Herzerkrankungen muß vor der Nahrungsergänzung mit Q10 der behandelnde Arzt konsultiert werden

Für den Sportler, besonders in den Ausdauerdiziplinen, wirkt sich die antioxidative und energieerzeugende Funktion von CoEnzym Q10 derart aus, daß es die Mitochondrienkapazität steigert und Müdigkeit bekämpft. So wurden bei Lungenkranken nach 8-wöchiger Gabe von 90mg Q10 eine deutlich bessere Sauerstoffversorgung der Körpergewebe festgestellt; bei gesunden Nichtsportlern immerhin noch moderate Steigerungen der Ausdauerkapazität von 3-12%. [1] Für den Kraftsportler wäre es demnach in Phasen mit erhöhter Trainingsbelastung zu empfehlen, oder für das Training solcher Übungen, die eine hohe Sauerstoffbereitstellung erfordern, z.B. schwere Kniebeugen und Kreuzheben. Eine weitere Anwendung der Substanz scheint möglich bei bestehendem Bluthochdruck und Einnahme von anabolen Steroiden, die den Blutdruck weiter in die Höhe treiben; hier könnte vermutlich mit CoEnzym Q10 gegengesteuert werden. Allerdings empfiehlt sich in diesem Fall eine regelmäßige Blutdruckmessung, um sicherzugehen, daß der Blutdruck sich auch wirklich in akzeptablen Regionen bewegt.

Wer CoEnzym Q10 zu diesem Zweck einsetzen möchte, sollte Dosierungen von 100-200mg pro Tag wählen; spürbare Wirkungen werden erst bei Mengen von 90mg pro Tag erfahren. 200-400mg pro Tag sind üblich zur Unterstützung der Therapie bei Krebserkrankungen. Die Einnahme mit etwas Fett verbessert die Absorption im Körper. CoEnzym Q10 ist selbst in hohen Dosen nicht giftig; Nebenwirkungen sind nicht bekannt.

1 Atkins, RC (1998) Dr. Atkins Vita-Nutrient Solution: Natures Anwer to Drugs, Simon & Schuster, New York
2 Hendler SP (1991) The Doctor's Vitamin And Mineral Encyclopedia. Simon & Schuster, New York

Johanniskraut

Johanniskraut, engl. »St. Johns Worth«, ist weithin bekannt. Die Auszüge dieser Pflanze gehören in Deutschland und in den USA zu den meistverkauften Präparaten in Apotheken und Drogerien. Als eigentlich wirksame Substanz im Pflanzenextrakt gilt das Hypericin. Diesem wird eine MAO-inhibitorische Wirkung zugeschrieben [1]: Hypericin aus dem Johanniskraut hemmt die Monoaminoxidase, eines der Enzyme, das für den Abbau von Überträgerstoffen im Gehirn (sog. Neurotransmittern) verantwortlich ist. Dadurch steigt der Spiegel einiger Neurotransmitter an, insbesondere die Serotoninkonzentration.

Bei vielen Menschen, die an Depressionen oder Stimmungsschwankungen leiden, findet sich ein Mangel am Botenstoff Serotonin. Durch die Einnahme eines Johanniskraut-Präparats kann dieser Mangel langfristig ausgeglichen werden; psychische Verfassung und Stimmungslage stabilisieren sich. Dabei übte Johanniskraut in Vergleichsstudien mit synthetischen Antidepressiva (Medikamente gegen Depressionen) eine ebenso starke Wirkung aus, aber ohne die unerwünschten Nebenwirkungen der synthetischen Produkte [1].

Für Kraftsportler bietet Johanniskraut in bestimmten Situationen ebenfalls Vorteile. Wer in psychisch stabiler Verfassung ist, wird bei Zufuhr von Johanniskraut keine Veränderung feststellen; weder eine Stimmungsaufhellung über das Normalmaß hinaus, noch wird er euphorische Zustände erreichen. Wer jedoch unter wiederkehrenden Stimmungstiefs, Lustlosigkeit oder Ähnlichem leidet, was sich bei Kraftsportlern nicht selten nach dem Absetzen von anabolen Steroiden oder bei ausgeprägtem Übertraining findet, für den empfiehlt sich die Einnahme von Johanniskraut.

Die stimmungsaufhellenden bzw. stimmungsnormalisierenden Effek-

novagenics Datenblatt Johanniskraut

Positive Effekte	wirkt antidepressiv und beruhigend
Unbedenklichkeit	sicher
Biologische Verfügbarkeit	1. Wahl: Hypericin aus Johanniskraut-Trockenextrakt
Optimale Dosierung	als Antidepressivum: 300mg Johanniskraut-Trockenextrakt (standardisiert auf 900mcg Gesamt-Hypericin) 3x täglich über mindestens 2-3 Wochen; zur Beruhigung: 300mg Johanniskraut-Trockenextrakt vor dem Zubettgehen
Nebenwirkungen	eventuell gesteigerte Lichtempfindlichkeit der Haut (besonders bei hellhäutigen Personen)
Wechselwirkungen	Alkohol und andere zentral dämpfende Medikamente verstärken möglicherweise die beruhigende Wirkung von Johanniskraut; Psychopharmaka können die antidepressive Wirkung verstärken; Johanniskraut kann die Wirkung von blutzuckersenkenden Medikamenten erhöhen
Besondere Hinweise	nach Möglichkeit einem standardisierten Präparat den Vorzug geben

te stellen sich allerdings erst nach 3-4 Wochen regelmäßiger Einnahme ein (was übrigens auch für synthetische Antidepressiva gilt). Daher ist Johanniskraut keine »Glückspille« mit Soforteffekt. Lediglich eine leicht beruhigende Wirkung kommt gleich zum Tragen.

Die übliche Dosierung liegt bei 300mg Trockenextrakt dreimal täglich, also insgesamt 900mg pro Tag. Dabei ist, wie bei allen pflanzlichen Präparaten, einem standardisierten Präparat der Vorzug zu geben; der Gehalt an Hypericin sollte auf der Verpackung angegeben sein. Die Einnahmedauer muß mindestens 2-3 Wochen betragen, um eine effektive Wirkung überhaupt erst zu ermöglichen.

Prinzipiell ist ein Wirkungsverlust selbst bei längerer Einnahme kaum zu erwarten; dafür spricht auch, daß viele der Menschen, die an Depressionen leiden, Johanniskraut-Präparate über Jahre hinweg einnehmen. Für den Kraftsportler, der z.B. durch Einnahme und Absetzen von anabolen Steroiden unter wiederkehrenden Phasen von Stimmungsschwankungen zu leiden hat, empfiehlt sich die Einnahme von Johanniskraut 3 bis 4 Wochen vor Beendigung einer Anabolikakur bis zur erneuten Einnahme von Steroiden.

Einzige relevante Nebenwirkung, die auch Bodybuilder betrifft, ist eine Erhöhung der Lichtempfindlichkeit der Haut. Diese fällt zwar nicht dramatisch aus (die Meinungen hierüber sind uneinheitlich), sollte jedoch berücksichtigt werden, wenn man sich regelmäßiger UV-Strahlung aussetzt, sei es im Solarium oder beim Sonnenbaden.

1 Bennett DA Jr, Phun L, Polk JF, Voglino SA, Zlotnik V, Raffa RB (1998) Neuropharmacology of St. John's Wort (Hypericum). Ann Pharmacother 32: 1201–8

Ginseng

In der Medizin wird Ginseng in weitem Umfang in der Geriatrie und Rekonvaleszenz eingesetzt. In kontrollierten Studien mit menschlichen Testpersonen konnte nachgewiesen werden, daß Ginseng die körperliche Ausdauer fördert und obendrein die Stimmung hebt, der Wirkung von Alkohol und Beruhigungsmitteln entgegenzuwirken vermag, sowie Konzentrationsvermögen und Reflexe steigert. All diese positiven Eigenschaften sind einzeln nachgewiesen worden, ganz im Sinne der westlichen Medizin, in der Substanz, Dosis und Wirkung exakt bestimmt werden. Dieser Ansatz wird dem Ginseng aber nicht gerecht.

Beim Ginseng handelt es sich um ein Adaptogen, das sowohl anregend wie auch beruhigend, blutdrucksenkend als auch blutdrucksteigernd wirken kann. So wirkt diese alte Heilpflanze eher »ausgleichend«, als in eine bestimmte Richtung. Die positiven Eigenschaften des Ginseng werden oft den sog. Ginsenoiden (Saponinen) zugeschrieben. Tatsächlich enthält die Ginsengwurzel aber eine Vielzahl von biologisch aktiven Komponenten, die z.T. gegensätzliche Wirkungen auslösen können, wie neben 17 bekannten Saponinen auch Fettsäuren, Aminosäuren, Peptide, Sterole, Terpene und Cholin, Vitamine des B-Komplexes, Vitamin C, Natrium, Kalium, Calcium, Bor, Aluminium, Vanadium, Mangan, Eisen, Kobalt, Kupfer, Zink, Arsen, Molybdän und Germanium. [2]

Letztlich ist die Gesamtwirkung des Ginseng größer als die Summe seiner Bestandteile. Für den Sportler sind die regenerativen und Anti-Stress-Eigenschaften des Ginseng von besonderer Bedeutung. Offensichtlich kommt es bei der Gabe von Ginseng zu einer verstärkten Einlagerung von Glykogen in die Leber und zu einer verbesserten Ausnutzung der Glykogenreserven der Muskulatur; so wird Lactat langsamer gebildet und auch verstärkt abgebaut. Darüber hinaus scheint Ginseng den Proteinstoffwechsel und die Proteinsynthese auf zellulärer Ebene positiv zu beeinflussen.

Weitere günstige Wirkungen des Ginseng wurden bereits nachgewiesen: die Verbesserung einer gestörten Leberfunktion (durch Alkohol oder andere Chemikalien verursacht) und die Unterstützung der Regeneration von Leberzellen; die Normalisierung des Blutdrucks bei zu hohem oder zu niedrigem Blutdruck; die Verbesserung der Durchblutung und der Sauerstoffverwertung des Herzmuskels; die Normalisierung erhöhter Cholesterin- und Blutfettwerte; anti-thrombotische Effekte (wirkt der Verklumpung von Blutplättchen entgegen) sowie anti-anämische Wirkungen (Erhöhung der Anzahl der roten und weißen Blutkörperchen nach Bestrahlungen mit radioaktivem Material). Für den Sportler lohnt sich die Einnahme von Ginseng in Situationen hoher Belastung, etwa im Hochleistungstraining, in der Wettkampfphase und zur besseren Regeneration nach anstrengenden Trainingseinheiten. Dabei ist es aber wichtig, die adaptive (ausgleichende) Wirkung des Ginseng nicht außer Acht zu lassen: Erst bei hoher geistiger und körperlicher Belastung werden sich seine positiven Effekte in vollem Umfang bemerkbar machen. Eine weitere Anwendung wäre denkbar zur Unterstützung der Leberfunktionen bei Einnahme oraler anaboler Steroide.

Beim Kauf von Ginsengerzeugnissen muß hochwertigen Präparaten unbedingt der Vorzug gegeben werden. Die Qualität hängt entscheidend von der Verarbeitung und dem Ausgangsmaterial ab. Der beste Ginseng kommt aus Korea (Panax Ginseng C.A. Meyer), wo besonders im Südteil des Landes strenge Auswahlkriterien für Ginsengprodukte vorgeschrieben sind. Sehr empfehlenswert ist roter Ginseng von der koreanischen Tobacco and Ginseng Corporation. Weißer Ginseng von renommierten koreanischen Herstellern, anders verarbeitet und etwa um den Faktor 3 schwächer als der rote koreanische Ginseng, ist auch eine gute Wahl. Hochwertiger Ginseng ist ziemlich teuer, seinen Preis aber allemal wert. Wie hoch die Asiaten den Ginseng früher eingeschätzt haben, mag daran zu ermessen sein, daß gute Qualitäten in Gold aufgewogen wurden; selbst heute werden für hochwertige Wurzeln noch astronomische Preise bezahlt.

Ginseng ist in flüssiger Form (als Extrakt), als Kapsel, Granulat oder als ganze Wurzel im Handel erhältlich. Rumrich empfiehlt für weißen koreanischen Ginseng der Marke Il Hwa in der ersten Woche eine Dosis

novagenics	**Datenblatt Ginseng**
Positive Effekte	unterstützt die Regeneration durch Steigerung von Energiehaushalt und Leberstoffwechsel; fördert Durchblutung und Sauerstoffversorgung; erhöht Konzentrations- und Lernfähigkeit, wirkt stimmungsaufhellend; erhöht den Corticosteroidgehalt im Blut
Unbedenklichkeit	sicher in angegebener Dosierung
Biologische Verfügbarkeit	1. Wahl: Panax Ginseng C.A. Meyer (roter Ginseng) 2. Wahl: Panax Ginseng C.A. Meyer (weißer Ginseng)
Optimale Dosierung	1g pro Tag für roten Ginseng, 2-3g pro Tag für weißen Ginseng, jeweils verteilt auf mehrere Einzelgaben
Nebenwirkungen	individuelle Verträglichkeit verschieden, absetzen oder Dosis reduzieren bei Schlaflosigkeit, Unruhe, Durchfall und erhöhtem Blutdruck
Wechselwirkungen	Ginseng verstärkt die Wirkung von durchblutungsfördernden Mitteln; reduziert die Wirkung vieler Medikamente durch seine adaptogene Wirkung
Besondere Hinweise	nicht Einnehmen bei chronischen Erkrankungen des Magen-Darm-Trakts und Magen- oder Darmgeschwüren

von ca. 3g pro Tag getrockneter Ginsengwurzel, entsprechend 6 Kapseln à 0,5g oder 1 bis 2cm Honigwurzel. Diese Menge sollte auf mehrere Einzelgaben verteilt, über den Tag eingenommen werden. Nach der ersten Woche kann die Dosis ohne Bedenken auf die Hälfte reduziert werden. [2] Für guten roten Ginseng aus Korea gilt etwa ein Drittel bis die Hälfte der für weißen Ginseng angegebenen Menge als ausreichend.

Die volle Wirkung von Ginseng entfaltet sich erst bei längerer Einnahme; selbst nach Absetzen der Verbindung ist noch über einen Zeitraum von etwa sechs Wochen eine Wirkung festzustellen. Ginseng kann praktisch das ganze Jahr über eingenommen werden. Selbst in großen Mengen ist er nicht giftig. Bei längerdauernder hoher Dosierung muß allerdings mit Nebenwirkungen gerechnet werden; wie von Hendler als »Ginseng Abuse Syndrome« (Ginseng-Mißbrauch-Syndrom) definiert.

Basierend auf Untersuchungen von Siegel, der einer größeren Testgruppe (133 Personen) über einen Zeitraum von zwei Jahren Ginseng in Form von Tees, Wurzeln, Tabletten, Nasensprays und Injektionen verabreichte, hatte Hendler die dabei aufgetretenen Begleiterscheinungen wie stimulatorische und euphorische Effekte, Durchfall (bei 47 Testpersonen), Hautprobleme (33), Schlaflosigkeit (26), erhöhten Blutdruck (22) und Ödeme (14) als regelmäßige Nebenwirkungen einer überhöhten Dosierung von Ginseng bezeichnet. [3] Heute steht fest, daß diese Nebenwirkungen zwar auftreten können, in der Regel aber deutlich seltener, als in der Siegel-Studie und überdies durch eine Verminderung der Dosis sofort reduziert bzw. vermieden werden können.

Zusammenfassend läßt sich feststellen, daß »harte« wissenschaftliche Daten zur leistungssteigernden Wirkung von Ginseng zwar nicht vorliegen [1], doch schwören manche Athleten auf die Effekte dieser Heilpflanze, so daß sich ein Einsatz im Sport eventuell auszahlen könnte. Verläßlicher sind die Daten hinsichtlich einer gesundheitsfördernden Wirkung, was den Ginseng auch für Nichtsportler interessant erscheinen läßt.

1 Bahrke MS, Morgan WP (1994) Evaluation of the ergogenic properties of ginseng. Sports Med 18: 229–48
2 Rumrich M (1990) Ginseng – neu gesehen. Baumeister Verlag, Stuttgart
3 Hendler SP (1984) The Complete Guide To Anti-Aging Nutrients. Simon & Schuster, New York

Eleutherococcus senticosus

Eleutherococcus senticosus, auch »sibirischer Ginseng« genannt, ist mit dem asiatischen Ginseng nicht verwandt, weist aber ähnliche Eigenschaften auf. Sowjetische Studien schreiben diesem Ginseng-»Verwandten« signifikanten Einfluß auf Ausdauer, Reflexe und Konzentration, sowie eine Verbesserung der Erholungsfähigkeit nach dem Training zu. Nach Fulder sind die adaptogenen Eigenschaften des Eleutherococcus im Hinblick auf Blutzirkulation und Stoffwechsel dem Ginseng gleichzusetzen, doch seien die regenerativen, vitalisierenden Wirkungen, sowie der Einfluß auf das Wohlbefinden nicht mit asiatischem Ginseng zu vergleichen. [1]

Eleutherococcus-Präparate sind in Deutschland erhältlich. Grundsätzlich sind sie billiger als gute Ginseng-Erzeugnisse, doch dürfte auch hier die Wirksamkeit stark von der Qualität des Ausgangsmaterials und der Verarbeitung abhängen. Über die Dosierung ist nicht viel bekannt, bei höheren Dosen sind aber vermutlich die gleichen Symptome wie bei einer Ginseng-Überdosis zu erwarten.

1 Fulder S (1988) Ginseng: Magical Herb Of The East. Thorsons Pub. Wellingborough

novagenics Datenblatt **Eleutherococcus**

Positive Effekte	fördert die Durchblutung, steigert die Konzentrations- und Lernfähigkeit, verbessert die Erholungsfähigkeit
Unbedenklichkeit	sicher in angegebener Dosierung
Biologische Verfügbarkeit	1. Wahl: Eleutherococcus senticosus; Auszüge in Form von Kapseln, Saft oder Tee
Optimale Dosierung	effektive Dosis nicht bekannt, individuelle Verträglichkeit selbst ermitteln, eventuell nach Herstellerangaben richten
Nebenwirkungen	individuelle Verträglichkeit verschieden, absetzen oder Dosis reduzieren bei Schlaflosigkeit, Unruhe, Durchfall und erhöhtem Blutdruck
Wechselwirkungen	Eleutherococcus verstärkt die Wirkung von durchblutungsfördernden Mitteln; könnte die Wirkung vieler Medikamente wegen seiner adaptiven Eigenschaften vermindern
Besondere Hinweise	nicht Einnehmen bei chronischen Erkrankungen des Magen-/Darm-Trakts und bei Magen- oder Darmgeschwüren

Creatin

Creatin in der Form von Creatinmonohydrat gilt als eine hochwirksame Nahrungsergänzung. Es wurde bereits zu Anfang der 60er Jahre von Athleten aus dem Ostblock eingesetzt; im Westen war es damals kaum bekannt. Gegen Ende der 80er Jahre wurde verbreitet, daß Leichtathleten wie z.B. Linford Christie oder Colin Jackson ihre Erfolge auf Creatin zurückführten; doch erst 1994 war Creatin auf dem Markt für Sportnährmittel erhältlich. Jeder Sportler in den Kraft- und Schnellkraftdisziplinen kennt heute das leistungssteigernde Potential dieser Substanz; besonders die Kraftsportler nutzen Creatin wegen seiner Effizienz für Muskel- und Kraftaufbau als Alternative zu anabolen Steroiden. Die Umsätze mit Creatin-Produkten haben sich mittlerweile – nach stetig gefallenen Preisen – auf hohem Niveau stabilisiert, was auf die guten Wirkungen von Creatin hinweist.

Creatin wird im Körper in verschiedenen Organen aus den Aminosäuren Glycin, Methionin und Arginin synthetisiert. Dazu zählen u.a. die Leber, die Nieren und die Bauchspeicheldrüse. Der Gesamtgehalt an Creatin im Körper beträgt ca. 120g. 95% davon sind in der Skelettmuskulatur gespeichert, insbesondere in den schnell zuckenden, weißen Muskelfasern (sog. Typ II-Fasern). Der tägliche Bedarf liegt bei ca. 2g, bei gemischter Ernährung wird ca. 1g mit der Nahrung aufgenommen (hauptsächlich durch Fleisch mit 1,4-2,3g pro 100g und Fisch mit 3-4,5g pro 100g); der Rest wird im Körper synthetisiert. Vegetarier nehmen weniger Creatin mit der Nahrung auf; bei ihnen ist auch die Creatin-Konzentration in der Muskulatur geringer. Daher sprechen sie auf eine Nahrungsergänzung mit Creatin in der Regel sehr gut an.

Creatin ist Bestandteil des Creatinphosphats, das in den Zellen Energie liefert. Bei der kurzzeitigen, schnellen Energiebereitstellung ist die Verfügbarkeit von Creatinphosphat der limitierende Faktor. Nach der Erschöpfung der Adenosintriphosphat-Speicher (ATP), das in allen Zellen als erste Energiequelle zur Verfügung steht, wird ATP durch Creatinphosphat resynthetisiert. Wiederkehrende Belastungen, die länger als einige Sekunden dauern (typisch z.B. für das Training in den Kraftsportdisziplinen), erschöpfen den Vorrat an Creatinphosphat in der Zelle. Durch eine Nahrungsergänzung mit Creatin steigt der Gehalt an Creatin und Creatinphosphat in der Muskulatur um 20-30%. Dadurch ist eine raschere und länger andauernde Resynthese von verbrauchtem ATP bei intensiven Belastungen möglich, wodurch die Erschöpfung der Energiespeicher verzögert wird.

Nachgewiesene Wirkungen von Creatin sind eine Verbesserung der Maximalkraft [3], der Explosivkraft [6], verbesserte Leistung bei wiederholten maximalen Krafteinsätzen [6], bei Sprints [5], bei hochintensiver Belastung zwischen 1,5-10 Minuten [9], sowie eine Erhöhung der anaeroben Schwelle [17] und der Arbeitskapazität [16]. Gesundheitlich positiv zu werten ist eine mögliche Verbesserung der Blutfettwerte bei der Einnahme von Creatin. Dies wurde sowohl bei Patienten mit pathologisch erhöhten Werten [8] als auch bei Sportlern mit normalen Blutfettwerten nachgewiesen [16]. Von einer Creatin-Zufuhr profitieren besonders Kraft- und Schnellkraftsportler; Ausdauersportler scheinen keinen Gewinn daraus zu ziehen [1]. Theoretisch wäre bei letzteren sogar ein Leistungsabfall durch den Anstieg des Körpergewichts denkbar.

Jene Studien, die keine Effekte einer Creatin-Einnahme nachweisen konnten, krankten an einer falschen Versuchsanordnung: So wurde Creatin entweder sehr niedrig dosiert, es wurde keine »Aufladephase« durchgeführt, die Zahl der Testpersonen betrug weniger als sechs (wodurch es mit größerer Wahrscheinlichkeit zu einer Häufung von »Non-Respondern« kommt, d.h. Leuten, bei denen eine Wirkung ausbleibt) oder der Wechsel von Versuchs- und Pacebogruppe erfolgte zu schnell, bevor Creatin eine Wirkung zeigen konnte.

Die in wissenschaftlichen Studien verwendete, wirksame Creatin-Dosierung beträgt 20g täglich (4 Einzeldosen zu 5g über den Tag verteilt); diese Menge wird für fünf Tage zur »Aufladung« der Muskelzellen verwendet. Darauf folgt eine »Erhaltungs«-Phase mit 2-5g täglich. Auf diese Weise kommt es zu dem bereits erwähnten 20-30%igen Anstieg von Creatin und Creatinphosphat in der Muskulatur, der dann mit einer geringen Dosis beibehalten werden kann. Hultman et al. [14] zufolge läßt sich dieser Anstieg auch – ohne Aufladephase – mit einer vierwöchigen Einnahme von 3g Creatin pro Tag erreichen (einmalige Dosis pro Tag). Viele Kraftsportler dosieren jedoch wesentlich höher. So werden hier 30-50g pro Tag zum Aufladen verwendet, mit weiteren 10-20g täglich als Erhaltungsdosis (Einzeldosen von je 10g über den Tag verteilt). Manche führen auch täglich 30-50g zu, ohne die Dosis zu reduzieren. Selbst wenn es keine wissenschaftliche Grundlage dafür gibt, so berichten viele, daß sie mit diesen hohen Dosierungen bessere Erfolge verbuchen.

Creatin wird meistens in Zyklen eingenommen, d.h. 4-8 Wochen Einnahme mit oft ebenso langer Pause. Der Creatin-Spiegel sinkt nach dem

Absetzen der Substanz im Verlauf von vier bis fünf Wochen wieder auf das Ausgangsniveau ab. Es gibt bisher keine Untersuchungen, ob ein solches Einnahmeschema sinnvoll oder notwendig ist. Es wird meist argumentiert, durch die Einnahmepause komme die körpereigene Creatinsynthese wieder in Gang. Außerdem treten die Haupteffekte von Creatin (Gewichtszunahme, Kraftzuwachs) oft schon in den ersten zwei Einnahmewochen so deutlich zutage, daß weitere Verbesserungen in den folgenden Wochen nur gering ausfallen. Einige Athleten sind auch davon überzeugt, daß sie bei zu kurzer Pause zwischen den Einnahmezyklen nicht mehr so gut auf Creatin ansprechen, ähnlich wie bei anabolen Steroiden.

Die meisten Sportler berichten von einer Gewichtszunahme von 1-5kg in den ersten zehn Tagen der Creatin-Einnahme, in den wissenschaftlichen Studien wird dagegen meist von Gewichtszunahmen von 0,7-1,6kg berichtet. Da die Gewichtszunahme jedoch überwiegend auf eine verstärkte Wassereinlagerung in der Muskulatur zurückzuführen ist, kann durchaus angenommen werden, daß Kraftsportler mit großer Muskelmasse vielleicht mehr Wasser speichern können. Neben der erblichen Veranlagung scheint auch der gewohnheitsmäßige Fleischkonsum eine Rolle zu spielen, da Vegetarier auf eine Creatin-Zufuhr besonders gut ansprechen. Bei der Bewertung der Ergebnisse muß zudem bedacht werden, daß der Muskel zu über 70% aus Wasser besteht und dieser Prozentsatz durch eine Creatin-Einnahme anscheinend nicht verändert wird. So steigt der Gesamtwassergehalt im Körper an, der prozentuale Wasseranteil bleibt jedoch unverändert, da ja auch eine Gewichtszunahme eintritt. Der Wirkmechanismus von Creatin bleibt letztlich unklar. Es scheint jedoch neben der Wassereinlagerung in der Muskulatur auch zu einer verstärkten Proteinsynthese zu kommen [4, 19]. Ebenso ist durch die Kraftsteigerung ein intensiveres Training möglich, was langfristig ebenfalls in einem Muskelzuwachs mündet.

Etwa 20% der Verwender scheinen – aus bisher nicht bekannten Gründen – keinen Nutzen aus einer Creatin-Einnahme zu ziehen (sog. Non-Responder) [12, 13]. Oft sprechen diese Sportler aber auf Creatin an, wenn es zusammen mit Kohlenhydraten und vollständig aufgelöst in heißem Wasser eingenommen wird (s.u.).

Viele Athleten nehmen Creatin zwischen den Anabolikazyklen ein, um dem Masse- und Kraftverlust entgegenzuwirken und berichten dabei von guten Erfolgen. So scheint der Verlust an fettfreier Körpermasse und

Kraft deutlich geringer auszufallen, als ohne Creatin-Einnahme. Einzelberichten zufolge soll es sogar zu einem vollständigen Erhalt der durch die Anabolika aufgebauten Muskulatur gekommen sein. Eine Einnahme von Creatin zusammen mit Anabolika scheint den Rückmeldungen zufolge aber keine Effekte zu haben.

Da Creatin überwiegend durch Insulin von der Muskulatur aufgenommen wird, empfiehlt sich die Einnahme mit Kohlenhydraten. Einige Studien [10, 11] konnten zeigen, daß dadurch auch der Glykogengehalt der Muskulatur ansteigt, was den Muskeln durchschnittlich 18% mehr Volumen verleiht. Zudem scheint durch die Kombination von Creatin mit Kohlenhydraten auch die Zahl der Non-Responder abzunehmen, wenn pro 5g Creatin 30-40g Dextrose (Traubenzucker) verabreicht wurde, um einen möglichst hohen Insulinausstoß im Körper zu bewirken. Eine andere Möglichkeit besteht in der Kombination von Creatin mit 0,2-0,4 Liter Traubensaft, der einen hohen Zuckergehalt aufweist.

In der Regel ist ein zusätzlicher Zuckerverzehr aber nicht nötig. Ein Sportler, der sich kohlenhydratreich ernährt, kann Creatin einfach zu einer Mahlzeit einnehmen, die auch Kohlenhydrate enthält. Non-Responder, bei denen dieses Schema nicht wirkt, sollten dagegen der Kombination mit Traubenzucker, bzw. Traubensaft eine Chance geben. Dabei muß allerdings bedacht werden, daß eine hohe Zufuhr von Einfachzuckern – gerade in der Aufladephase mit 4-5 Creatin/Zucker-Gaben pro Tag – viele zusätzliche Kalorien liefert; durch den hohen Insulinausstoß wird neben der Creatineinlagerung auch die Fetteinlagerung gefördert.

Da sich Creatin nur schlecht in Wasser löst, könnte die Resorption im Darm zumindest theoretisch beeinträchtigt werden, wenn das Pulver nicht vollständig aufgelöst wurde. Daher lösen viele Sportler Creatin in erhitztem Wasser auf (etwa so heiß wie frischer Kaffee). So läßt sich das Pulver – im Gegensatz zu kaltem Wasser – mit etwas Umrühren problemlos auflösen. Den Berichten mancher Sportler zufolge kann so die Wirksamkeit des Creatins verbessert werden; gerade Non-Responder scheinen gut auf diese Form der Einnahme zu reagieren. Außerdem würde das Auftreten von Magen-Darm-Störungen (s.u.) reduziert.

Creatin sollte in Form von Creatinmonohydrat gekauft und eingenommen werden. Den besten Ruf – übrigens weltweit – genießt das Creatinmonohydrat der deutschen Firma SKW. Einer amerikanischen Untersuchung zufolge weist es den geringsten Gehalt an Verunreinigungen wie Dihydrotriazin (eine Substanz mit bisher noch unerforschten

Langzeitwirkungen beim Menschen) und Dicyandiamid (wahrscheinlich ungefährlich) auf. Es empfiehlt sich also, vor dem Kauf nachzufragen, welches Creatin als Ausgangssubstanz verwendet wird.

Creatinmonohydrat ist die preisgünstigste Form, die auch in allen bisherigen Studien verwendet wurde. Das erheblich teurere Creatincitrat, im engl. auch »effervescent creatine« oder »micronized creatine« genannt, ebenso wie das neue Creatinpyruvat werden häufig als effektivere Formen dargestellt; allerdings muß das noch anhand wissenschaftlicher Studien belegt werden. Wer behauptet, eine andere Creatinform sei wirksamer als das Monohydrat, kann dies also höchstens auf empirische Daten stützen.

In der Aufladephase sollte die Tagesdosis an Creatin auf mehrere Einzelgaben mit je 5g verteilt werden. Empfehlenswert ist eine Einnahme zum Frühstück, sowie direkt nach dem Training, da in beiden Fällen die Insulinempfindlichkeit erhöht ist, was die Creatin-Aufnahme in die Muskulatur steigert; die anderen Zufuhren können zum Mittagessen, am Nachmittag, bzw. am späten Abend erfolgen. In der Erhaltungsphase genügen 5g Creatin pro Tag; diese sollten als Einzeldosis nach dem Training eingenommen werden, an trainingsfreien Tagen dagegen zum Frühstück.

In wissenschaftlichen Studien wurden durch Creatin-Gabe bislang Gewichtszunahmen von 1-2 kg festgestellt; Berichten von Kraftsportlern nach werden sogar bis zu 5kg erreicht. Leichtathleten werten eine solche Gewichtszunahme eher als Nachteil, da es zu einer für ihre Sportart ungünstigen Verschiebung des Last-Kraft-Verhältnisses kommen kann. Darüber hinaus führt die Zufuhr von Creatin als Nahrungsergänzung zu einer Unterdrückung der Creatin-Eigensynthese im Körper, die jedoch reversibel ist [1, 7]. Schäden an inneren Organen (z.B. Leber, Niere) wurden bisher nicht berichtet. Allerdings kann die Zufuhr von Creatin einen Anstieg der Kreatinin-Werte im Blut auslösen. Da ein hoher Kreatininwert als Anzeichen für eine gestörte Nierenfunktion gilt, sollte dies bei einer Blutuntersuchung berücksichtigt und der Arzt über die Creatin-Einnahme informiert werden, damit es nicht zu einer Fehldiagnose kommt.

Schnellkraftsportler, besonders die Sprinter, erfahren bei Zufuhr von Creatin häufig eine deutliche Verbesserung des Muskeltonus (der Muskelspannung), gepaart mit einer verstärkten Krampfneigung. Das kann zu einer Störung der Koordination, erhöhter Verletzungsanfälligkeit und

Krämpfen führen. Diese Symptome lassen sich auf den erhöhten Creatinphoshatgehalt in der Muskulatur zurückführen; Creatinphosphat bindet Magnesium und senkt so den Spiegel an freiem Magnesium, was die Krampfneigung begünstigt. Bei Kraftsportlern scheint dieses Problem, selbst bei hohen Dosierungen, nicht aufzutreten; warum, ist noch unklar.

Relativ häufig berichten Sportler von Magen-Darm-Störungen bei einer Creatin-Einnahme. So kommt es bei einigen zu leichtem Durchfall, leichten Bauchschmerzen, Völlegefühl und Appetitlosigkeit. Das Auftreten dieser Nebenwirkungen läßt sich oft durch geringere Einzeldosen vermeiden (z.B. 6-7 Einzeldosen zu 3g, über den Tag verteilt); zudem lassen die Probleme erfahrungsgemäß in der Erhaltungsphase, in der nur noch wenig Creatin zugeführt wird, deutlich nach.

Abschließend noch einige Anmerkungen zu Coffein und Eiweiß während der Creatin-Einnahme. Es wird zuweilen behauptet, durch eine

novagenics Datenblatt Creatin

Positive Effekte	führt zu vermehrter Speicherung von Creatin und Creatinphosphat in der Muskulatur, dadurch Kraftzuwachs und Zunahme des fettfreien Körpergewichts; eventuell auch Verbesserung der Blutfettwerte möglich
Unbedenklichkeit	sicher
Biologische Verfügbarkeit	1. Wahl: Creatinmonohydrat 2. Wahl: Creatincitrat, »micronized creatine«, »effervescent creatine«, Creatinpyruvat
Optimale Dosierung	Auflade-Phase: 20-30g pro Tag für 5-7 Tage, aufgeteilt auf 4-5 Einzelgaben; danach Erhaltungs-Phase: 5-10g pro Tag für mehrere Wochen als Einzelgaben zu je 5g
Nebenwirkungen	zu Beginn der Einnahme vorübergehend Magen-/Darm-Störungen möglich; Neigung zu Muskelkrämpfen und erhöhte Verletzungsanfälligkeit besonders bei Schnellkraftsportlern möglich
Wechselwirkungen	in seltenen Fällen Abschwächung der Wirkung durch gleichzeitigen reichlichen Konsum coffeinhaltiger Getränke
Besondere Hinweise	vollständiges Auflösen in erhitztem Wasser verbessert die Absorption von Creatin im Darm; gleichzeitige Einnahme mit Einfachzuckern verbessert die Einschleusung von Creatin in die Muskulatur; ebenso die Einnahme von Alpha-Liponsäure und Metformin

gleichzeitige Aufnahme von Creatin und Protein komme es durch das Eiweiß zu einer verstärkten Säuresekretion im Magen, wodurch Creatin zum unwirksamen Kreatinin abgebaut werde. Diese Behauptung ist wenig schlüssig, da der PH-Wert des Magens (als Maß für den Säuregehalt) in sehr engen Grenzen konstant gehalten wird. Auch eine Proteinzufuhr ändert den PH-Wert nur wenig. Zudem wurde in vielen wissenschaftlichen Studien Creatin in Verbindung mit Eiweiß und Kohlenhydraten verabreicht, ohne daß es zu Wirkungsverlusten kam. Dies deckt sich auch mit den Erfahrungen von Athleten aus der Kraftsportszene.

Eine Studie von Vandenberghe et al. [18] dient noch immer als Argument dafür, Coffein führe zu einem Wirkungsverlust von Creatin. Allerdings nahmen an dieser Studie nur neun Versuchspersonen teil, was die Aussagekraft dieser Studie schmälert und die Dosierung von Coffein lag mit 5mg pro Kilo Körpergewicht recht hoch. Dabei wurde festgestellt, daß die Creatin-Aufnahme in die Muskulatur durch Coffein nicht beeinträchtigt wurde, lediglich der Kraftzuwachs blieb aus. Dieses Ergebnis wurde bislang nicht durch andere Studien bestätigt. Weiterhin ist zu bedenken, daß die frühen Creatin-Studien ebenfalls mit coffeinhaltigen Getränken, bzw. Tee (der das verwandte Tein enthält) durchgeführt wurden, ohne daß die Wirkung von Creatin darunter litt. Auch den Rückmeldungen von Athleten zufolge, die während ihrer Creatin-Einnahme weiterhin Kaffee getrunken oder sogar die Ephedrin/Coffein-Kombination eingesetzt haben, trat in der Mehrzahl der Fälle kein Wirkungsverlust ein. Nur wenige glaubten, das Coffein habe die Creatin-Wirkung vermindert. Doch selbst wenn der Großteil der Anwender keine Probleme mit gleichzeitigem Kaffeekonsum erfährt, sollten Non-Responder trotzdem auf »Nummer sicher« gehen und den Konsum von coffeinhaltigen Getränken bzw. Coffein-Tabletten in Grenzen halten.

1 Balsom P, Harridge S, Söderlund K, Sjodin B, Ekblom B (1993) Creatine supplementation per se does not enhance endurance exercise performance. Acta Physiol Scand 149: 521–3.
2 Balsom P, Söderlund K, Ekblom B (1994) Creatine in humans with special references to creatine supplementation. Sports Med18: 268–80.
3 Becque B, Lochmann J, Melrose D (1997) Effect of creatine supplementation during strength training on 1 RM and body composition. Med Sci Sport Exerc 29: S146 (Abstract)
4 Bessman S, Savabi F (1988) The role of the phosphocreatine energy shuttle in exercise and muscle hypertrophy. In: Taylor A, Gollnick P, Green H editors. International Series on Sport Sciences: Biochemistry of Exercise VII:

Champaign, IL: Human Kinetics: 167–78.
5 Birch R, Noble D, Greenhaff P (1994) The influence of dietary creatine supplementation on performance during repeated bouts of maximal isokinetic cycling in man. Eur J Appl Physiol 69: 268–70.
6 Bosco C, Tihanyi J, Pucspk J, Kovacs I, Gobossy A, Colli R, Pulvirenti G, Tranquilli C, Foti C, Viru M, Viru A (1997) Effect of oral creatine supplementation on jumping and running performance. Int J Sports Med 18: 369–72.
7 Chanutin A (1926) The fate of creatine when administered to man. J Biol Chem 67: 29–41.
8 Earnest C, Almada A, Mitchell T (1996) High-performance capillary electrophoresis-pure creatine monohydrate reduces blood lipids in men and women. Clin Sci 91: 113–18.
9 Earnest C, Almada A, Mitchell T (1997). Effects of creatine monohydrate ingestion on intermediate duration anaerobic treadmill running to exhaustion. J Str Cond Res 11: 234–8.
10 Green A, Sewell D, Simpson L, Hulman E, Macdonald I, Greenhaff P (1996) Creatine ingestion augments muscle creatine uptake and glycogen synthesis during carbohydrate feeding in man. J Physiol 491: 63. Abstract
11 Green A, Simpson E, Littlewood J, Macdonald I, Greenhaff P (1996) Carbohydrate ingestion augments creatine retention during creatine feedings in humans. Acta Physiol Scand 158: 195–202
12 Greenhaff P, Bodin K, Söderlund K, Hultman E (1994) Effect of oral creatine supplementation on skeletal muscle phosphocreatine resynthesis. Am J Physiol. 266: E725–30.
13 Greenhaff P, Casey A, Short A, Harris R, Söderlund K, Hultman E (1993). Influence of oral creatine supplementation of muscle torque during repeated bouts of maximal voluntary exercise in man. Clin Sci 1993;84:565–71
14 Hultman E, Söderlund K, Timmons J, Cederblad G, Greenhaff P (1996) Muscle creatine loading in man. J Appl Physiol 81: 232–7.
15 Jacobs I, Bleue S, Goodman J (1997) Creatine ingestion increases anaerobic capacity and maximum accumulated oxygen deficit. Can J Appl Physiol 22: 231–43.
16 Kreider R, Ferreira M, Wilson M, Grindstaff P, Plisk S, Reinhardy J, Cantler E, Almada A. (1998) Effects of creatine supplementation on body composition, strength and sprint performance. Med Sci Sport Exerc 30: 73–82.
17 Nelson A, Day R, Glickman-Weiss E, Hegstad M, Sampson B (1997) Creatine supplementation raises anaerobic threshold. FASEB J 11: A589. Abstract
18 Vandenberghe K, Gillis N, Van Leemputte M, Van Hecke P, Vanstapel F, Hespel P (1996) Caffeine counteracts the ergogenic action of muscle creatine loading. J Appl Physiol 80: 452–7.
19 Ziegenfuss T, Lemon P, Rogers M, Ross R, Yarasheski K (1997) Acute creatine ingestion: effects on muscle volume, anaerobic power, fluid volumes, and protein turnover. Med Sci Sports Exerc 29: S127. Abstract

Succinate

Succinate finden Verwendung in der Energieproduktion auf zellulärer Ebene (Krebs-Zyklus). Es wird angenommen, daß Succinate im Körper beim Abbau von Aminosäuren entstehen. Eine erhöhte Produktion von ATP durch orale Zufuhr von Succinaten ist aber nicht nachgewiesen. Die Verwendung dieser Verbindungen in Sporternährungsmitteln, die beim Training mehr Energie liefern sollen, ist daher fragwürdig und dürfte dem Sportler keinen meßbaren Vorteil bringen.

Allerdings berichten viele Athleten, daß bei einer ketogenen Ernährung wie z.B. der »Anabolen Diät« (unter gleichnamigem Titel erschienen im Novagenics-Verlag) die Einnahme von DiNatriumsuccinat vor dem Training deutliche Vorteile bringt. So kommt es den Berichten zufolge trotz entleerter Glykogenspeicher zu einem guten »Pump«-Effekt und einem deutlichen Energieschub auch zum Ende der Phase 1, wenn bereits mehrere Tage lang keine Kohlenhydrate mehr zugeführt wurden. Die übliche Dosis für diese Wirkungen liegt bei einem Teelöffel, eingenommen 15-20 Minuten vor dem Training. Die faulig schmeckende Substanz wird dabei in Wasser gelöst und wegen des unangenehmen Geschmacks möglichst schnell hinuntergespült. Wegen des Natriumgehalts kann es bei Einnahme von DiNatriumsuccinat zu einer geringen Wasser-

novagenics Datenblatt Succinate

Positive Effekte	Leistungssteigerung bislang nicht nachgewiesen; Berichten von Sportlern zufolge verbessern Succinate aber die Energiebereitstellung und den Pump-Effekt in der Muskulatur beim Training in glykogenverarmtem Zustand (z.B. bei ketogener Ernährung wie der Anabolen Diät)
Unbedenklichkeit	sicher
Biologische Verfügbarkeit	1. Wahl: Dinatriumsuccinat
Optimale Dosierung	3-10g pro Tag, als Einzeldosis 15 Minuten vor dem Training einnehmen
Nebenwirkungen	vermehrte Wasserspeicherung durch Natriumanteil in der Verbindung, bei hohen Dosierungen Durchfälle möglich
Wechselwirkungen	keine bekannt
Besondere Hinweise	übler Geschmack; am besten in Wasser oder Tee einrühren und gleich verzehren

speicherung im Körper kommen, was jedoch jenen Sportlern zugute kommt, die wegen der entwässernden Wirkungen der »Anabolen Diät« unter einem zu starken Blutdruckabfall leiden.

Fructose

Fructose ist ein Monosaccharid (Einfachzucker), wird aber etwa fünfmal langsamer verstoffwechselt als andere Monosaccharide wie Glucose (Traubenzucker) oder raffinierter Zucker. Der Anstieg des Blutzuckerspiegels verläuft weniger steil, und eine hohe Insulinausschüttung wird vermieden. Die Energieversorgung durch Fruchtzucker geschieht also konstanter als bei normalen Einfachzuckern.

Fruchtzucker findet sich vornehmlich in Früchten (je reifer, desto besser), kann aber auch in kristalliner Form in Reformhäusern erworben werden, ebenso wie als Fruchtzuckerkonfitüre. Weight Gainern und Energie-Drinks ist oftmals Fruchtzucker zugesetzt, da durch die geringere Insulinausschüttung bei seiner Umwandlung in Blutzucker weniger Nahrungsmenge in Speicherfett umgewandelt werden soll. Fruchtzucker sollte in der Sporternährung der Vorzug vor raffiniertem Zucker oder

novagenics Datenblatt Fructose

Positive Effekte	in moderater Menge als Süßungsmittel für Speisen und Getränke geeignet. Der Einfachzucker Fructose ist süßer als andere Einfachzucker, er wird aber im Gegensatz zu diesen verstoffwechselt wie ein komplexes Kohlenhydrat, dadurch geringerer und langsamer verlaufender Anstieg des Insulinspiegels mit verringerter Körperfettspeicherung
Unbedenklichkeit	sicher
Biologische Verfügbarkeit	1. Wahl: Fructose
Optimale Dosierung	maximal 50-60g pro Tag, bei Zufuhr größerer Mengen wird auch Fructose wie ein »normaler« Einfachzucker verstoffwechselt
Nebenwirkungen	keine
Wechselwirkungen	keine
Besondere Hinweise	Auffüllen der Muskelglykogenspeicher mit Fructose nicht möglich; lediglich Leberglykogengehalt kann damit gesteigert werden.

Traubenzucker gegeben werden. Er ist besonders zu empfehlen bei Diäten zur Reduzierung des Körperfettanteils, wenn Gerichte gesüßt werden müssen.

Allerdings ist zu beachten, daß der Körper aufgrund einer begrenzten Enzymkapazität nur 50-60g Fructose pro Tag verwerten kann. Diese Dosis sollte über den Tag verteilt und nicht überschritten werden, da Fruchtzucker sonst zu Glucose und nachfolgend eventuell in Körperfett umgewandelt wird. Ebenso ist eine Auffüllung der Muskelglykogenspeicher mit Fructose nicht möglich. Lediglich die Menge an Leberglykogen kann damit erhöht werden. Sind die Kohlenhydratspeicher in diesem Organ maximal gefüllt, wird weiterer Fruchtzucker in Körperfett umgewandelt.

Mittelkettige Triglyzeride (MCTs)

Mittelkettige Triglyzeride, auch MCTs (von engl. Medium Chain Triglyzerides) genannt, sind Fettsäuren, die eine kleinere Molekülgröße aufweisen als herkömmliche, langkettige Fettsäuren, die in tierischen Fetten und pflanzlichen Ölen vorkommen. In Lebensmitteln sind MCTs vereinzelt zu finden, Butter z.B. enthält geringe Mengen. In der Medizin werden sie zur Ernährung von Patienten mit bestimmten Darmerkrankungen eingesetzt.

Beim MCT-Molekül sind kürzere Fettsäuren an das Glyzerin gebunden, daher wird es im Körper anders verwertet als ein normales, langkettiges Triglyzerid. MCTs werden im Dünndarm in Glyzerin, Fettsäuren und Monoglyzeride aufgespalten, oder ungespalten in die Darmwand aufgenommen, wo sie von zelleigenen Lipasen zersetzt werden. MCTs liefern etwa ebenso schnell Energie wie kurzkettige Kohlenhydrate, ohne jedoch den Insulinspiegel hochschnellen zu lassen. Dabei bieten sie die gleiche, hohe Energiedichte wie alle Fettsäuren, ohne in Depotfett umgewandelt zu werden (bei einer Überversorgung mit Kalorien können allerdings auch MCTs, ebenso wie überschüssiges Protein oder Kohlenhydrate, als Depotfett gespeichert werden).

MCTs sorgen zudem für einen gesteigerten Fettabbau: Bei ihrer Verstoffwechselung wird Energie als Körperwärme abgeführt (Thermogenese), so daß der Körper bei niedriger Kalorienzufuhr verstärkt Depotfett zur Energiegewinnung einsetzt. MCTs reduzieren die Aufnahme von Cholesterin und können so den Cholesterinspiegel im Blut senken; eine verstärkte Aufnahme von Magnesium, Calcium und Aminosäuren bei Gabe von MCTs wurde ebenfalls beobachtet. [1]

Für den Athleten verspricht der Einsatz von MCTs Vorteile bei der Wettkampfvorbereitung (z.B. als Nahrungsergänzung in der Phase der Entleerung der Muskelglycogenspeicher vor dem Carboloading) und beim Aufbau von Muskelmasse (hohe Energiedichte, schnelle Verfügbarkeit der Energie, reduzierte Gefahr der Speicherung als Depotfett).

MCTs sind als farb- und geruchloses Öl im Handel. Es kann nicht zum Kochen und Braten verwendet, jedoch kalt in Salate und Proteinshakes gemischt, oder einzeln eingenommen werden. Es empfiehlt sich aber, das Öl langsam und in kleinen Dosen der täglichen Ernährung beizufügen, am besten wird mit einem halben Teelöffel mehrmals täglich begonnen und die Dosis langsam gesteigert. Unverträglichkeitsreaktionen sind nicht selten; sie äußern sich in Übelkeit, Durchfall und Kopfschmerzen.

1 Parillo J, Dunsky, L (1989) Caprylic Triglyzeride, The Miracle Lipid. Natural Physique 9/89

novagenics Datenblatt MCTs

Positive Effekte	MCTs liefern die gleiche Kalorienzahl wie »normale« Fette; werden aber bei Normal- und Unterversorgung mit Kalorien nicht als Depotfett gespeichert; verstärken den Fettabbau durch Thermogenese und fördern die Aufnahme von Calcium, Magnesium und Aminosäuren
Unbedenklichkeit	sicher in angegebener Dosierung
Biologische Verfügbarkeit	1. Wahl: gesättigte Fettsäuren mit einer Molekülgröße von 8 bis 10 Kohlenstoffatomen (Mittelkettige Triglyzeride, engl. Caprylic Acid)
Optimale Dosierung	1/2 Teelöffel bis 3 Eßlöffel pro Tag, je nach individueller Verträglichkeit; verteilt auf mehrere Einzelgaben
Nebenwirkungen	mit steigender Dosis wächst die Gefahr von Nebenwirkungen wie Übelkeit, Durchfall, Kopfschmerzen; bei Auftreten Dosis reduzieren oder absetzen
Wechselwirkungen	keine bekannt
Besondere Hinweise	nicht zum Kochen verwenden, MCTs werden durch Hitze schnell zerstört; für ketogene Ernährung ungeeignet, können den Eintritt in die Ketose verzögern

Gingko biloba

Die Blätter und Nüsse des Ginkgo-Baumes (Ginkgo biloba) werden in Asien seit Jahrtausenden als Tonikum und Medikament gegen Asthma und Erkältungen eingesetzt. Die moderne Medizin konzentriert sich vorwiegend auf die Blätter, aus denen eine Reihe von Wirkstoffen synthetisiert werden. Die bedeutendsten sind die sog. Ginkgolide, Terpene, Flavonoide und eine Substanz namens Plättchen-aktivierender Faktor (PAF). Ginkgo wird bei uns zur Verbesserung der kognitiven Fähigkeiten vorwiegend in der Geriatrie eingesetzt, doch auch für den Sportler birgt die Zufuhr von Ginkgo Vorteile.

Bislang gilt eine Verbesserung der Blutzirkulation als nachgewiesen, sowohl in den Extremitäten, als auch im Gehirn. Ein gesteigerter Blutfluß ist besonders in der Großhirnrinde nachzuweisen. Darüber hinaus verändert sich das EEG des Gehirns mit einer Vermehrung von Alpha-Wellen, was auf eine gesteigerte Aufmerksamkeit hindeutet. Die ATP-Synthese und Glucose-Aufnahme des Gehirns nehmen ebenfalls zu, so daß insgesamt die Konzentrationsfähigkeit verbessert wird. Ginkgo wirkt außerdem gegen Tinnitus (Ohrensausen) und kann durch PAF die

novagenics   Datenblatt Gingko

Positive Effekte	verbessert die Durchblutung und Sauerstoffaufnahme im Gehirn und in den Extremitäten, steigert die Konzentrationfähigkeit, wirkt antioxidativ
Unbedenklichkeit	sicher
Biologische Verfügbarkeit	1. Wahl: ausreichend standardisierte Präparate aus der Apotheke 2. Wahl: Auszüge in Form von Kapseln, Saft oder Tee
Optimale Dosierung	zur Verbesserung des Gesundheitszustandes und als Antioxidans: 120-200mg pro Tag zu den Mahlzeiten einnehmen; zur Steigerung der Konzentrationsfähigkeit im Training: 80-120mg 30-60 Minuten vor Trainingsbeginn einnehmen
Nebenwirkungen	in sehr seltenen Fällen Kopfschmerzen, Hautreaktionen, Magen-/Darm-Beschwerden möglich
Wechselwirkungen	keine
Besondere Hinweise	verlängerte Blutgerinnungszeit möglich, daher vor geplanten operativen Eingriffen rechtzeitig absetzen

Reaktion des Körpers auf Allergene signifikant vermindern (besonders bei Asthma). Eine Verbesserung der Blutzirkulation verspricht eine gesteigerte Sauerstoffzufuhr in den Körpergeweben, und das antioxidative Potential von Ginkgo dürfte die Regeneration nach dem Training beschleunigen sowie die Infektanfälligkeit senken.

Gingko ist weitgehend frei von Nebenwirkungen; manchmal kommt es jedoch zu Kopfschmerzen. Ebenso ist zu beachten, daß sich die Blutgerinnungszeit bei der Einnahme von Gingko verlängern kann, so daß das Präparat 1-2 Wochen vor einer geplanten Operation abgesetzt werden sollte. Eine Verbesserung der Blutzirkulation stellt sich allerdings erst nach mehrmonatigem Gebrauch ein. Hobbs empfiehlt zum Gebrauch als Tonikum 3mal täglich eine Tablette à 40mg (Tebonin) und zur Behandlung von peripheren Durchblutungsstörungen und Tinnitus 160mg täglich in 2 Gaben à 80mg oder 4 Gaben à 40mg. [1]

Während viele, vor allem ältere Nichtsportler Gingko über längere Zeit als Tonikum einsetzen, nutzen viele Athleten das Potential dieser Pflanze kurzfristig zur Verbesserung der geistigen Leistungsfähigkeit und Konzentration. Die Sportler nehmen dafür 80-120mg Ginkgo etwa eine Stunde vor den Trainingseinheiten ein und berichten von einem besseren »Pump« in der Muskulatur, leicht gesteigerter Kraft und einer besseren Konzentration auf das Training, ohne die körperlich anregenden Wirkungen, die bei der Einnahme von Stimulantien auftreten. Diesen Effekt machen sich auch Manager und andere geistig hart arbeitende Personen zunutze. So nehmen viele Ginkgo vor wichtigen Konferenzen; auch Studenten steigern mit Gingko ihren Lernerfolg.

Mit häufigem Gebrauch können sich die Effekte von Gingko leicht abschwächen, so daß sich der Einsatz im Sport zur Unterstützung des Trainings auf wenige Male pro Woche beschränken sollte (z.B. für das Training einer im Vergleich zum restlichen Körper schwächeren Muskelgruppe).

Beim Kauf von Ginkgopräparaten sollte auf eine ausreichende Standardisierung geachtet werden. Zu empfehlen sind Präparate mit einer Standardisierung auf 24% Glykoside und 6% Terpene.

1 Hobbs C (1991) Ginkgo – Elixier Of Youth. Botanica Press, Capitola

Cholin/Lecithin

Cholin dient dem Körper als Vorstufe zur Herstellung von Acetylcholin, einem Neurotransmitter. Der positive Einfluß von Cholin auf die Gedächtnisleistung durch Erhöhung der Acetylcholinspiegel im Gehirn gilt als nachgewiesen. Daneben erfreut sich Cholin unter Sportlern bereits seit den Sechziger Jahren großer Beliebtheit zur Fett- und Gewichtsreduzierung.

Viele Vitamin- und Mineralstoffmischungen enthalten als »lipotrophe« (fettlösende) Faktoren entweder Cholin (als Cholinbitartrat und Cholinchlorid), oder Lecithin, das Posphatidylcholin enthält. Obwohl Cholin eine wichtige Rolle im Fettstoffwechsel spielt, ist ein lipotropher Effekt selbst bei hohen Dosierungen nicht nachgewiesen; allerdings unterstützen die im Lecithin enthaltenen Phosphate eine kalorienreduzierte Diät; durch sie wird einem Abfall des Schilddrüsenhormons T3 entgegengewirkt und so eine höhere Stoffwechselrate mit besserem Fettabbau erzielt [4].

Eine sportliche Leistungssteigerung durch die Zufuhr von Cholin oder Lecithin erscheint durch die Förderung der Gedächtnisleistung

novagenics   Datenblatt **Cholin/Lecithin**

Positive Effekte	Bestandteil des Neurotransmitters Acetylcholin, der für die ordnungsgemäße Funktion des Nervensystems sorgt und Stimmung, Verhalten, Orientierungs- und Urteilsvermögen beeinflußt; sowohl Cholin als auch Lecithin liefern Phosphate, die bei einer kalorienreduzierten Diät den Abfall von Schilddrüsenhormone vermindern können
Unbedenklichkeit	sicher
Biologische Verfügbarkeit	1. Wahl: Cholinbitartrat 2. Wahl: Cholinchlorid 3. Wahl: Lecithin
Optimale Dosierung	500-3000mg pro Tag, verteilt auf mehrere Einzelgaben
Nebenwirkungen	bei Überdosierung Übelkeit, Erbrechen, Schwindelgefühl, fischartiger Geruch der Haut
Wechselwirkungen	Niacin und Niacinamid (Vit. B3) vermindern, Piracetam verstärkt die stimmungsaufhellende und kognitive Wirkung von Cholin; Guggulsterone verstärken den fettabbauenden Effekt von Cholin bzw. Lecithin
Besondere Hinweise	bei manischer Depression keine Cholinpräparate einnehmen;

möglich. Die synergistische Wirkung von Cholin und Piracetam auf Konzentrationsvermögen und Lernfähigkeit legt die gleichzeitige Gabe beider Stoffe nahe. So kann auch die Dosierung von Piracetam zum gleichen Zweck niedriger gehalten werden. Sowohl Cholin als auch Lecithin sind körpereigene Stoffe und ausgesprochen gut verträglich. Einzige Ausnahme: Menschen mit einer Anlage zur manischen Depression sollten keine Vorstufen von Acetylcholin (Cholin oder Lecithin) einnehmen, da sich die depressive Phase verstärken kann. [5] Cholin in Form von Lecithin bietet noch weitere Einsatzgebiete: Es kann dazu beitragen, geschädigte Leberzellen zu regenerieren [2] und die Blutfettwerte zu verbessern [3]. Außerdem können Patienten mit Morbus Alzheimer von einer Lecithin-Einnahme profitieren [1]

Cholin kann über die Nahrung zugeführt werden. Eier, Leber und grüne Bohnen sind reich an Cholin. Allerdings variiert die Cholin-Absorption je nach Nahrungszusammensetzung; in der Regel wird nur wenig aufgenommen. Außerdem kann der Körper Cholin aus den Aminosäuren Methionin und Serin selbst produzieren, obwohl nicht klar ist, ob dies in für den Sportler ausreichender Menge geschieht.

Supplements in Form von Cholinbitartrat oder -chlorid können in seltenen Fällen zu Durchfall führen. Lecithin ist als Emulgator vielen Lebensmitteln (z.B. Margarine) beigefügt; als Supplement ist es nur begrenzt haltbar, es wird leicht ranzig. Dosierungsempfehlungen für Cholin-Supplements reichen von 500 bis 900mg pro Tag (RDA) bis hin zu 3g pro Tag, in drei Einzeldosen zu je 1g und in Kombination mit 1g Pantothensäure, um die Umwandlung in Acetylcholin zu ermöglichen. [5] An Lecithin kann ruhig mehr eingenommen werden, da es nur zwischen 10 bis 55% Phosphatidylcholin enthält.

1 Levy R (1982) Lecithin in Alzheimer's disease. Lancet 18: 671–2
2 Podobed OV, Fedorova LM, Iakusheva IV, Abakumova OIu, Tsvetkova TA, Kovaleva GG, Gavril'chak AV, Shekhter AB (1995) [The effect of phosphatidylcholine on repair processes in liver cells in acute CCl4 damage]. Vopr Med Khim 41:13–6
3 Wojcicki et al. (1995) Clinical evaluation of lecithin as a lipid-lowering agent. Phytotherapy Res 9: 597–599
4 Nazar K, Kaciuba-Uscilko H, Szczepanik J, Zemba AW, Kruk B, Chwalbinska-Moneta J, Titow-Stupnicka E, Bicz B, Krotkiewski M (1996) Phosphate supplementation prevents a decrease of triiodothyronine and increases resting metabolic rate during low energy diet. J Physiol Pharmacol 47: 373–83
5 Dean W, Morgenthaler J (1990) Smart Drugs And Other Nutrients. B & J Publications, Santa Cruz

Para-Amino-Benzoesäure (PABA)

PABA ist ein aktiver Bestandteil vieler Sonnenschutzcremes. Es kann die Haut wirkungsvoll vor ultravioletten Strahlen schützen. Darüberhinaus findet es Verwendung zur Behandlung von Vitiligo, einer Pigmentstörung der Haut. Neben diesen äußerlichen Anwendungen ist PABA auch vielen Multivitaminpräparaten zugesetzt, besonders in den USA, da es die Verfügbarkeit von Vitamin C und der Vitamine des B-Komplexes erhöht, sowie durch Stimulation bestimmter Darmbakterien die Produktion von Folsäure und Pantothensäure steigert.

Trotz dieser positiven Effekte ist die orale Zufuhr von PABA nicht ohne Risiken: Bei einigen Menschen löst es Durchfälle aus, und es besitzt allergenes Potential. Höhere Dosierungen (mehr als 1g täglich; bei empfindlichen Personen auch weniger) können Appetitlosigkeit, Fieber und Hautausschläge verursachen. Überdies wird PABA im Körper gespeichert. Hohe Dosierungen über einen längeren Zeitraum können zu Leberproblemen bis hin zur Gelbsucht führen. Eine akute Vergiftung äußert sich in Übelkeit und Erbrechen. [1] Hendler empfiehlt deshalb,

novagenics Datenblatt **PABA**

Positive Effekte	fördert die Synthese von Folsäure und Pantothensäure im Darm; steigert die Aufnahme von Vitamin C und B-Vitaminen
Unbedenklichkeit	Sicherheit fraglich
Biologische Verfügbarkeit	1. Wahl: Para-Amino-Benzoesäure (PABA)
Optimale Dosierung	bis zu 30mg pro Tag, mit einer Mahlzeit zuführen
Nebenwirkungen	bei mehr als 30mg pro Tag allergische Reaktionen möglich; in hoher Dosierung über längeren Zeitraum hinweg: Übelkeit, Erbrechen, Durchfall, sowie Leberfunktionsstörungen mit abnormalen Testwerten bis hin zur Hepatitis
Wechselwirkungen	PABA verringert die Wirkung von Antibiotika und Sulfonamiden; erhöht die Wirkung von Folsäure, Vitamin C und den Vitaminen des B-Komplexes
Besondere Hinweise	PABA besitzt ein hohes allergenes Potential, nicht Einnehmen vor und während der Schwangerschaft; nach Möglichkeit Vitaminpräparate wählen, die nur wenig oder gar kein PABA enthalten

eine tägliche Obergrenze von 30mg PABA in Form von Supplements nicht zu überschreiten. [2]

Bei Verwendung sulfonamidhaltiger Antibiotika ist darüberhinaus Vorsicht geboten: PABA vermindert die Effektivität dieser Medikamente beträchtlich. Für den Sportler ist kein gesteigerter Bedarf an PABA erkennbar. Die positiven Effekte von PABA können auch durch den Verzehr von Nahrungsmitteln genutzt werden, die einen hohen Gehalt an dieser Verbindung aufweisen, wie Leber und Vollkornprodukte. Eine zu hohe Zufuhr, eventuell durch hohe Dosierungen eines US-Vitaminpräparats verursacht, kann z.B. bei Zufuhr oraler anaboler Steroide eine weitere Belastung der Leber bedeuten.

1 Griffith, HW (1988) The Complete Guide To Vitamins, Minerals & Supplements. Fisher Books, Tucson
2 Hendler SP (1991) The Doctor's Vitamin And Mineral Encyclopedia. Simon & Schuster, New York

Vanadylsulfat

Vanadylsulfat ist ein Abkömmling des Spurenelements Vanadyl. Es verstärkt die Wirkung von Insulin am Rezeptor; durch die erhöhte Insulinempfindlichkeit kann theoretisch eine verbesserte Aminosäureaufnahme und Glykogenspeicherung in der Muskulatur erfolgen. Bei Typ II-Diabetikern (sog. Altersdiabetes), deren Erkrankung sich mit zunehmender Insulinresistenz verschlimmert, bewirkt Vanadylsulfat jedenfalls eine verbesserte Insulinempfindlichkeit [1].

Anfang der 90er Jahre wurde Vanadylsulfat deshalb mit großem Werbeaufwand auf dem Markt für sportliche Nahrungsergänzungen plaziert, mit der Behauptung, die Verstärkung der Insulinwirkung würde auch bei Bodybuildern zum Tragen kommen und so Aufbauvorgänge begünstigen. Tatsächlich konnten einige Athleten, die Vanadylsulfat eingesetzt haben, einen besseren »Pump« in der trainierten Muskulatur feststellen, was auf eine vermehrte Glykogenspeicherung hindeutet. Da aber nur wenige Sportler diese positive Wirkung erfuhren, könnte man vermuten, daß es sich bei diesen um Personen mit einer mehr oder weniger stark ausgeprägten Insulinresistenz gehandelt hat, bei denen Vanadylsulfat den Insulinhaushalt normalisiert hat.

Wissenschaftliche Untersuchungen zur Leistungssteigerung durch Vandylsulfat sind rar. Eine 1996 durchgeführte Studie [2] konnte bei einer Vanadylsulfat-Verabreichung über 12 Wochen keinen signifikanten Muskelzuwachs, bzw. Fettabbau gegenüber einem Placebo feststellen. Es wurde sogar vermutet, Vanadyl könne sich durch eine Einnahme über längere Zeiträume und in jenen hohen Dosierungen, die für eine leistungssteigernde Wirkung empfohlen werden, im Körper ansammeln und so Vergiftungen hervorrufen. Diese Behauptung ist bis heute weder eindeutig bewiesen, noch widerlegt. Doch sollte sie zum Nachdenken anregen.

Es bleibt also festzuhalten, daß eine Verbesserung der Insulinwirkung durch Vandylsulfat vermutlich nur bei solchen Personen zum Tragen kommt, bei denen eine – mehr oder weniger stark – ausgeprägte Insulinresistenz vorliegt, was die Ergebnisse der unter [1] zitierten Studie unterstreicht. Bei Sportlern mit einem normalen Insulinhaushalt sind wohl keine Wirkungen zu erwarten.

Wer Vanadylsulfat ausprobieren möchte, sollte zunächst vielleicht einen Blutzuckertest beim Arzt oder in einer Apotheke durchführen. Dazu sollte nach Möglichkeit an zwei oder drei Tagen der Blutzuckerspiegel bei nüchternem Magen ermittelt werden; am besten morgens vor dem Frühstück (eine erhöhte Messung allein sagt nicht viel aus, es kann sich

novagenics   Datenblatt Vanadylsulfat

Positive Effekte	wenn eine Insulinresistenz vorliegt: erhöhte Glykogenspeicherung in der Muskulatur durch verbesserte Insulinempfindlichkeit; bei Athleten mit einem optimalen Insulinstoffwechsel vermutlich ohne Wirkung
Unbedenklichkeit	Sicherheit fraglich bei längerdauernder Einnahme
Biologische Verfügbarkeit	1. Wahl: Vanadylsulfat
Optimale Dosierung	25-50mg pro Tag, verteilt auf mehrere Einzelgaben, stets zu einer Mahlzeit einnehmen
Nebenwirkungen	bei Einnahme auf nüchternen Magen vorübergehende Unterzuckerung mit Heißhunger, Schwitzen und Fingerzittern möglich; bei Überdosierungen und/oder längerdauernder Einnahme Nierenprobleme möglich
Wechselwirkungen	verstärkt die Wirkung blutzuckersenkender Medikamente
Besondere Hinweise	bei längerdauernder Einnahme toxische Anreicherung im Körper möglich; deshalb in Zyklen einsetzen und nicht über 50mg/Tag zuführen!

durchaus um einen »Ausrutscher« handeln). Ein durchgehend erhöhter Blutzuckerwert würde, je nach Höhe, auf eine mehr oder weniger stark ausgeprägte Insulinresistenz hindeuten. Die Gabe von Vanadylsulfat könnte in diesem Fall den Insulinhaushalt optimieren und so zu einer sportlichen Leistungssteigerung führen.

Dafür können pro Tag 25-50mg Vanadylsulfat eingenommen werden, verteilt auf drei Einzelgaben zu den Mahlzeiten. Die effektive Dosis hängt vom Körpergewicht ab. Der Athlet sollte mit 15-30mg täglich beginnen, und sich dann im Verlauf einer Woche auf eine höhere Dosis hocharbeiten, bis hin zu 50mg pro Tag. Atkins [3] weist darauf hin, daß bei Insulinresistenz 100mg pro Tag noch bessere Erfolge zeigen; er warnt aber, daß bis zur Empfehlung solcher Dosen erst einmal die Ergebnisse weiterführender Studien abgewartet werden müssen. Wenn sich nach einer Woche noch keine Effekte wie ein verbesserter »Pump« oder ein Kraftanstieg einstellen, kann die Einnahme ohnehin abgebrochen werden. Dann ist davon auszugehen, daß der Insulinhaushalt durch die Gabe von Vanadylsulfat nicht weiter optimiert werden kann.

Wer auf Vanadylsulfat anspricht, sollte die für ihn optimale Dosis beibehalten; er kann die Substanz für 4-6 Wochen weiter einnehmen. Danach sollte aus Gründen der Sicherheit eine ebenso lange Einnahmepause eingelegt werden, um eine Wirkungsabschwächung sowie eine mögliche Vanadyl-Anreicherung im Körper mit toxischen Nebenwirkungen zu vermeiden.

Als Nebenwirkungen von Vanadylsulfat sind zudem noch Schwindel, Heißhunger und vermehrtes Schwitzen zu nennen. Diese Effekte treten häufiger auf, wenn Vanadylsulfat zwischen den Mahlzeiten eingenommen wird, da es bei jenen Personen, die auf die Substanz ansprechen, zu einer Unterzuckerung führt, die vorgenannte Symptome auslöst. Deshalb sollte Vanadylsulfat immer zu den Mahlzeiten eingenommen werden.

1 Cohen N, Halberstam M, Shlimovich P, Chang CJ, Shamoon H, Rossetti L (1995) Oral vanadyl sulfate improves hepatic and peripheral insulin sensitivity in patients with non-insulin-dependent diabetes mellitus. J Clin Invest 95: 2501–9
2 Fawcett JP, Farquhar SJ, Walker RJ, Thou T, Lowe G, Goulding A (1996) The effect of oral vanadyl sulfate on body composition and performance in weight-training athletes. Int J Sport Nutr 6: 382–90
3 Atkins RC (1998) Dr. Atkin's Vita-Nutrient Solution – Nature's Answer to Drugs. Simon & Schuster, New York

10. KAPITEL

PROTEINKONZENTRATE UND WEIGHT GAINER

Proteinkonzentrate

In allen Sportarten erfordert körperliches Training eine vermehrte Proteinzufuhr, um durch das Training ausgelöste Aminosäurenverluste auszugleichen und Bausteine für den Muskelaufbau zur Verfügung zu stellen. Wenn es darum geht, die von Sportlern am häufigsten verwendete Nahrungsergänzung zu nennen, muß daher nicht lange überlegt werden: Eine Dose mit Proteinpulver findet sich bei den meisten Kraftathleten; das war bereits zu Arnolds Zeiten so. Doch während damals noch qualitativ und geschmacklich eher als mäßig einzustufendes Soja- bzw. Milchprotein verwendet wurde, sind die Verarbeitungsmethoden mittlerweile deutlich verbessert worden. Dadurch stehen dem Athleten heute hochwertige Proteinpulver aus verschiedenen Grundstoffen zur Verfügung, die zumeist auch angenehm schmecken.

Die Vorteile, die Proteinkonzentrate dem Athleten bieten, liegen auf der Hand: Der Sportler kann mit deren Einsatz problemlos den Eiweißanteil in seiner Ernährung erhöhen, ohne dabei auch Fett, Cholesterin oder Purine zuzuführen, was mit herkömmlichen Proteinquellen wie Fleisch, Fisch, Eiern und Milchprodukten nur schwer möglich wäre. Außerdem kann man einen vorgefertigten Proteindrink überall mit hin nehmen, so daß der Sportler auch außer Haus problemlos seine eiweißreiche Ernährung beibehalten kann. Und es ist kostengünstiger, den Eiweißbedarf mit Proteinsupplements zu decken. Ein weiterer Vorteil, den eine kontinuierliche Proteinzufuhr dem Athleten bietet, ist ein konstanter Blutzuckerspiegel, der Heißhungerattacken vermeidet, was gerade in der Diät sehr hilfreich ist.

Eine Frage wird allerdings seit Jahrzehnten kontrovers diskutiert: Wieviel Protein benötigt ein Bodybuilder, bzw. Kraftsportler? Peter Lemon, der in den USA als Top-Experte für Proteinbedarf im Sport gilt, empfiehlt für hart trainierende Bodybuilder 1,7-1,8g Protein pro Kilo Körpergewicht am Tag [1]. Dabei muß bedacht werden, daß dies für eine ausgeglichene Energiebilanz gilt; der Proteinbedarf in der Diät liegt definitiv höher. Viele Kraftsportler nehmen aber bis zu 4g Eiweiß pro Kilo Körpergewicht auf, in der vagen Hoffnung, »mehr bringe auch mehr«. Eine wissenschaftliche Grundlage für diese hohen Proteinmengen ist aber, abgesehen von einigen alten Studien aus den Siebziger Jahren, nicht zu finden.

Es soll jedoch nicht unerwähnt bleiben, daß einige Bodybuilder behaupten, mit derart hohen Proteinzufuhren zumindest zeitweise besser Muskelmasse aufgebaut zu haben. Ob dies auf einen zusätzlichen Anabolikakonsum (der den Eiweißbedarf erhöht) oder einen reinen Placeboeffekt zurückzuführen ist, sei dahingestellt. Die meisten Hantelsportler nehmen ca. 2g pro Kilo Körpergewicht täglich auf und erzielen damit gute Erfolge, so daß diese Dosierung auch im Einklang mit den wissenschaftlichen Daten empfohlen werden kann. Bei Personen mit gesunden Nieren ist bei dieser Proteinmenge mit keiner Organschädigung zu rechnen, selbst wenn das manchmal behauptet wird. Auch das oft angeführte Argument, eine hohe Proteinzufuhr führe zu Calcium-Verlusten, ist bislang nicht schlüssig bewiesen. Abgesehen davon enthalten Eiweißkonzentrate reichlich von diesem Mineralstoff, besonders wenn sie Milchprotein bzw. Lactalbumin, eine besonders hochwertige Fraktion des Milcheiweißes enthalten.

Proteinkonzentrate werden üblicherweise je nach Art der Ernährung eingesetzt. Wessen Ernährung einen hohen Anteil an Milchprodukten, Fleisch oder Fisch aufweist, der setzt solche Pulver eher sporadisch ein; wer dagegen auf Proteinspender aus Lebensmitteln weitgehend verzichtet, nimmt täglich bis zu 6 Eiweiß-Shakes zu sich. In der Summe des zugeführten Proteins macht es keinen Unterschied, doch sollte die Dosis von 2g pro Kilo Körpergewicht in den Kraftsportdisziplinen nicht unterschritten werden.

Dabei empfiehlt es sich, die Eiweißzufuhr sinnvoll über den Tag zu verteilen; besonders vor dem Schlafengehen und früh morgens sollte Protein zugeführt werden, um der nächtlichen, katabolen Phase entgegenzuwirken. Obwohl oft zu hören ist, eine Eiweißzufuhr direkt nach dem Training sei besonders wichtig, so ist das nur die halbe Wahrheit.

Selbst ein »schnell verdauliches« Protein wird nicht sofort resorbiert. Der maximale Spiegel an Aminosäuren, dem Endprodukt der Proteinverdauung, wird im Blut frühestens nach 90 Minuten erreicht. Daher macht es mehr Sinn, bereits vor dem Training, am besten gleich zu Trainingsbeginn Protein zuzuführen, da dann der Aminosäure-Einstrom in das Blut und die Muskulatur direkt mit Beendigung des Trainings erfolgt. In den Stunden nach dem Training sollte weiterhin Protein zugeführt werden, um den Muskelaufbau als Reaktion auf das Training zu unterstützen.

Desweiteren wird häufig über die Vor- und Nachteile der bestimmten Proteinarten diskutiert. Doch es existiert nicht eine Studie, die nachweist, daß Kraftsportler mit der Zufuhr eines ganz bestimmten Proteins bessere Erfolge erzielen, als mit anderen Proteinquellen; auch wenn Werbeaussagen manchmal etwas anderes versprechen. Die wissenschaftliche Literatur liefert lediglich Hinweise auf spezielle Eigenschaften der verschiedenen Proteine, die dem Athleten theoretisch zum Vorteil gereichen.

Eine Mischung aus mehreren, sich ergänzenden Proteinkomponenten würde deshalb deutliche Vorteile bieten. Auf dem deutschen Markt sind neben reinen Lactalbumin- und Vollei-, bzw. Eiklar-Konzentraten auch eine ganze Reihe von Kombinationsprodukten zu finden, die sich ergänzende Proteine aus mehreren Quellen enthalten. Eine Empfehlung für das eine oder andere Präparat auszusprechen, fällt schwer, angesichts der Fülle der Präparate und der Vielzahl der Proteineigenschaften. Da exakte Untersuchungen ausstehen, ob ein bestimmtes Protein zu einem rascheren Muskelaufbau oder Fettabbau bei Kraftsportlern führt, kann dem Athleten geraten werden, neben der Proteinqualität auch den Geschmack, die Löslichkeit und den Preis eines Produktes in die Überlegungen zur Ernährungsplanung einzubeziehen.

Da die Diskussion über Proteine und ihre Eignung für den Kraftsport aber einen so breiten Raum einnimmt, soll an dieser Stelle eingehender auf die Charakteristika der verschiedenen Eiweiße eingegangen werden.

1 Lemon PW (1996) Is increased dietary protein necessary or beneficial for individuals with a physically active lifestyle? Nutr Rev 54(4 Pt 2): 169–75

Lactalbumin

Lactalbumin-, auch Molkeprotein genannt (im engl. heißt es Whey Protein), ist ein Bestandteil des Milchproteins und in den letzten Jahren, vor allem in den USA, zum Markttrenner aufgestiegen. Dort wird das mikrofiltrierte, ionenausgetauschte Molkeprotein (Ion-Exchanged, Microfiltered Whey Protein Isolate) mit großem Aufwand beworben. Tatsächlich bietet diese schonende Verarbeitung den Vorteil, daß das Molkeprotein nicht denaturiert wird (also nicht in vom Körper schlechter verwertbare Formen umgewandelt wird) und der Fett- und Milchzuckergehalt sehr niedrig liegt. Herkömmliche Lactalbuminkonzentrate sind oft hitze- oder säureverarbeitet, was zu einer Denaturierung des Proteins führt; so gehen einige Eigenschaften verloren und der Milchzuckergehalt kann durchaus einige Prozent betragen. Allerdings stellt dies nur für Personen mit Milchzucker-Unverträglichkeit, sowie für Bodybuilder in den letzten Wochen der Wettkampfvorbereitung ein Problem dar. Als prinzipielle Vorteile von Lactalbumin- bzw. Molkeprotein wären zu nennen:

- Es besitzt die biologische Wertigkeit 104, nicht denaturiertes Whey Protein laut Werbeaussagen einiger US-Hersteller sogar Wertigkeiten bis 157, was jedoch wissenschaftlich nicht bewiesen ist. Der Wert

novagenics   Datenblatt Lactalbumin

Positive Effekte	hohe biologische Wertigkeit von 104; mikrofiltriertes, ionenausgetauschtes Molkeprotein hat vermutlich noch höhere Wertigkeit und enthält bis zu 10% Immunglobuline, die die Körperabwehr stärken; Lactalbumin enthält 23-25% verzweigtkettige Aminosäuren (BCAAs); wird sehr schnell verdaut; Nachteil: niedriger Glutamin-Gehalt
Unbedenklichkeit	sicher
Biologische Verfügbarkeit	1. Wahl: mikrofiltriertes, ionenausgetauschtes Molkeprotein 2. Wahl: herkömmliches Lactalbumin/Molkeprotein
Optimale Dosierung	nach Bedarf
Nebenwirkungen	keine
Wechselwirkungen	keine
Besondere Hinweise	Vorteile des sehr teuren mikrofiltrierten, ionenausgetauschten Molkeproteins in der Praxis vernachlässigbar; Lactalbumin ist ideal für die Nahrungsergänzung, am besten in Kombination mit Casein

liegt wahrscheinlich über 104, jedoch sicher nicht so hoch.
- Nicht denaturiertes Molkeprotein enthält ca. 10% Immunglobuline, die zur Stärkung des Immunsystems beitragen können. Außerdem wird die körpereigene Glutathion-Produktion (Glutathion ist eines der stärksten körpereigenen Antioxidantien) gefördert, was die immunstimulierenden Eigenschaften des Molkeproteins unterstützt [1].
- Molkeprotein, egal ob denaturiert oder nicht, enthält ca. 23-25% verzweigtkettige Aminosäuren (BCAAs), die als besonders wichtig für den Muskelaufbau gelten. Dies ist ein höherer BCAA-Gehalt als bei allen anderen Proteinquellen.
- Lactalbumin, besonders ionenausgetauschtes Molkeprotein, ist sehr schnell verdaulich, so daß die Aminosäuren als Endprodukt bereits nach ca. 90 Minuten im Blut nachweisbar sind.

Nachteilig am Molkeprotein ist der niedrige Gehalt an Glutamin, einer für den Sportler besonders wichtigen Aminosäure (siehe hierzu unter Glutamin).

Nun stellt sich die Frage, ob der oft doppelt oder dreimal so hohe Preis des ionenausgetauschten, mikrofiltrierten Molkeproteins gegenüber einem einfachen Lactalbumin-Konzentrat gerechtfertigt ist. Seine hohe biologische Wertigkeit bleibt letztlich unbewiesen; selbst wenn sie über 104 liegen sollte, so wird sich das kaum spürbar auf den Muskelzuwachs auswirken. Keine wissenschaftliche Studie belegt eindeutig, daß dieses teure Molkeprotein im Vergleich mit anderen Proteinen zu einem beschleunigten Muskelwachstum bei Kraftsportlern führt. Wer aber besonderen Wert auf die immunstimulierenden Eigenschaften und eine eventuelle, geringe IGF-1-Erhöhung legt (die allerdings nur im Tierversuch nachgewiesen wurde), der sollte dieses Produkt wählen. Alle anderen werden mit einem einfachen Lactalbumin-Präparat gut bedient sein.

1 Bounous G, Batist G, Gold P (1989) Immunoenhancing property of dietary whey protein in mice: role of glutathione. Clin Invest Med 12: 154–61

Casein

Das preisgünstige Casein macht den Hauptbestandteil des Milchproteins aus; es ist reichlich enthalten in Quark bzw. Hüttenkäse und wird in den meisten Proteinkonzentraten zumindest anteilig verwendet. Seine biologische Wertigkeit liegt zwischen 71 und 74 (die Angaben schwanken da etwas), also deutlich unter der von Lactalbumin. Dafür weist es aber einige für den Kraftsportler recht interessante Eigenschaften auf:

- Im Magen-Darm-Trakt wird Casein zu einer Art Gel umgeformt, was die Magenentleerung verzögert. So wird zum einen die Kontaktzeit im Darm verlängert, was die Aminosäureresorption verbessert; andererseits kommt es zu einem geringeren und gleichmäßigeren Blutzuckeranstieg, wenn mit dem Casein auch Kohlenhydrate aufgenommen werden. Auf diese Weise werden Heißhungerattacken vermieden und der Fettansatz durch Kohlenhydrate verringert. Deshalb eignet sich Casein gut für eine Diät. Hinzu kommt, daß im Gegensatz zum schnellverdaulichen Lactalbumin, bei dem die Aminosäuren recht früh im Blut nachweisbar sind, bei Casein der Aminosäure-Einstrom ins Blut zwar verzögert, aber dafür bis zu 8 Stunden nachweisbar ist. Bei Lactalbumin ist dies nur für 3-4 Stunden der Fall. So bietet sich Casein als »antikataboles« Protein vor dem Schlafengehen und vor dem Training an; das schneller wirksame Lactalbumin dage-

novagenics Datenblatt **Casein**

Positive Effekte	mittlere biologische Wertigkeit von 71-74; sehr langsame Verdauung und langsamer Aminosäure-Einstrom ins Blut, hoher Anteil an glucoplastischen Aminos, damit optimal als anti-kataboles »Nacht-Protein«; sehr hoher Glutamin-Gehalt von ca. 20%; Nachteil: relativ hoher Gehalt an Milchzucker und Natrium; niedriger Anteil an verzweigtkettigen Aminosäuren (BCAAs)
Unbedenklichkeit	sicher
Biologische Verfügbarkeit	1. Wahl: hochwertiges Casein-Konzentrat 2. Wahl: Quark oder Hüttenkäse
Optimale Dosierung	nach Bedarf
Nebenwirkungen	keine
Wechselwirkungen	keine
Besondere Hinweise	Lactalbumin/Molkeprotein wäre die ideale Ergänzung zum Casein; beide zusammen ergeben eine ausgewogene Aminosäurenbilanz

gen als Protein früh morgens und nach dem Training.
- Casein besitzt einen Glutamingehalt von ca. 20%, höher als der aller anderen Proteinquellen.
- Casein hat einen hohen Anteil an sog. glucoplastischen Aminosäuren, also Eiweißbausteinen, die vom Körper in Glucose umgewandelt werden können, so daß bei Gabe von Casein ein Abbau von Muskelprotein zur Aufrechterhaltung des Blutzuckerspiegels über Nacht nicht notwendig ist. Auch aus diesem Grund wird Casein oft als antikataboles Protein bezeichnet.

Nachteile des Caseins sind der relativ hohe Milchzucker- und Natriumgehalt, der eher niedrige Gehalt an BCAAs und seine oft schwankende Qualität. Daher sollte Casein nur von renommierten Herstellern gekauft werden, »Billigangebote« sind mit Vorsicht zu genießen.

Sojaprotein

Sojaprotein führt – zu Unrecht – immer noch ein Schattendasein unter den Proteinkonzentraten. Auch wenn die früher erhältlichen Konzentrate mit einem Proteingehalt von teilweise unter 50% und scheußlichem Geschmack manchem vielleicht noch in unangenehmer Erinnerung sein mögen, so sind die heute (zumeist im Ausland, vor allem in den USA) erhältlichen Sojaprotein-Pulver wesentlich besser. Die hochwertigsten sind Sojaprotein-Isolate. In einer Vergleichsstudie von Soja- und Fleischprotein, durchgeführt mit jungen Männern (allerdings keine Sportler), schnitten beide Eiweißquellen gleich gut ab bezüglich Stickstoffspeicherung und Erhaltung der Muskelmasse [1]. Nach der Proteinbewertung PDCAAS (die allerdings nicht unumstritten ist) soll Sojaprotein ebenso hochwertig sein wie Casein bzw. Eiprotein und sogar besser als Fleischprotein. Das sollte auch den letzten Zweifler überzeugen, daß aus Soja hergestelltes Protein nicht grundsätzlich minderwertig sein muß. Es besitzt im Gegenteil einige Charakteristika, die andere Proteine nicht bieten:

- Der Glutaminanteil liegt bei 19%, fast so hoch wie beim Casein und deutlich höher als der von Molke.
- Sojaprotein kann – im Gegensatz zu anderen Proteinen – dazu beitragen, den Schilddrüsenhormonspiegel anzuheben, was für Body-

builder in der Diät hilfreich ist. Dabei kommt es häufig auch zu einer Verbesserung der Blutfettwerte [2].
- Eines der Isoflavone in Soja, das sog. Daidzein, hat bei männlichen Versuchstieren zu einer Anhebung des Testosteron- und Wachstumshormonspiegels geführt. In Tierversuchen kam es außerdem zu einem geringeren Muskelmasseverlust während einer Diät gegenüber Casein (nach Yamamoto und Wang, Second International Symposium on the Role of Soy in Treating and Preventing Disease 1996)
- Sojaprotein ist recht preisgünstig; sogar noch billiger als Casein.

Sojaprotein weist aber auch einige Nachteile auf: Liegt es als Konzentrat (statt als Isolat) vor, enthält es sog. Phytoöstrogene (pflanzliche Östrogene); das mag zwar für Frauen in den Wechseljahren eine wünschenswerte Eigenschaft darstellen; Bodybuildern und allen anderen Sportlern, die einen niedrigen Körperfettanteil bevorzugen, gereicht es zum Nachteil. Weiterhin können billige Konzentrate auch sog. Anti-Nutriente enthalten, also Stoffe, die die Resorption von anderen Nährstoffen im Darm

novagenics   Datenblatt Sojaprotein

Positive Effekte	hochwertige Konzentrate (als Isolat) besitzen mittlere biologische Wertigkeit, vergleichbar dem Casein; vergleichbarer Glutamin-Anteil wie bei Casein (19%); Sojaprotein kann dazu beitragen, den Schilddrüsenhormonspiegel anzuheben, das Isoflavon Daidzein in Sojaprotein hat im Tierversuch zur Anhebung des Testosteron- und Wachstumshormonspiegels geführt; damit empfehlen sich hochwertige Sojaprotein-Isolate als Diät-Eiweiß; Nachteil ist der geringe Gehalt an Methionin
Unbedenklichkeit	sicher
Biologische Verfügbarkeit	1. Sojaprotein-Isolat (»Supro«)
Optimale Dosierung	nach Bedarf
Nebenwirkungen	keine
Wechselwirkungen	keine
Besondere Hinweise	tierisches Protein wie Casein, Lactalbumin/Molkeprotein oder Fleisch wären eine ideale Ergänzung zu Sojaprotein; alle liefern ausreichend Methionin; nur hochwertige Isolate in Konzentratform wählen, Billigprodukte können pflanzliche Östrogene enthalten

behindern. Ein Nachteil, den alle Sojaprotein-Konzentrate, also auch die besseren Isolate aufweisen, ist der relativ geringe Gehalt an der essentiellen Aminosäure Methionin. Durch Kombination von Soja-Isolat mit einem tierischen Eiweiß läßt sich dieses Manko aber leicht ausgleichen.

Leider sind hochwertige Sojaprotein-Konzentrate in Deutschland bislang kaum erhältlich, was sich jedoch in den nächsten Jahren ändern könnte. Es sollte darauf geachtet werden, ein Isolat, nicht aber ein Konzentrat zu kaufen (sehr zu empfehlen wäre ein Präparat, bei dem »Supro« als Quelle für das Sojaprotein genannt wird). Hier ist mit der angesprochenen Östrogenproblematik nicht zu rechnen. Ansonsten sollte der Athlet beim Kauf im Ausland beachten, daß die Einfuhr eines Sojaeiweißes in lebensmittelrechtlicher Hinsicht kein Problem darstellt, doch die Transportkosten beim Versand nach Deutschland den Preis in die Höhe treiben können.

1 Young VR, Wayler A, Garza C, Steinke FH, Murray E, Rand WM, Scrimshaw NS (1984) A long-term metabolic balance study in young men to assess the nutritional quality of an isolated soy protein and beef proteins. Am J Clin Nutr 39: 8–15
2 Barth CA, Scholz-Ahrens KE, Pfeuffer M, Hotze A (1990) Response of hormones and lipid metabolism to different dietary proteins. Monogr Atheroscler 16: 110–25

Eiprotein

Eiprotein genießt unter Kraftsportlern noch immer den Ruf eines »Wettkampfproteins«, da es den Berichten vieler Bodybuilder nach – im Gegensatz zum Milcheiweiß – die Wassereinlagerung unter der Haut vermindert und so zu einer besseren »Muskelhärte« verhilft. Volleiprotein (also Proteinkonzentrate auf der Basis von Eigelb und Eiklar) mit einer biologischen Wertigkeit von 100 galt lange Zeit als der »Goldstandard« unter den Proteinen. Eiweiß aus Eiklar (ohne Eigelb), das von Bodybuildern oft konsumiert wird, um kein Fett zuzuführen, weist noch die hohe biologische Wertigkeit von 88 auf. Deshalb können beide, Volleiprotein ebenso wie Eiklarprotein, als solide, hochwertige Eiweiße bezeichnet werden; allerdings sind beide Arten in Konzentratform relativ teuer.

Meal Replacement Powder

Meal Replacement Powders (MRPs) kamen Anfang der 90er Jahre in den USA auf (»Met-Rx« war das erste Präparat dieser Art) und besetzten erfolgreich eine neue Marktnische. Viele Sportler berichteten von verstärktem Muskelaufbau bei gleichzeitigem Fettabbau, wenn diese Pulvermischungen als Mahlzeitenersatz 2-3 mal täglich zugeführt wurden.

Heute hat so gut wie jede amerikanische Firma ihr eigenes MRP im Programm. Dabei handelt es sich zumeist um ein portionsweise in Tütchen verpacktes Gemisch von Eiweiß- und Kohlenhydratpulver, mit zugesetzten Vitaminen, Mineralien und Spurenelementen. Der Fettgehalt der Mischung liegt in der Regel sehr niedrig. Eine Portion enthält etwa 40g Protein, sowie eine etwas geringere Kohlenhydratmenge. Manche Anbieter fügen noch Substanzen wie Creatin, HMB, CLA oder Ähnliches hinzu, meist allerdings in sehr niedriger Dosierung. Das Konzept der MRPs baut darauf auf, daß es für Bodybuilder nur schwer möglich ist, 5-6 »ausgewogene« Mahlzeiten pro Tag zu sich zu nehmen, ohne viel Zeit in der Küche zu verbringen. So dient ein Tütchen, aufgelöst in Wasser oder Milch, als Ersatz für eine vollwertige Mahlzeit. Der Sportler kann mit geringstem Aufwand seine leistungsbezogene Ernährung beibehalten, selbst bei der Arbeit oder auf Reisen. Dabei lösen sich die Pulver sehr gut in Wasser oder Milch, oft nur durch Umrühren, so daß kein Mixer erforderlich ist.

novagenics Datenblatt Eiprotein

Positive Effekte	hohe biologische Wertigkeit: Volleiprotein mit 100 gilt als »Gold-Standard« der Proteine; auch Eiklar mit 88 ist sehr hochwertig und und arm an Fett;
Unbedenklichkeit	sicher
Biologische Verfügbarkeit	1. Wahl: Konzentrat aus Volleiprotein (auf niedrigen Fettgehalt achten) bzw. ganze Eier 2. Wahl: Eiklar als Konzentrat oder im Tetrapack für die Küche
Optimale Dosierung	nach Bedarf
Nebenwirkungen	keine
Wechselwirkungen	keine
Besondere Hinweise	beliebtes Wettkampfprotein; vermindert nach den Berichten vieler Sportler die Wassereinlagerung unter der Haut

Es wird immer wieder angeführt, daß MRPs genauso hochwertig wie eine komplette Mahlzeit seien, aber erheblich billiger. Verglichen mit einer Mahlzeit im Restaurant mag das so stimmen. Wenn man aber bedenkt, daß man mit einer »Eigenmischung« aus Protein und Kohlenhydratpulver, ebenfalls in Wasser oder Milch gelöst, praktisch das gleiche Produkt erhält, zwar mit weniger Vitaminen und Mineralien, doch für einen Bruchteil des Preises, so stellt sich schon die Frage, ob das Mehr an Vitalstoffen den hohen Preis der MRPs rechtfertigt. Da es ohnehin wenig Sinn macht, sich ausschließlich von MRPs oder Protein-/Kohlenhydratgemischen zu ernähren, stellt es wohl kein Problem dar, wenn von fünf oder sechs Mahlzeiten am Tag eine oder zwei aus »Eigenmischungen« mit weniger Vitalstoffen bestehen. Vielen Proteinkonzentraten sind heute Vitamine und Mineralien beigesetzt, so daß auch in einem selbstgemischten Shake die wichtigsten Nährstoffe enthalten sind. Jene Zusätze, die den MRPs auf den ersten Blick einen Vorteil verleihen, wie z.B. Glutamin oder Creatin, sind dagegen meist viel zu niedrig dosiert, um eine spürbare Wirkung zu entfalten.

Die kommerziellen Erfolge, die mit »Met-Rx«, dem ersten Produkt seiner Art, erzielt wurden, sind wohl darauf zurückzuführen, daß es den Sportlern ermöglichte, konsequent einer leistungsoptimierenden Ernäh-

novagenics	Datenblatt **MRPs**
Positive Effekte	Mahlzeitenersatz in Form eines Konzentrats aus Protein- und Kohlenhydratpulver, z.T. mit zugesetzten Vitaminen und Mineralstoffen; praktische Portionierung in Tütchen; erleichtert das Einhalten einer Diät, bzw. sportgerechter Ernährung unterwegs
Unbedenklichkeit	sicher
Biologische Verfügbarkeit	1. Wahl: selbstgemischtes MRP; 2. Wahl: kommerzielles Produkt
Optimale Dosierung	nach Bedarf; normalerweise enthält 1 Tütchen eine Portion
Nebenwirkungen	keine
Wechselwirkungen	keine
Besondere Hinweise	selbst zusammengestellte MRPs sind entschieden billiger; bieten den Vorteil individueller Kombinationen

rung zu folgen, auch wenn nur wenig Zeit zur Nahrungsaufnahme zur Verfügung stand. Weiterhin mag zum Erfolg von »Met-Rx« beigetragen haben, daß dieses MRP mit ca. 9g einen hohen Gehalt an L-Glutamin aufwies, was ebenfalls zu einer meßbaren Wirkung beitrug. Gerade in den USA, dem Land der unbegrenzten Möglichkeiten (und unzähligen, lockenden Fast-Food-Restaurants) wird ein Produkt, das eine Diät bzw. eine gesunde Ernährung derart erleichtert, natürlich gern angenommen.

Zusammengefaßt läßt sich sagen, daß MRPs eine wertvolle Hilfe für jene Bodybuilder darstellen, die einer ausgewogenen Ernährung nicht immer folgen können. MRPs erlauben mit wenig Aufwand, selbst unter »widrigen« Bedingungen einer sportgerechten Ernährungsweise treu zu bleiben. Allerdings muß die einfache Handhabung nicht selten teuer bezahlt werden. So kostet ein aus den USA (wo ein breites Angebot an MRPs zu finden ist) importiertes Tütchen, gedacht für eine Mahlzeit, in Deutschland etwa 2,00 bis 3,00 Euro. Die Angebote von den wenigen deutschen Firmen, die ein MRP im Angebot haben, sind kaum günstiger.

Viele Sportler, die nicht auf MRPs verzichten wollen, aber Geld sparen möchten, mischen sich daher ihre eigenen MRPs aus Kohlenhydrat- bzw. Weight Gain- und Eiweißpulver. Wie bei den MRPs wird das Ganze, je nach Bedarf, in Wasser, fettarme Milch oder Vollmilch eingerührt; dabei wird mehr oder weniger des Pulvergemisches verwendet, je nachdem, wie viele Kalorien erwünscht sind. Ein »Eigengemisch« ist wesentlich günstiger (etwa 0,50 bis 1,00 Euro pro Portion) und bietet den Vorteil, daß der Athlet selbst bestimmen kann, wie hoch der Anteil an Kohlenhydraten und Protein ausfallen soll.

Weight Gainer

Weight Gainer sind Protein-/Kohlenhydratkonzentrate, die dazu dienen, die Gewichtszunahme (und damit den Muskelaufbau) bei Sportlern zu fördern. Als eines der ersten Produkte kam in den 70er Jahren Joe Weiders »Crash Weight Gain No. 7« auf den deutschen Markt, eine Vielzahl weiterer Präparate folgten. Alle Weight Gainer, ebenso wie die ihnen verwandten Produkte, zeichnen sich durch eine gemeinsame Eigenschaft aus: Mit Milch oder Wasser angerührt, ergeben sie einen Drink, der den Sportler mit einer Vielzahl notwendiger Nährstoffe versorgt. Während zu Anfang der 90er Jahre versucht wurde, die Qualität eines Weight Gainers über die vom Produkt bereitgestellten Kalorien zu definieren, hat sich der Schwerpunkt des Einsatzes dieser Präparate zusehends verlagert: Heute wird mehr Wert gelegt auf den Gewinn an reiner Muskelmasse, bei möglichst gleichzeitigem Fettabbau.

Zu Anfang der Neunziger Jahre kamen die sog. Metabolic Optimizer (etwa: Stoffwechsel-Optimierer) auf, dabei handelte es sich um Kombipräparate, die neben Makronährstoffen wie Protein, Kohlenhydraten und Fettsäuren auch Mikronährstoffe wie Vitamine, Mineralien und Spurenelemente, sowie andere leistungssteigernde Verbindungen (damals aktuell: Inosin, Mittelkettige Triglyzeride, pflanzliche Sterole etc.) enthielten. Die Bezeichnung »Metabolic Optimizer« wird heute kaum noch benutzt, aber das Konzept, möglichst viele Nährstoffe in einem Präparat zu bündeln, ist auch heute noch aktuell. Weitere, heute gebräuchliche Untergruppen der Weight Gainer bilden die sog. Zell-Volumen-Optimierer (oder Maximierer), oft eine Kombination von Creatin, Glutamin und anderen Nährstoffen – eine Beurteilung solcher Produkte kann nach ihren Zutaten erfolgen; siehe dazu entsprechende Abschnitte im Buch – sowie die sog. Meal Replacement Powder, die zuvor schon angesprochen wurden.

Die Beurteilung eines Weight Gain-Konzentrats kann anhand der Inhaltsstoffe vorgenommen werden. Zunächst ist der Kohlenhydratanteil zu beachten. Es sollten keine schnell resorbierbaren Zucker wie Glucose oder Maltose zugefügt worden sein. Fructose oder Lactose werden langsam verstoffwechselt, so daß sie ruhig in geringer Menge enthalten sein dürfen (Lactose ist allerdings für Personen mit Milchzucker-Unverträglichkeit nicht zu empfehlen). Den Hauptanteil sollten aber komplexe Kohlenhydrate wie Glucosepolymere oder Stärke ausmachen (sog. Polysaccharide); Maltodextrin nimmt hinsichtlich der Aufnahmegeschwindigkeit eine Mittelstellung ein. Komplexe Kohlenhydrate werden langsam resorbiert, so daß eine Umwandlung in Körperfett und Schwankungen des Blutzuckerspiegels kaum auftreten. Weight Gainer mit einem hohen Anteil an Glucose, Saccharose oder Maltose können allerdings gut nach dem Training eingesetzt werden. Hier gilt es, die entleerten Glykogenspeicher möglichst rasch aufzufüllen, wozu sich die schnell resorbierbaren Zucker gut eignen. Allerdings fördern Einfachzucker den Fettansatz, wenn sie zu einer anderen Tageszeit eingenommen werden.

Fett sollte nur in geringer Menge enthalten sein. Mittelkettige Triglyceride (MCTs), Lecithin oder mehrfach ungesättigte Fettsäuren sind O.K.

Der Proteinanteil sollte nicht zu niedrig ausfallen (mindestens 15%). Hochwertige Proteine sind Lactalbumin, Vollei- oder Eiklarprotein; selbst Casein und Sojaprotein, früher oft als weniger hochwertig angesehen, weisen trotzdem einige für den Sportler interessante Eigenschaften auf. Weniger zu empfehlen sind Gelantine (enthält zuwenig Tryptophan), oder Kollagen (Protein aus Bindegewebe). Vorsicht bei Fleischprotein: Gutes Fleischprotein sollte einen Hydroxyprolinanteil von höchstens 2% aufweisen. Bei darüberliegenden Hydroxyprolinwerten (bis 7%) können Sie von Gelantine aus gemischten Schlachtabfällen ausgehen, bei Hydroxyprolinwerten um 9 bis 14% von Gelantine aus reinem Bindegewebe. Die Kombination von zwei oder mehr Proteinen kann allerdings die Gesamtwertigkeit verbessern und eventuelle Defizite eines Proteinbestandteils ausgleichen; entscheidend für die Güte des Proteinanteils bleibt deshalb das Aminogramm (die Auflistung der Anteile aller Aminosäuren im Produkt, bezogen auf 100g), das auf keiner Packung fehlen sollte.

Nicht selten sind Weight Gain-Produkten noch weitere Substanzen beigefügt, wie z.B. Vitamine, Mineralstoffe und Spurenelemente; optimal wäre es, wenn dadurch der Tagesbedarf an Mikronährstoffen gedeckt würde. Bei anderen leistungssteigernden Verbindungen empfiehlt es sich, zunächst auf deren Wirksamkeit zu prüfen; Stoffe wie Bor, pflanzliche Sterole oder andere lohnen sich nicht. Achten Sie auch auf die jeweils beigefügte Menge. Die Zugabe weiterer Substanzen dient oft als Rechtfertigung für einen erhöhten Preis, doch sind teure Stoffe wie Carnitin, Glutamin, CLA etc. meist so niedrig dosiert, daß ein konkreter Effekt nicht zu spüren sein dürfte.

In erster Linie eignen sich Weight Gain-Produkte für sog. Hardgainer, Personen also, die sich bei Muskelaufbau und Gewichtszunahme schwer tun. Diese Sportler verfügen oft über einen schnellen Stoffwechsel. Zwar liegt dadurch der Körperfettanteil in der Regel niedriger, doch die Muskulatur entspricht oft nicht den Wünsche der Betroffenen. Hardgainer können durch Weight Gainer ihre Kalorienaufnahme erhöhen, ohne jedesmal eine komplette Mahlzeit verzehren zu müssen. Zumal diese Pulver meist recht leicht verdaulich sind und nicht stundenlang im Magen liegen, wie eine ausgiebige Mahlzeit. Viele dieser Athleten verwenden die Konzentrate deshalb als Zwischenmahlzeit. Darüber hinaus bieten sich Weight Gainer an, wenn der Athlet, z.B. nach dem Training, einfach keinen Hunger verspürt, sich aber der Notwendigkeit bewußt ist, seinen Körper zu diesem Zeitpunkt mit Nährstoffen versorgen zu müssen.

Alle anderen Personen sollten Weight Gainer mit Umsicht einsetzen. So kann es durch die erhöhte Kalorienzufuhr leicht zu vermehrtem Fettansatz kommen. Deshalb empfiehlt sich besonders für solche Personen, die bedingt durch einen langsamen Stoffwechsel schnell an Gewicht zulegen, Weight Gainer zu meiden. Sie gießen mit der Verwendung dieser Konzentrate nur »Öl ins Feuer«; spätestens nach einigen Wochen werden Sie, wie so viele Athleten vor ihnen, auf die bittere Erkenntnis stoßen, daß ein höheres Körpergewicht nicht automatisch einen Zuwachs an Muskulatur bedeuten muß.

Manche Athleten mischen sich ihre Weight Gainer selbst, indem sie im Mixer komplexe Kohlenhydrate in Pulverform mit Eiweißkonzentraten vermengen. Das bietet einige Vorteile: Man kann hochwertige Kohlenhydrate selbst aussuchen, das Verhältnis von Protein zu Kohlenhydraten läßt sich frei wählen, und es ist preisgünstiger, als der Einsatz eines fertig gekauften Weight Gainers. Dabei können mit etwas Phantasie schmackhafte und nährreiche Shakes entstehen, vor allem, wenn statt eines Kohlenhydratkonzentrats Früchte wie Bananen oder Pfirsiche, bzw. Getreideprodukte wie Haferflocken oder Leinsamen verwendet

novagenics Datenblatt **Weight Gainer**

Positive Effekte	Konzentrate mit Protein, Kohlenhydraten, Vitaminen und Mineralien; liefern viele Kalorien für die Gewichtszunahme; eignen sich vor allem für Hard-Gainer oder für andere Sportler als Zwischenmahlzeit
Unbedenklichkeit	sicher
Biologische Verfügbarkeit	1. Wahl: selbstgemischter Weight Gainer; 2. Wahl: gekauftes Produkt
Optimale Dosierung	nach Bedarf
Nebenwirkungen	keine
Wechselwirkungen	keine
Besondere Hinweise	selbst zusammengestellte Weight Gainer sind billiger und bieten den Vorteil individueller Kombinationen; in kommerziellen Präparaten zusätzlich enthaltene Substanzen haben oft nur »Alibi-Funktion, d.h. sie sind in zu geringer Dosis vorhanden; Vorsicht: Sportler, die in der Regel rasch an Gewicht zulegen, sollten Weight Gainer meiden; bei ihnen schlagen die zusätzlichen Kalorien schnell auf die Taille

werden (Rezepte dafür bietet z.B. das Buch »Power Shakes«, erschienen im Novagenics-Verlag).

* * *

ANHANG

Import von Nahrungsergänzungen und Medikamenten
Im Text war die Rede von einigen Präparaten, die in Deutschland nicht zugelassen sind. Trotzdem können diese Mittel bei korrekter Vorgehensweise ohne größere Probleme nach Deutschland eingeführt werden. (Die Einfuhr nach Österreich oder in die Schweiz dürfte ebenso funktionieren.)

Nahrungsergänzungen und Arzneimittel, selbst wenn sie in Deutschland nicht zugelassen sind, können grundsätzlich über eine deutsche Apotheke bezogen werden. Bei den Präparaten, die von Sporternährungsfirmen nicht (oder nicht mehr) angeboten werden dürfen, handelt es sich entweder um Substanzen, deren Verkauf der Beratung eines Apothekers bedarf (damit sind sie apothekenpflichtig), oder um Arzneimittel, die nur gegen Rezept in Apotheken verkauft werden dürfen (die wären dann rezeptpflichtig). Bei den Arzneimitteln muß noch einmal unterschieden werden in deutsche und ausländische Produkte, die der Apotheker bei seinem Großhändler bestellen kann; bei diesen Präparaten werden in der Regel keine Versandkosten fällig; die Beschaffung dauert auch nicht lange.

Falls auch der Großhandel das gewünschte Präparat nicht führt (was bei US-Medikamenten durchaus möglich ist), bleiben noch die sog. »Auslandsapotheken«. Diese Spezialisten können Medikamente aus der ganzen Welt beschaffen. Ihr Apotheker kann sich an eine Auslandsapotheke wenden; die kann ihm dann mitteilen, ob sie das Präparat beschaffen kann, wie lange es dauert und was es kosten wird. Wenn das alles fehlschlägt, können Sie Ihren Apotheker immer noch bitten, direkt zu bestellen: Er darf nicht nur mit Arzneimitteln handeln, sondern diese auch importieren.

Europäische Sportnahrungsfirmen liefern eventuell per Nachnahme, sonst per Vorkasse mit Kreditkarte. Ist das gewünschte Produkt in diesen Ländern als Lebensmittel frei verkäuflich, kann u.U. sogar direkt an den Endkunden in Deutschland geliefert werden. Dabei werden etwas höhere Versandkosten fällig, aber auf Lieferungen an private Verbraucher innerhalb der EU wird kein Zoll und keine EUSt. (s.u.) erhoben; die Mehrwertsteuer wird (wie in Deutschland) vom Absender einbehalten und in dessen Heimatland abgeführt. Bei Nahrungsergänzungsmitteln dagegen, die in den USA bestellt werden und dort vielleicht frei verkäuflich sind, in Deutschland aber als Arzneimittel angesehen werden, kann es länger dauern.

Bei diesen, aus den USA zu importierenden Präparaten hat sich die folgende Vorgehensweise bewährt: Vom Hausarzt ein Privatrezept dafür ausstellen lassen. Mit diesem Rezept in die Apotheke gehen (am besten bringen Sie die Adresse der ausländischen Firma gleich mit); der Apotheker bestellt für Sie. Bei US-Firmen kann über deren Internetshop, per eMail, Fax oder Telefon bestellt werden; es empfiehlt sich die Vorabzahlung mit einer Kreditkarte, sowie das Erfragen der Lieferzeit. Wenn die Ware in Deutschland eintrifft, geht sie über ein Zollamt in der Stadt, wo sie zum ersten Mal auf deutschen Boden kommt, z.B. über das Flughafenzollamt Frankfurt, zu ihrem örtlichen Zollamt. Das verständigt dann den Apotheker; er oder eine von ihm beauftragte Person kann die Ware dann gegen Vorlage des Rezepts abholen.

Bei der Einfuhr der Ware wird auf jeden Fall die Einfuhrumsatzsteuer (EUSt.) fällig; bei als Lebensmittel einzustufenden Präparaten der ermäßigte Satz von derzeit 7%, bei in Deutschland als Arzneimittel einzustufenden Produkten der normale Satz von derzeit 16%. Die EUSt. wird auf den gesamten Rechnungswert der Lieferung erhoben; also auch auf die Versandkosten. Eventuell fallen Zollgebühren an; in der Regel aber nur wenige Prozent des Rechnungswertes.

Die Einstufungen von Produkten, ob Lebensmittel oder Medikament, kann Ihnen eventuell Ihr Apotheker nennen. Wenn er sich nicht sicher ist, kann der Amtsapotheker des zuständigen Gesundheitsamtes Auskunft geben oder das örtliche Zollamt. Ich würde Ihnen da gern Verbindliches an die Hand geben, wegen der regional verteilten Kompetenzen ist das aber schwierig: Es kann durchaus vorkommen, daß ein Präparat im Landkreis A vom Amtsapotheker als Lebensmittel eingestuft wird, im Landkreis B dagegen als Arzneimittel. Alle Abgaben, die bei der Einfuhr zu leisten sind, können jedenfalls beim örtlichen Zollamt verbindlich erfragt werden.

Das ist der umständliche, aber legale Weg. Vielen Leuten ist das zu mühselig, und obendrein zu teuer; deswegen versuchen sie ihr Glück, indem sie in Deutschland nicht erhältliche Produkte einfach von einer Reise in die USA »mitbringen«, ohne den Zoll zu »bemühen«. Das kann gutgehen, aber eine Garantie gibt es dafür nicht. Wenn Sie kontrolliert werden, kann das zudem teuer werden. Auch wenn manche Zollstellen sich bei Ersttätern und nicht zu hohem Warenwert vielleicht kulant zeigen und Ihnen nur einen Strafzuschlag (das bedeutet doppelte Abgaben) abknöpfen: Es kann durchaus auch ein Bußgeld verhängt oder sogar wegen Zollvergehens eine Anzeige erstattet werden.

Der richtige Weg wäre, vor der Reise mit dem zuständigen Gesundheitsamt abzuklären, welches der von Ihnen gewünschten Produkte als Lebensmittel eingestuft wird und mit dem örtlichen Zollamt, welche Mengen davon eingeführt werden dürfen. Frei verkehrsfähige Produkte sollten Sie dann beim Flughafenzoll, oder wo immer Sie deutschen Boden wieder betreten, anmelden. Denken Sie auch daran, für diesen Fall noch genug Euro vorrätig zu haben, um die Gebühren zahlen zu können; andernfalls bleibt die Ware erst einmal dort. Rezeptpflichtige bzw. apothekenpflichtige Produkte dürfen dagegen von Privatpersonen nicht eingeführt werden; da bleibt Ihnen nur der Weg über den Apotheker, wie oben beschrieben.

Zuletzt noch einmal der Hinweis, daß Sie vor einer Einnahme von Nahrungsergänzungen und Medikamenten immer erst Ihren Arzt konsultieren sollten; er kann ihnen bei der Dosierung helfen und eventuelle Nebenwirkungen überwachen. Von einer unbegleiteten Selbstmedikation muß entschieden abgeraten werden.

*

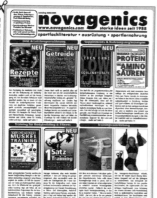

novagenics.com

Fordern Sie unseren Gratis-Katalog an.

Novagenics (gegründet 1988) verlegt und vertreibt Bücher über Training, Diät und Leistungsernährung, sowie ausgewählte Trainingsausrüstung und Sporternährung zu Discount-Preisen. Fordern Sie mit dieser Postkarte (das Porto übernimmt Novagenics) unseren aktuellen Gratis-Katalog an.

☐ **Ja, senden Sie mir umgehend den aktuellen Novagenics-Katalog.**

Gratis-Katalog per Telefon: +49 (0) 2932-28982, Fax 26362

Ihre Meinung ist sehr wichtig! Bitte helfen Sie uns, den Kundenservice weiter zu verbessern:
Kreuzen Sie einfach an, welche Noten auf der Skala von 1 (sehr gut) bis 6 (ungenügend) wir Ihrer Meinung nach verdient haben. Danke.

Welches Novagenics-Buch haben Sie gelesen?

Buch A ....

Buch B ....

Buch C ....

Wie hat es Ihnen gefallen?	**Wie war die sprachliche Qualität?**	**War es sein Geld wert?**
Buch A ① ② ③ ④ ⑤ ⑥	Buch A ① ② ③ ④ ⑤ ⑥	Buch A ① ② ③ ④ ⑤ ⑥
Buch B ① ② ③ ④ ⑤ ⑥	Buch B ① ② ③ ④ ⑤ ⑥	Buch B ① ② ③ ④ ⑤ ⑥
Buch C ① ② ③ ④ ⑤ ⑥	Buch C ① ② ③ ④ ⑤ ⑥	Buch C ① ② ③ ④ ⑤ ⑥

Wie bewerten Sie die anderen Leistungen von Novagenics?

Ehrlichkeit (Stimmen unsere Aussagen in Anzeigen und Katalog?)	Erfüllt unsere Kundenbetreuung Ihre Erwartungen? (z.B. Freundlichkeit am Telefon)	Reaktionszeit (wurde Ihre Bestellung schnell zugesandt?)
① ② ③ ④ ⑤ ⑥	① ② ③ ④ ⑤ ⑥	① ② ③ ④ ⑤ ⑥
Kulanz / Garantie (haben wir Ihre Beschwerden / Reklamationen richtig behandelt? Oder glauben Sie, daß wir Sie im Falle einer Reklamation voll zufriedenstellen würden?)	**Waren die Versandkosten tragbar für Sie?**	**Wie bewerten Sie Novagenics im Vergleich zu anderen Sportverlagen?**
① ② ③ ④ ⑤ ⑥	① ② ③ ④ ⑤ ⑥	① ② ③ ④ ⑤ ⑥

Was können wir verbessern? ....

....

Was machen andere besser? ....

✂ -

novagenics.com

Wenn Sie mehr über Novagenics und unsere Bücher zu den Themen Diät & Leistungsernährung, Nahrungsergänzungen & Supplements, Training für Bodybuilding & Fitness, sowie unser Angebot an Trainingsausrüstung und unseren Sporternährungs-Discount erfahren möchten, bestellen Sie unseren aktuellen Gratis-Katalog mit dieser Postkarte, oder rufen Sie einfach an unter +49 (0) 2932 - 28982. Sie können den Katalog auch per Fax ordern +49 (0) 2932 - 26362, per Brief (Novagenics • Postfach 1163 • 59701 Arnsberg, Deutschland), oder per E-Mail (info@novagenics.com).

Wir würden uns freuen, wenn Sie die kurzen Fragen auf dieser Postkarte ebenfalls beantworten würden. Ihre Meinung interessiert uns sehr; wir sind stets bemüht, unseren Service nach Ihren Wünschen zu gestalten. Dafür brauchen wir aber ein „Feedback" von unseren Kunden. Vielen Dank für Ihr Verständnis.

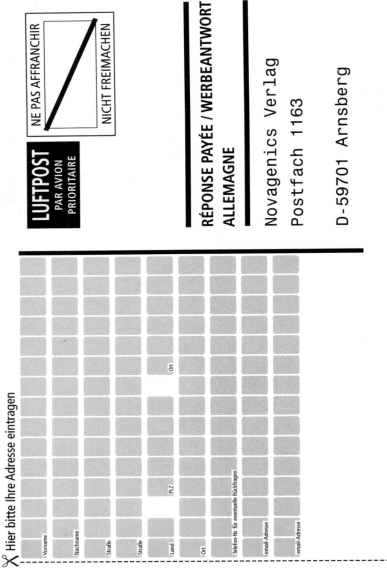